science is beautiful
disease and medicine
under the microscope

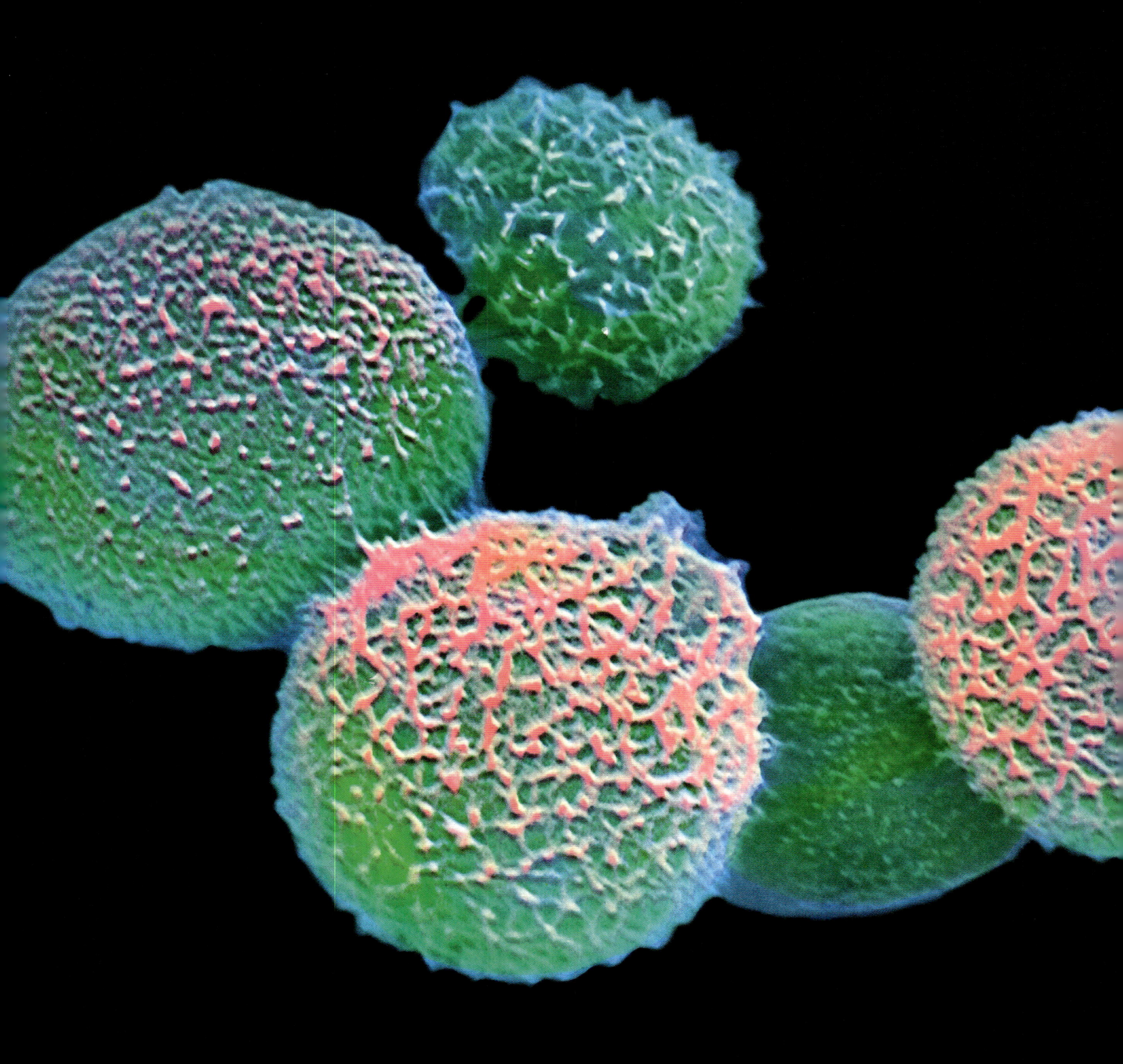

世界で一番美しい病原体と薬のミクロ図鑑

コリン・ソルター 著

石黒千秋 訳

X-Knowledge

Science is Beautiful: Disease and Medicine

By Colin Salter

First published in the United Kingdom in 2017 by Batsford,

an imprint of Pavilion Books Company Limited

Volume copyright© Batsford

Japanese translation rights arranged with Pavilion Books Company

Limited, London through Tuttle-Mori Agency , Inc., Tokyo

日本版デザイン：米倉英弘（細山田デザイン事務所）

DTP：佐野加代子

翻訳協力：トランネット

Printed by 1010 Printing International Ltd, China

前ページ クリプトコッカス *Cryptococcus* 属 の真菌
（走査型電子顕微鏡写真）

　この写真は酵母型真菌の *Cryptococcus neoformans* の鏡顕画像に着色したもの。細胞を覆う保護膜（写真では緑色）は、活動に適した状態になるまで、自身を保護する。この真菌は、ハトの糞から土壌に移行して定着し、芽胞が空中を漂うと、ヒトはそれを吸入する。クリプトコッカス属の菌が起こす病気にかかると、免疫系が損なわれている人の場合、死に至る可能性がある。AIDS患者では病態が進行している兆候としてよく見られる。（4800 倍、表示画面幅6cm）

右 コカインの結晶（走査型電子顕微鏡写真）

　南アメリカの現地住民は、1855年にドイツの研究室でコカインが単一の化合物として抽出される前から、1000年にわたって医療や娯楽の目的で、コカの葉を噛んでいた。現在は、世界中で違法ドラッグとして広く利用され、大麻に続いて消費量が多い。医療の場では、目や鼻、口内の手術に局所麻酔薬として適用されるが、昨今ではより毒性の低い薬品に代替されている。（倍率不明）

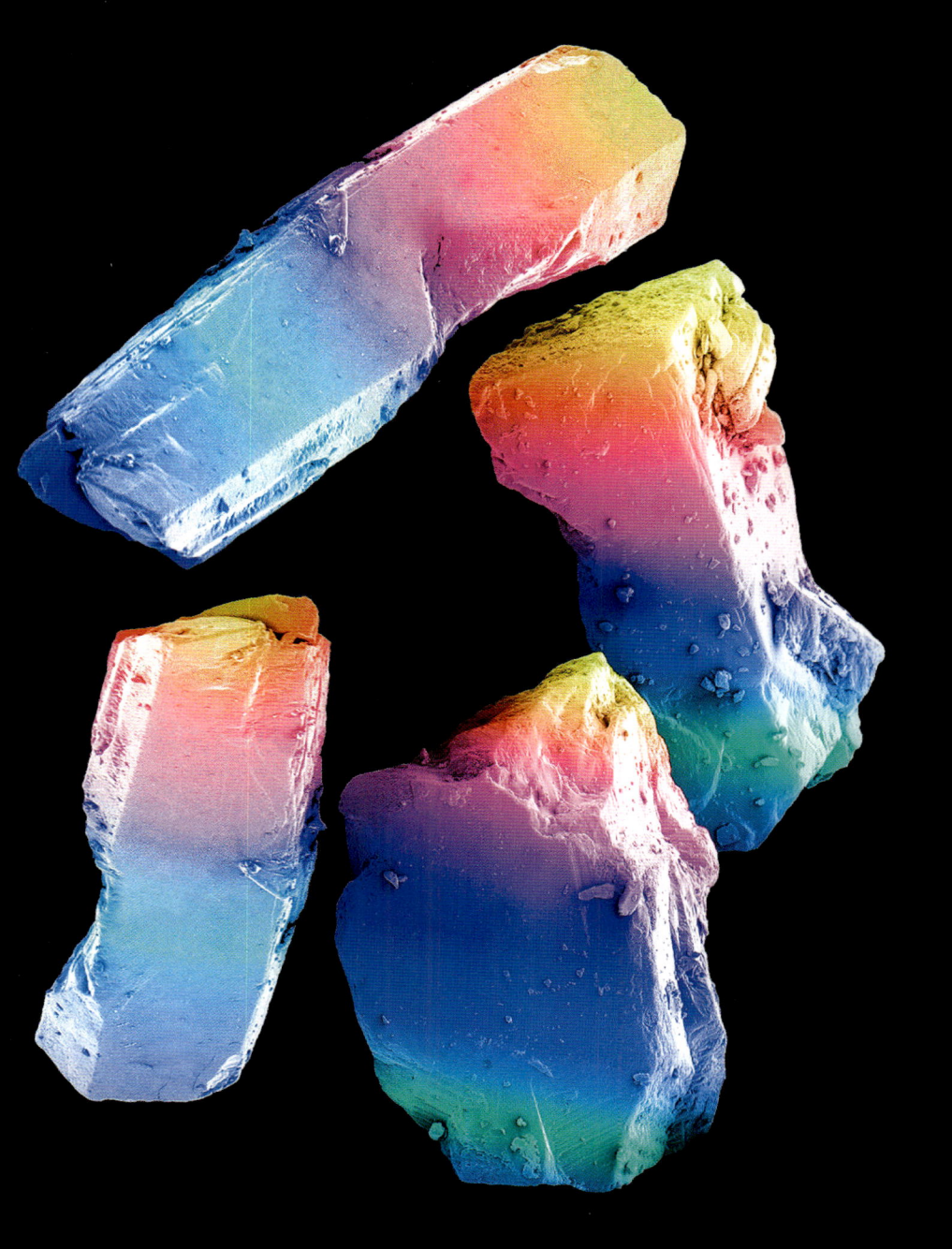

目次

Introduction
はじめに

本シリーズの第1作『Science is Beautiful: The Human Body Under the Microscope』では、人体がどのように機能するかをクローズアップで見てきた。私たちを命あるものとしている体は、複雑な仕組みからなる名品であり、協働するネットワークであり、ふつうに生活しているときはどのように動いているか考える必要もないほどうまく働くように精巧にチューニングされたシステムだ。その仕組みを占有する私たちが意識して指示しなくても、肺は呼吸し、心臓は鼓動し、顔は喜怒哀楽の表情をつくる。

本書では、調子が悪いときに何が起こるかに注目してみたい。特に、細菌やウイルスなどの病原体が免疫系という洗練された防御機構をどのようにしてすり抜けるのかを見ていこう。また、科学がいかにして予防や治療のための精巧な医学を発展させ、体を蝕む病気に対抗するかについても紹介する。驚いたことに、病気が健康に役立つものとして利用されることがある。「ナノスケールのトロイの木馬」と呼ばれるウイルスを投与する医師もいる。このウイルスは細胞に侵入するが、たちの悪い病気が広がるのを防ぐ。たとえば、水胞性口炎ウイルス（水胞性口炎ウイルスについてはp.178、p.182を参照のこと）はHIV（ヒト免疫不全ウイルス）感染やエボラ出血熱、がんの治療に用いられている。ワクチン接種も有効な手段で、これは少量の病気のもとを体内に入れ、体のもつ防御反応を引き出し、大量の病原体の来襲に備えるものだ。最初のワクチンが考案されたのは1796年のことだが、その後このワクチンは私たちを天然痘から守り続け、1980年にはWHO（世界保険機関）により世界根絶宣言がなされている。

治療法の発見

医薬品開発は大きな事業だ。新薬が承認されるまでには長い時間がかかる。金銭的なリターンが見込めるまでに多大な投資が必要となるプロセスだ。治療法を見つけたい病気があると仮定しよう。まずは、病気を科学的に理解しなければならない。どのような症状が現れるのか？　どこでその病気を拾うのか？　どのように伝染するのか？　それらを理解してはじめて治療法の研究にとりかかることができる。効果がありそうな物質が見つかったら、培養した感染細胞でラボテストを始める。ラボテストで得たデータが有望である場合にのみ、患者を対象に臨床試験を実施することができる。

最終的にその薬物が有効性を示したとき、そして医療上のメリットに比べて副作用が受け入れられるレベルであれば、新薬を製造販売できる。その場合でも、製造方法、包材の安全性、薬の飲み方を記したパンフレットは平明であるかなど、あらゆることが審査される。さらに新薬開発のどの段階でも国家当局——米国ならFDA（食品医薬品局）、英国ならNICE（国立医療技術評価機構）——による規制を受ける。

新薬開発には莫大な金がかかる。それゆえ、製薬会社は新薬の製造販売に対して特許権を取得して投下資本を守ろうとする。薬の値段は高いように思えるだろうが、それは薬そのものやそれを入れるビンをつくるのにかかった費用だけでなく研究開発にかかった費用も回収しなければならないからだ。しかし、高い値段を設定するせいで、何よりもその薬を必要とする貧しい人や貧しい国を差別することになっている。

治療への挑戦

　成功している薬であっても課題がある。治療に用いた抗生物質に対して耐性を獲得した細菌が増えているという問題が1950年代以来続いている。細菌が耐性を獲得して進化しているのに、薬が非難されてしまうことがある。抗生物質は細菌の中の弱い株を殺すが、耐性をもった強い株は生き残る。無差別攻撃をする抗生物質は悪性の細菌のみならず、良性の、たとえば消化器系で働く細菌まで殺してしまう。一般には今なお、抗生物質は奇跡の万能薬と考えられており、病気を治すために手に入れようとする人は多い。しかし、どんなに抗生物質を使っても、ウイルスがもたらす病気の治療はできないので、ウイルス感染症に抗生物質を用いたところで効果は発揮されないのだ。

　ときとして、免疫系が私たち自身を攻撃することがある。関節リウマチ、多発性硬化症、クローン病、潰瘍性大腸炎などの自己免疫疾患は体内の防御機構が健康な細胞を誤って攻撃するところから始まる。移植された臓器を拒絶すべしと免疫系が判断した場合にも、同様な反応が起こる。こうした望ましくない免疫反応は、免疫抑制剤で抑えることが可能だ。ただし、免疫系を抑制したことで、通常であれば避けられる病気にかかりやすくなるという問題がある。

　AIDS（後天性免疫不全症候群）も同様な経過をたどる。AIDSは、病気そのものではなく、HIVへの長期感染により生じる状態を指す。AIDS患者は、健康な免疫系がたやすく防御できる感染症にかかりやすい。以前はほとんど感染者の出なかったMRSA（メチシリン耐性黄色ブドウ球菌）感染症などの病気の広がりは、AIDS患者の増加や免疫抑制剤の使用増加のせいだと考えている専門家もいる。

いたちごっこ

　科学と自然の戦いは常にいたちごっこだ。ウイルスは人間よりも単純で、知性もない。しかし私たち人間と同じく、生存するようプログラムされ、また生存のために順応する。インフルエンザワクチンの開発は長い戦いとなっている。というのも、インフルエンザウイルスには既存のワクチンが効かない株に変異する能力があるからだ。宿主を殺すことはウイルスにとって必ずしも利益になることではないという事実を知っておけば、少しは気が休まるだろう。宿主を殺してしまうと複製と存続の手段がなくなるからだ。

　その代わり、ウイルスは私たちにひどい咳をさせたり下痢を起こしたりして自身を空中や下水に送り込み、別の人に感染する。科学がワクチン接種や投薬によりウイルスを打ち負かす手段を見つければ、多くのウイルスは進化し、科学は新しいワクチンの開発を求められ、ウイルスは進化を余儀なくされる……。

　もっと深刻な病気もある。科学の力で治療法を見つけることが望まれているが、今のところ致命的な病気もある。しかし、医療のたゆまぬ進歩のおかげで、治癒しない場合でも、かつては致命的だった病気で死ぬことなく、現在では病気と共存できるようになっている。AIDSはその代表例だ。

　俗に言うとおり、予防は治療に勝る。ワクチン接種やビタミンサプリメントは予防薬といえるだろう。体がもつ防御機構を

維持するには、何はともあれ、良質な食事と定期的な運動、体力回復のための十分な睡眠が欠かせない。手を洗うだけでも立派な予防となる。病気を広めるのは咳やくしゃみだけではない。呼気中の蒸気、血液、汗、排泄物など、あらゆる種類の体液を介して感染は起こる。衛生状態が悪ければ病気になる可能性は大きくなるが、個人レベルでの対策と集団レベルでの排泄物の安全な処理の両方が重要である。セックスをするときはコンドームを装着して安全に行うか、セックスはしないことも病気の予防になる。清浄な水をたっぷり飲むことも健康維持に役立つ。体重の50パーセント以上は水なので、体が効率的に機能するためには、体内の水分の状態を正しく保つことが不可欠だ。

心気症の友だち、つまりあるとき読んだ症状のことが引き金となって次は自分がそうなると思い込んでしまうような人には本書をプレゼントしないほうがよいだろう。ひとつ、確実にいえるのは、病気を撮影した特殊な写真を見たからといって、病気にはならないということだ。少なくとも、本書を開けば安全な距離から病気や薬の詳細を興味深く学べるのだ。読者の方々が心配しなくてもいいように科学者はこれらの写真を撮影したのだ。これらの写真がどのように作成されたか、簡単なコメントをつけたので参照されたい。それぞれの画像の横には顕微鏡写真の撮影条件を記載した。顕微鏡写真は顕微鏡で詳細に観察した画像にすぎないが、1つの画像をつくるのにいくつかの方法がある。本書の画像の大部分は2通りの驚くような技術のうちのどちらかによるものだ。

光学顕微鏡写真

光学顕微鏡写真は光学顕微鏡から得られる。光学顕微鏡は昔ながらの顕微鏡で、16世紀に発明された。レンズを使って標本を拡大し、自然光または人工光のもとで観察する。物体に光が当たると、表面の色や材質や角度によってさまざまな反射が得られる。反射して得られた光は、直接または光学顕微鏡の場合はレンズを通して目に入る。光は眼球内部の光受容細胞に集められる。光受容細胞に集められた情報は脳で処理され、色や材質だけではなく形や大きさに関する情報となる。よく知られている言葉でいえば、視覚だ。光学顕微鏡は、程度の差はあれ、肉眼で見えるものを拡大して見ているにすぎない。

17世紀後半には顕微鏡は科学的な研究をするためのツールになり、現在でも小さなものを見るための、単純で、高度な技術のいらない、低価格の手段である。発明以来400年の間に、根本的なところはほとんど変わっていない。大革新といえば、標本を見るために異なる種類の光を用いたことだ。たとえば、偏光だ。偏光がサンプルを通過すると、偏光サングラスのように、固有の色のパターンと構造を示す。このすばらしい効果を薬の顕微鏡写真で見てみよう。

電子顕微鏡写真

20世紀初頭に科学者は光学顕微鏡に代わるハイテク顕微鏡の開発に着手した。初の電子顕微鏡は1930年代に登場した。光を照射するのではなく、電子銃から発射される電子の流れを

利用し、レンズではなく、電磁石を使っている。ガラスレンズが光を屈折させるように、電磁石は電子線を屈折させる。電子線の密度が十分に高ければ、光学顕微鏡よりもずっと細かいところまで、ものが見える。言い換えれば、肉眼では見えないものが見えるのだ。

電子顕微鏡にはTEM（透過型電子顕微鏡）とSEM（走査型電子顕微鏡）がある。名前から察せられるとおり、TEMでは観察したい物体を電子線が通り抜ける。電子線が透過するとき、物体からの影響を受けるが、それはステンドグラスを光が通り抜ける様子に似ている。日光がステンドグラスを透過すると窓の美しいデザインの全容が見えるように、電子線が標本を透過してその像を見せてくれる。TEMは物体から離れたカメラや蛍光板に像を結ぶ。

対照的にSEMでは、電子線は標本を通過しない。SEMが放出した電子は格子状に標本を走査する。電子が標本内の原子に作用すると、これに応えて別の電子が放出される。こうして生じた二次電子は物体表面の形状や材質によってさまざまな方向に発散する。もとの電子が走査した情報と二次電子から得られた情報を検出して組み立てたものが走査型電子顕微鏡写真だ。

TEMでは、電子が物体を通り抜けなければならないので、非常に薄い切片を用意しないと観察できない。SEMは厚い物体でも観察でき、得られた像の被写界深度（訳注：写真の焦点が合っているように見える被写体側の距離の範囲）は広い。しかし、TEMは高い分解能と高倍率を有する。想像できないほどの数字だが、TEMの倍率は5000万倍以上で、長さにして50pm以下の細部まで映し出す。SEMでは、50万倍まで拡大でき、1nm

（1000pm）の大きさまで見えるようになる。比較のために光学顕微鏡についていえば、200nm前後かそれ以上の大きさのものしか見えない（TEMで見える大きさの約4000倍）。ゆがみがなく理解しやすい像が得られるが、2000倍までしか拡大できないのである。

本書に載せた顕微鏡写真のほとんどに彩色処理が施されているが、その色は仮想の色といわれている。彩色することによって何が写っているのかわかりやすくなり、見た目も美しくなる。私たちの体はここで見ているような多色の芸術作品ではないが、きわめて複雑な作品であり、すばらしい防御能力をもった生物工学の驚異だ。何かに感染してこの防御機構が破られたら、その感染を打ち負かすため、体とともに医療、すなわち科学の力が戦う。そう、サイエンス・イズ・ビューティフルなのだ。

さあ、手を洗ってこようじゃないか。

【単位について】

mm：ミリメートル、ミリは1000分の1を表す接頭辞
μm：マイクロメートル、マイクロは100万分の1を表す接頭辞
nm：ナノメートル、ナノは10億分の1を表す接頭辞
pm：ピコメートル、ピコは1兆分の1を表す接頭辞

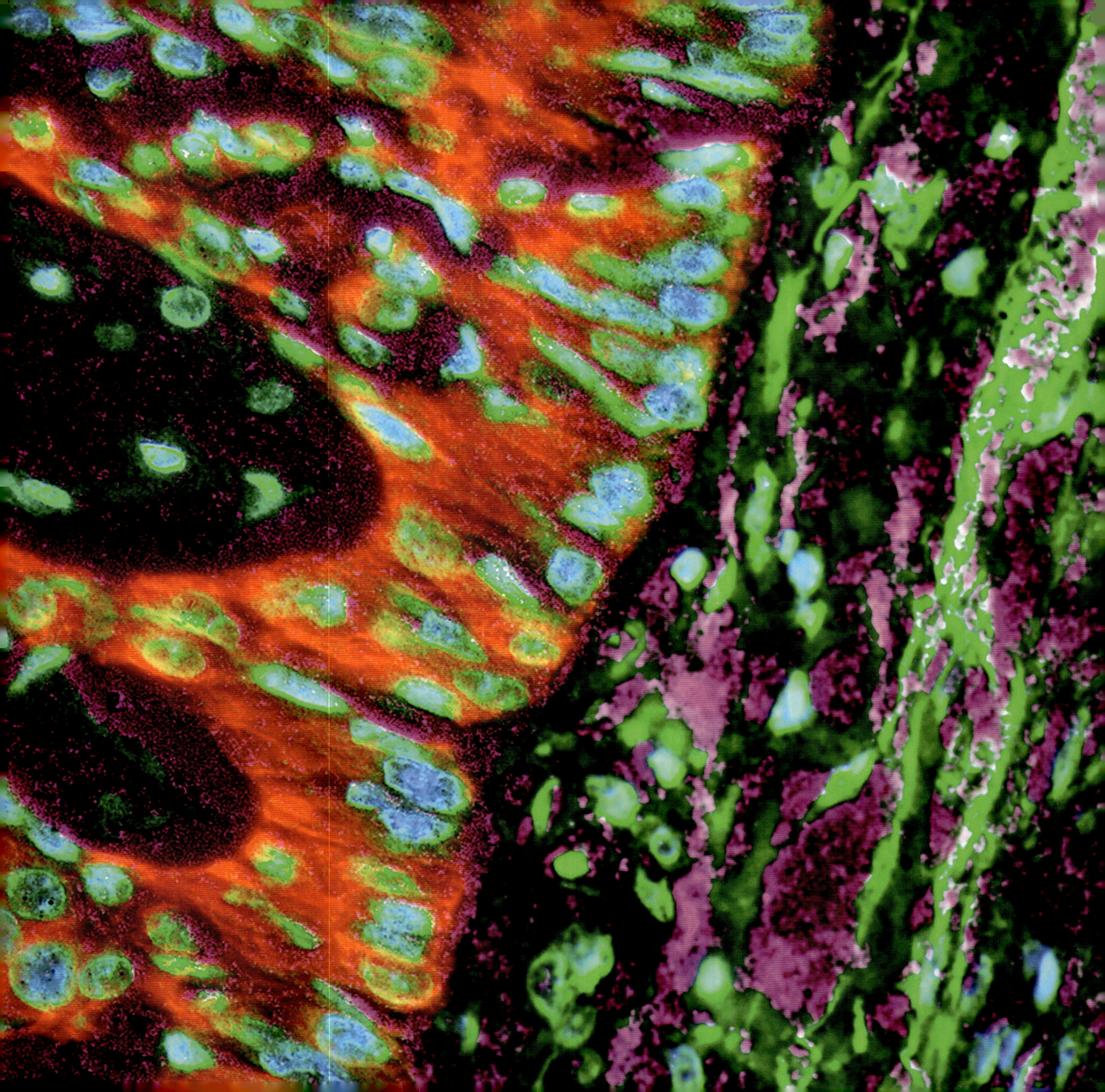

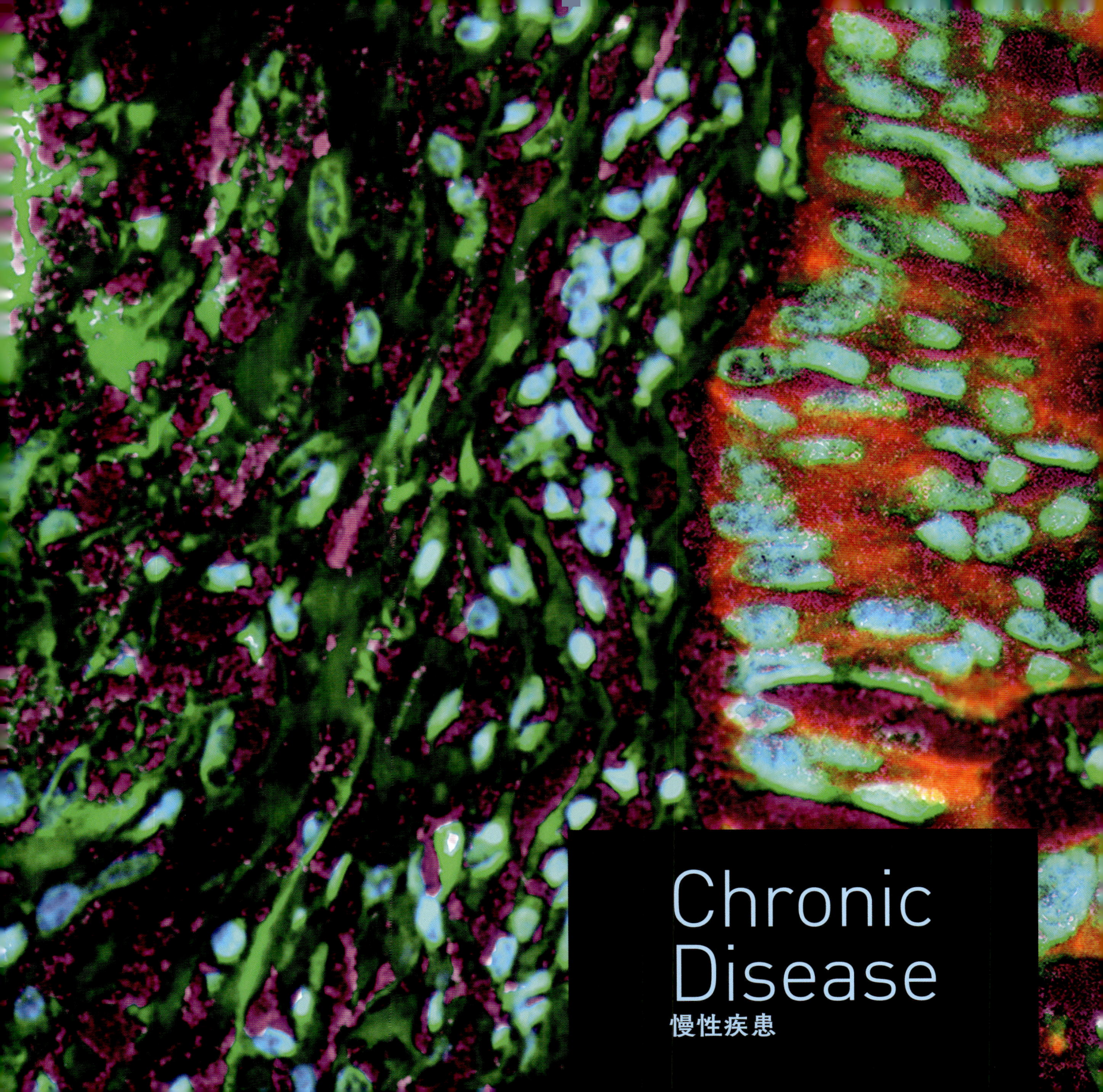

Chronic
Disease

慢性疾患

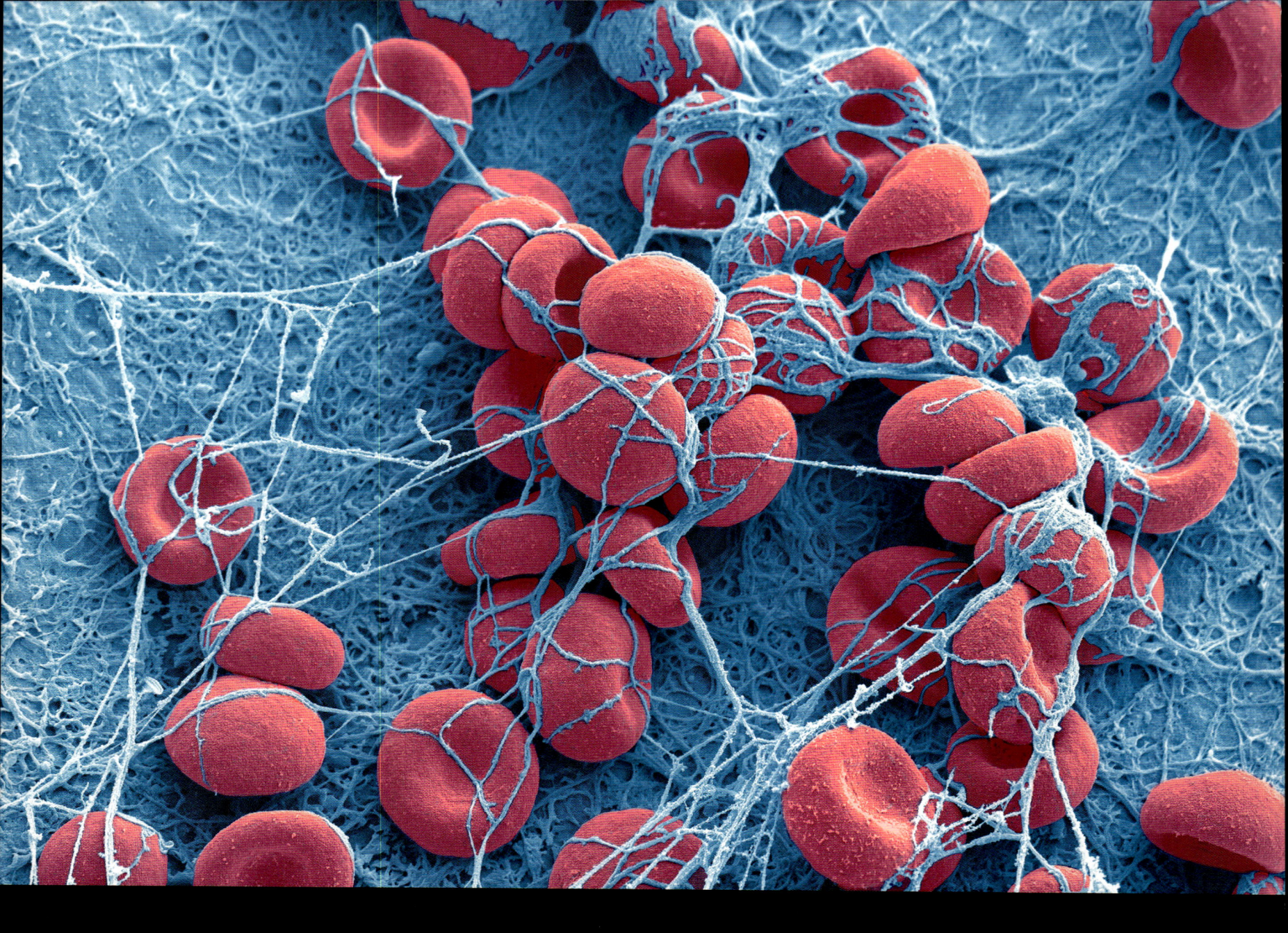

前ページ 肺がんの線維形成（蛍光顕微鏡写真）

肺がん細胞（赤色の部分、青色は核）は間質（結合組織、緑色の部分）で瘢痕組織に似た線維形成を起こす可能性がある。この蛍光顕微鏡写真では、間質に特異性をもつ着色料で染色したことによって紫色の部分として観察できるようになった。線維形成が進むと慢性肺疾患である肺線維症となり、呼吸困難が起こるため、患者の行動は著しく制限される。（倍率不明）

(上) 肺組織における血栓形成（走査型電子顕微鏡写真）

血の塊すなわち血栓はフィブリノーゲンと呼ばれる糖タンパク質が放出されることによって形成される。フィブリノーゲンはネット状に重合し、血球（写真では赤色）を捕捉して血球が逸出しないようにする。血栓は、上の写真のように肺で形成されることもあるし、別の場所——多くの場合、足——から運ばれてくることもある。血栓が肺動脈をふさぐと、肺塞栓症に陥る可能性があり、こうなると

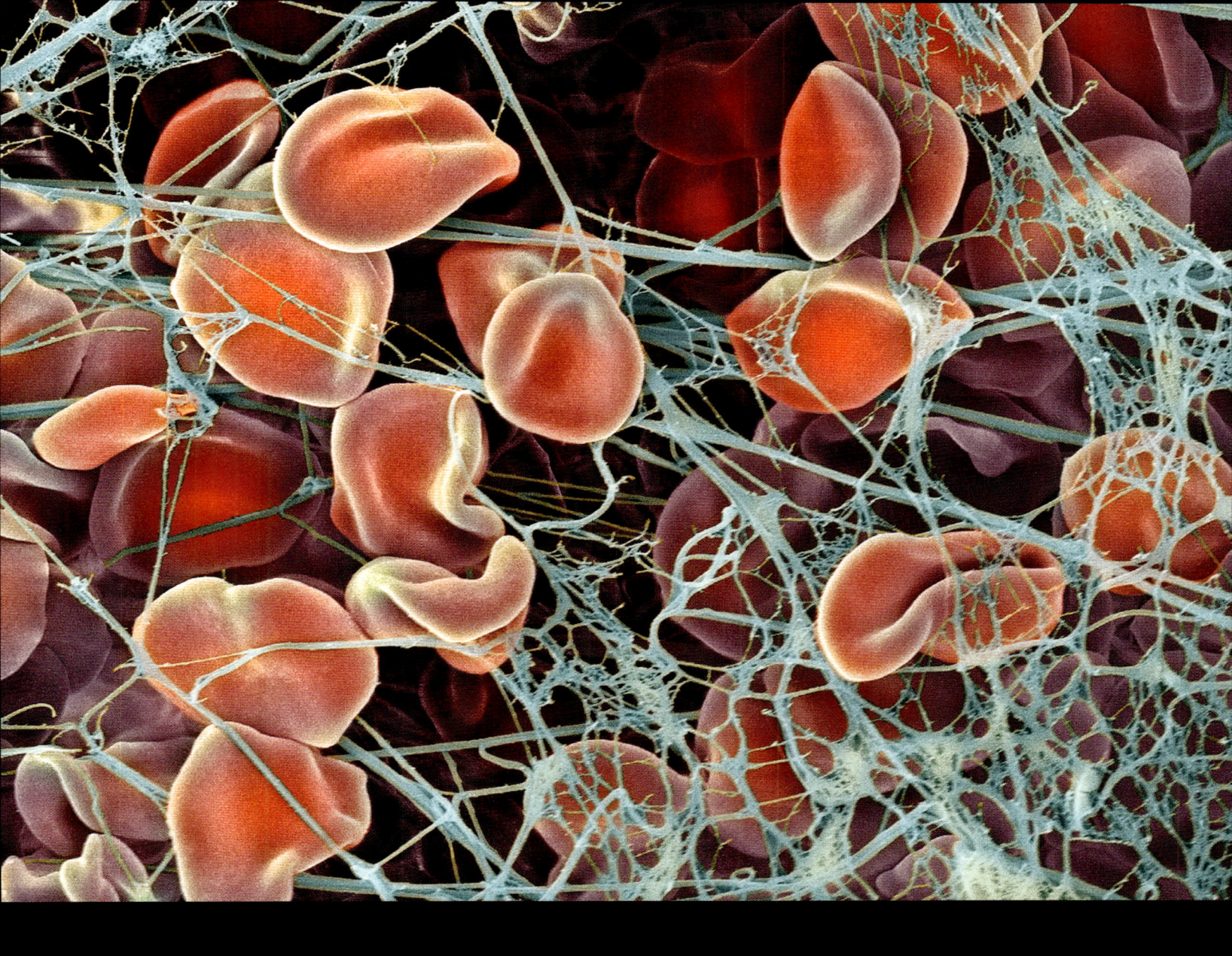

血栓（走査型電子顕微鏡写真）

　これらの写真は走査型電子顕微鏡から得た画像で、枝分かれしたフィブリンが血球を捕捉して血栓を形成しているところが示されている。フィブリンの産生は血液中の血小板によって誘発され、血液を損失しないように働く。しかし血管内部でできた血栓はその場から離れて血管を閉塞させることがあり、脳卒中や心臓発作の原因となる。ヘパリンやワルファリンなどの抗凝固薬を使用すれば、脳卒中や心臓発作のリスクを低減できる。（倍率不明）

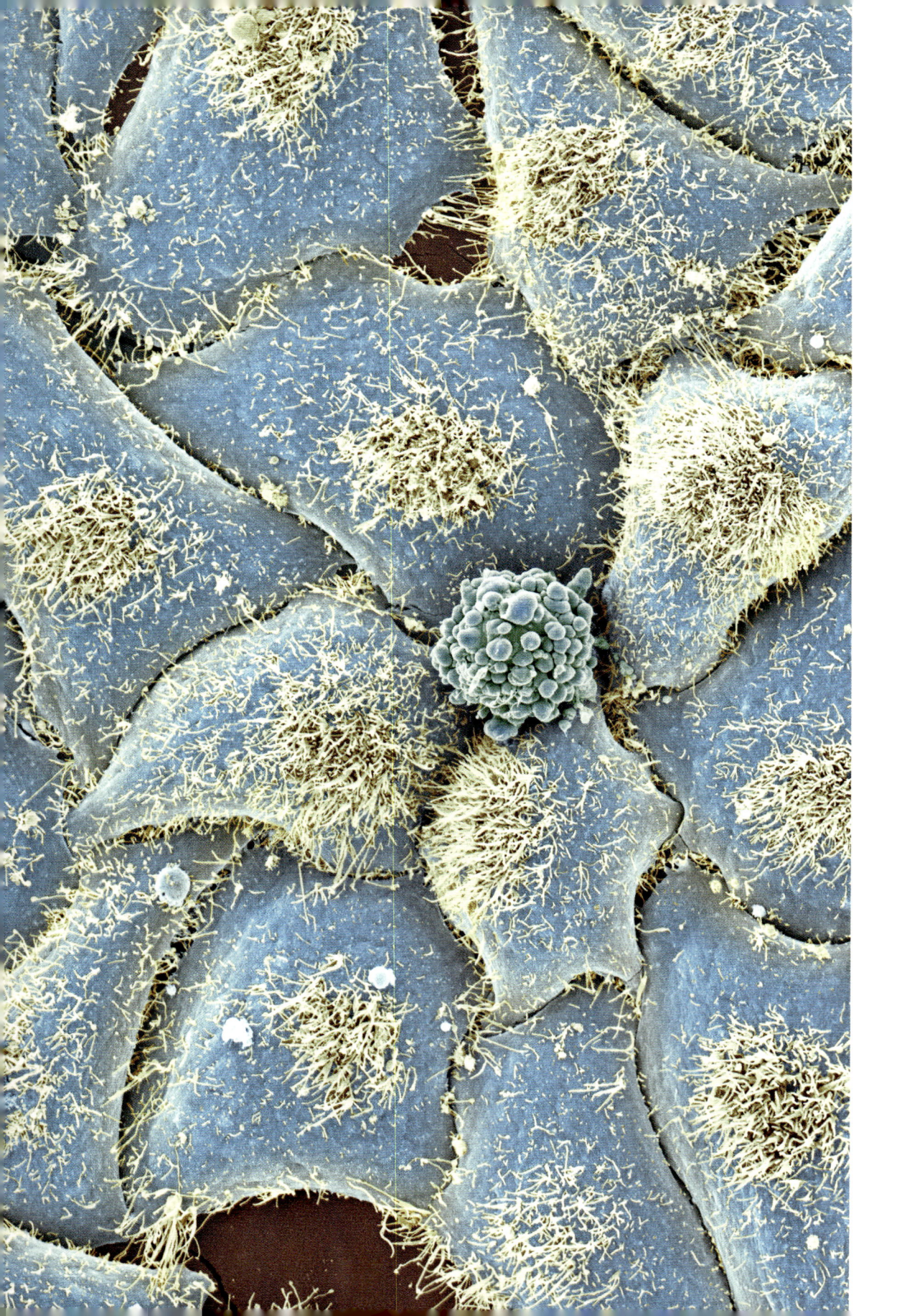

左 ヒーラ細胞（走査型電子顕微鏡写真）

　ヘンリエッタ・ラックス（Henrietta Lacks）という名の女性が子宮頸がんで亡くなったとき、医師は彼女の腫瘍細胞をサンプルとして採取した。その細胞（HeLa細胞）（訳注：Henrietta Lacksからそれぞれ頭の2文字ずつをとってコードネームとした）は実験室での培養条件下で分裂・再生し、継代されている。研究者は、がんをはじめとするさまざまな病気の治療法の研究に利用できる不死で由来の確かな素材としてヒーラ細胞を利用している。この写真の真ん中に見られる球形の細胞は瀕死の状態にあり、アポトーシス小体がこの細胞を覆って有害な物質が近隣の細胞を汚染しないようにしている。（倍率不明）

右 ヒーラ細胞（多光子励起顕微鏡写真）

　ヘンリエッタ・ラックスが亡くなったのは1951年だが、1954年には彼女の不死のがん細胞を利用したポリオワクチンが開発されている。彼女の腫瘍細胞サンプルは彼女の許可なく採取されており、議論を呼んだ。ヒーラ細胞は以来、AIDSや放射線曝露のほか、さまざまな病気——日常生活で触れる素材、たとえば糊や化粧品に対する過敏症——の解明に役立っている。この写真では核の微小管がピンク、DNAの中心部が青色に彩色されている。（500倍、表示画面幅10cm）

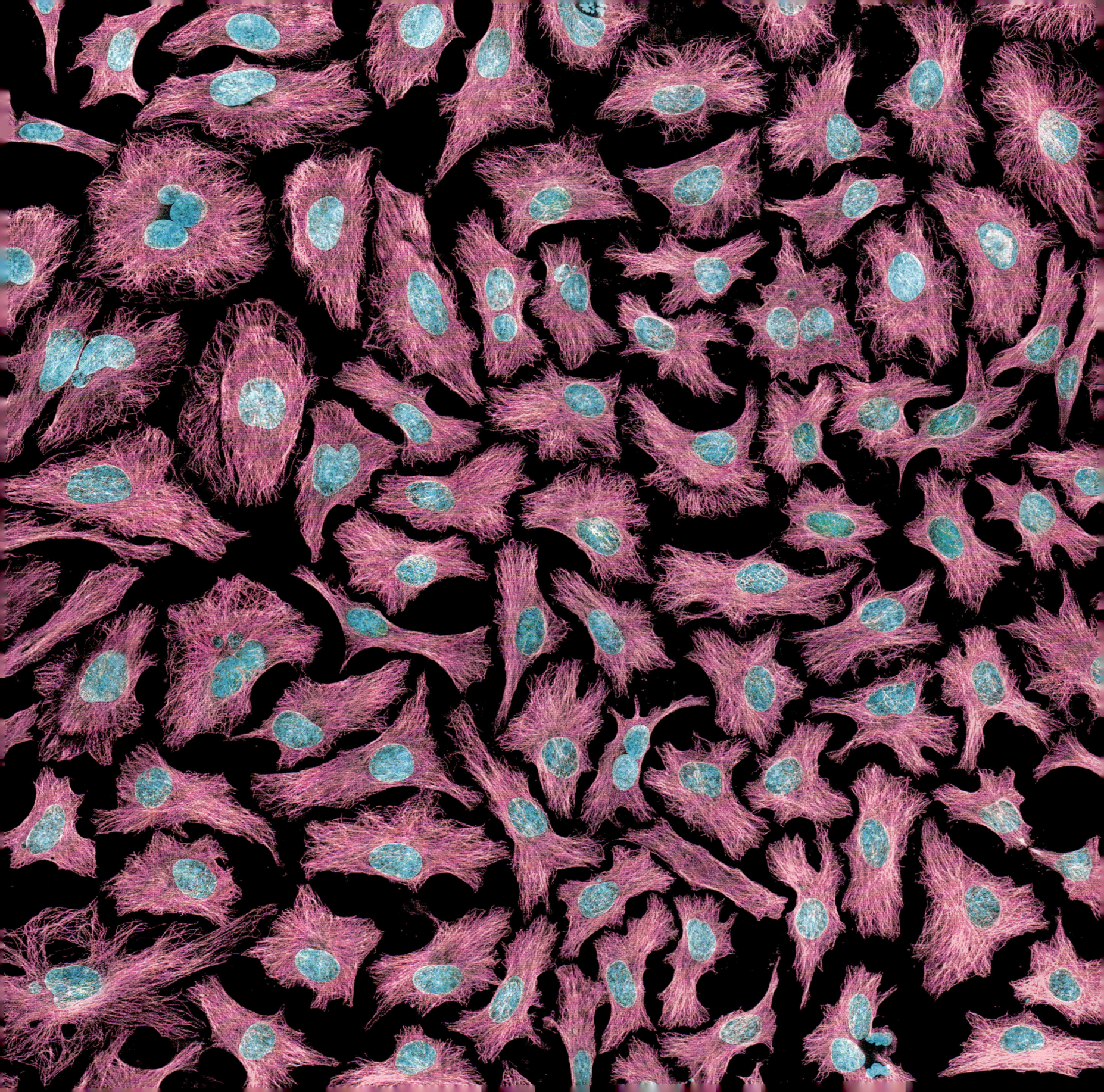

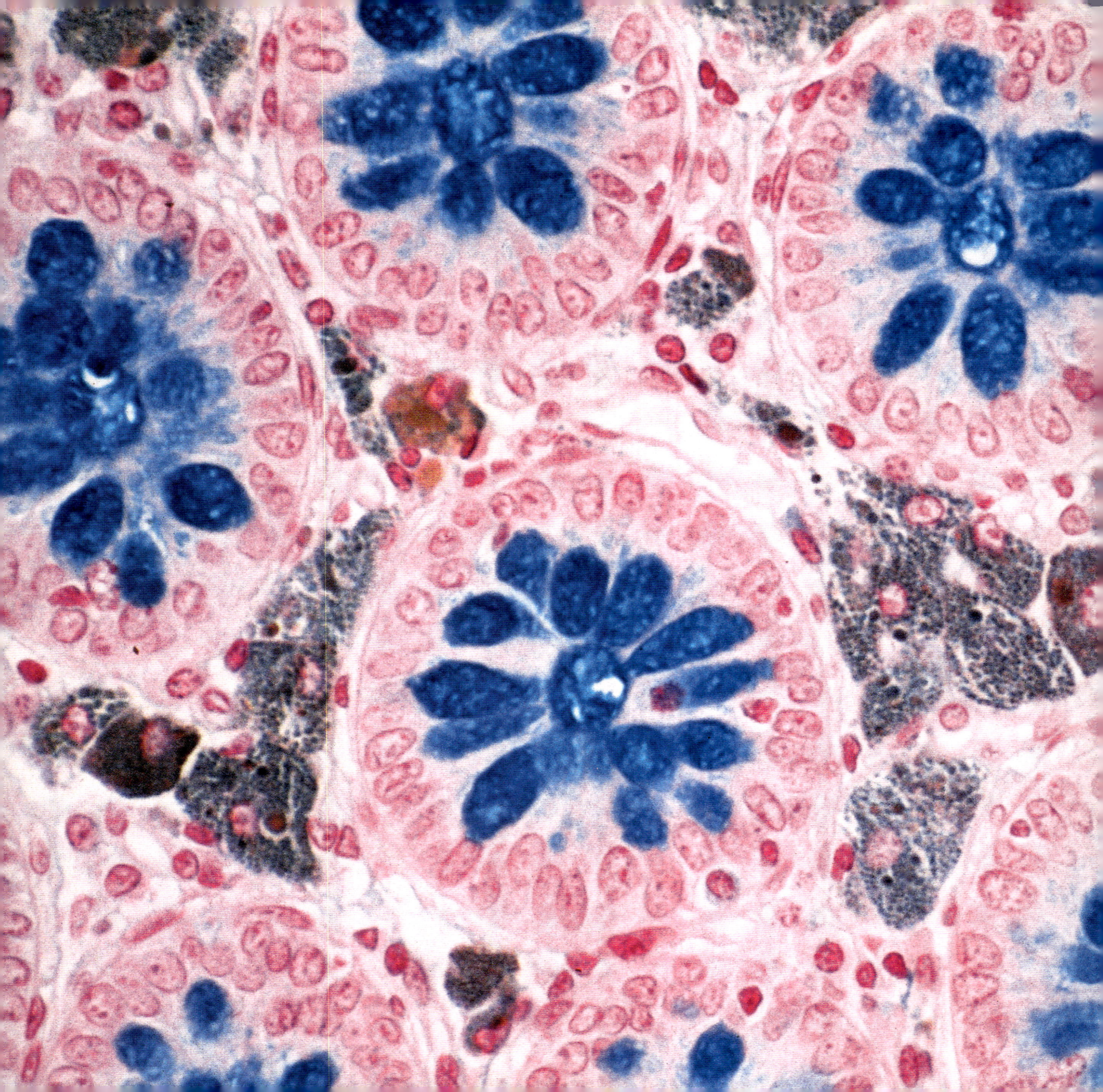

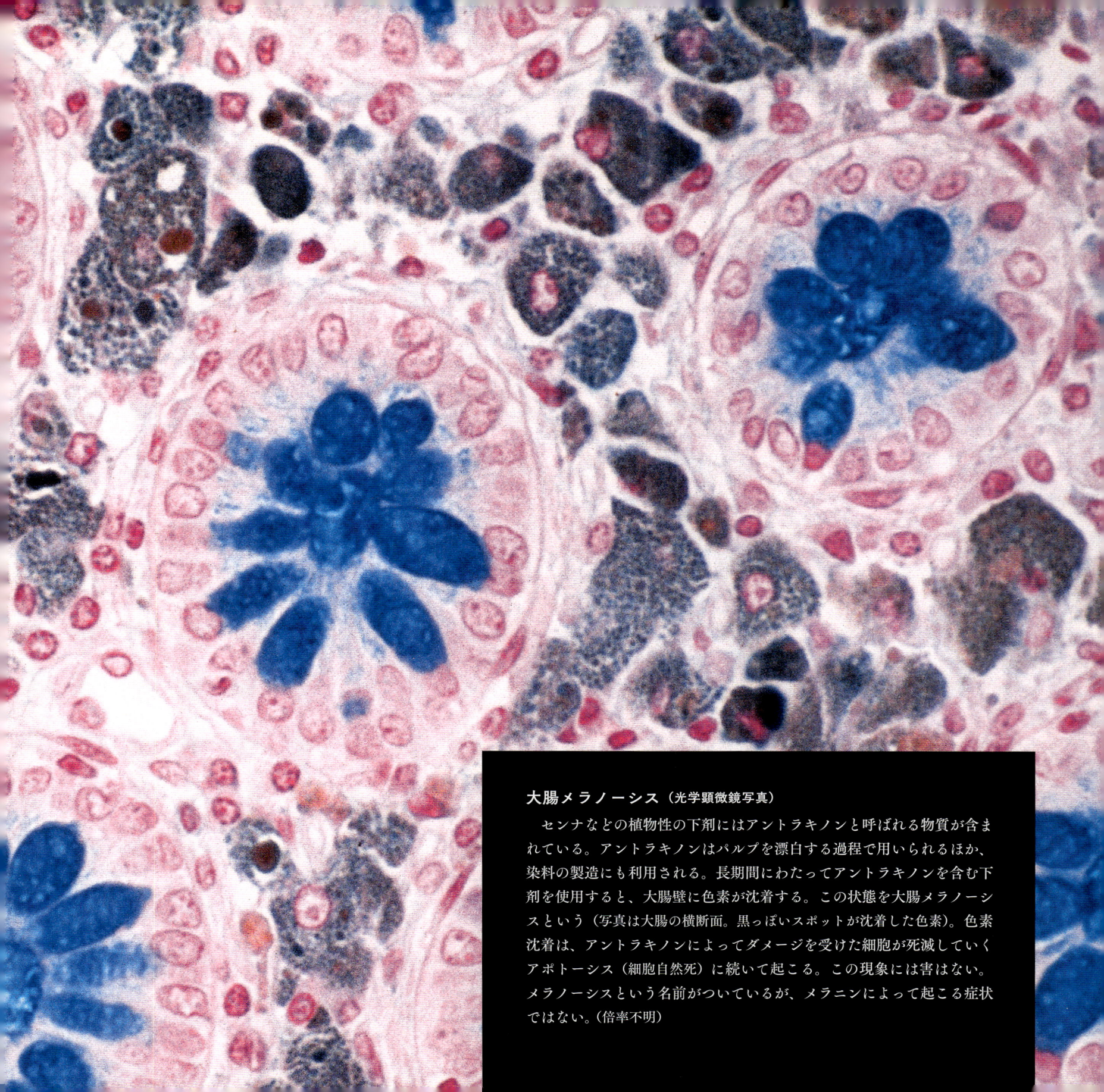

大腸メラノーシス（光学顕微鏡写真）

　センナなどの植物性の下剤にはアントラキノンと呼ばれる物質が含まれている。アントラキノンはパルプを漂白する過程で用いられるほか、染料の製造にも利用される。長期間にわたってアントラキノンを含む下剤を使用すると、大腸壁に色素が沈着する。この状態を大腸メラノーシスという（写真は大腸の横断面。黒っぽいスポットが沈着した色素）。色素沈着は、アントラキノンによってダメージを受けた細胞が死滅していくアポトーシス（細胞自然死）に続いて起こる。この現象には害はない。メラノーシスという名前がついているが、メラニンによって起こる症状ではない。（倍率不明）

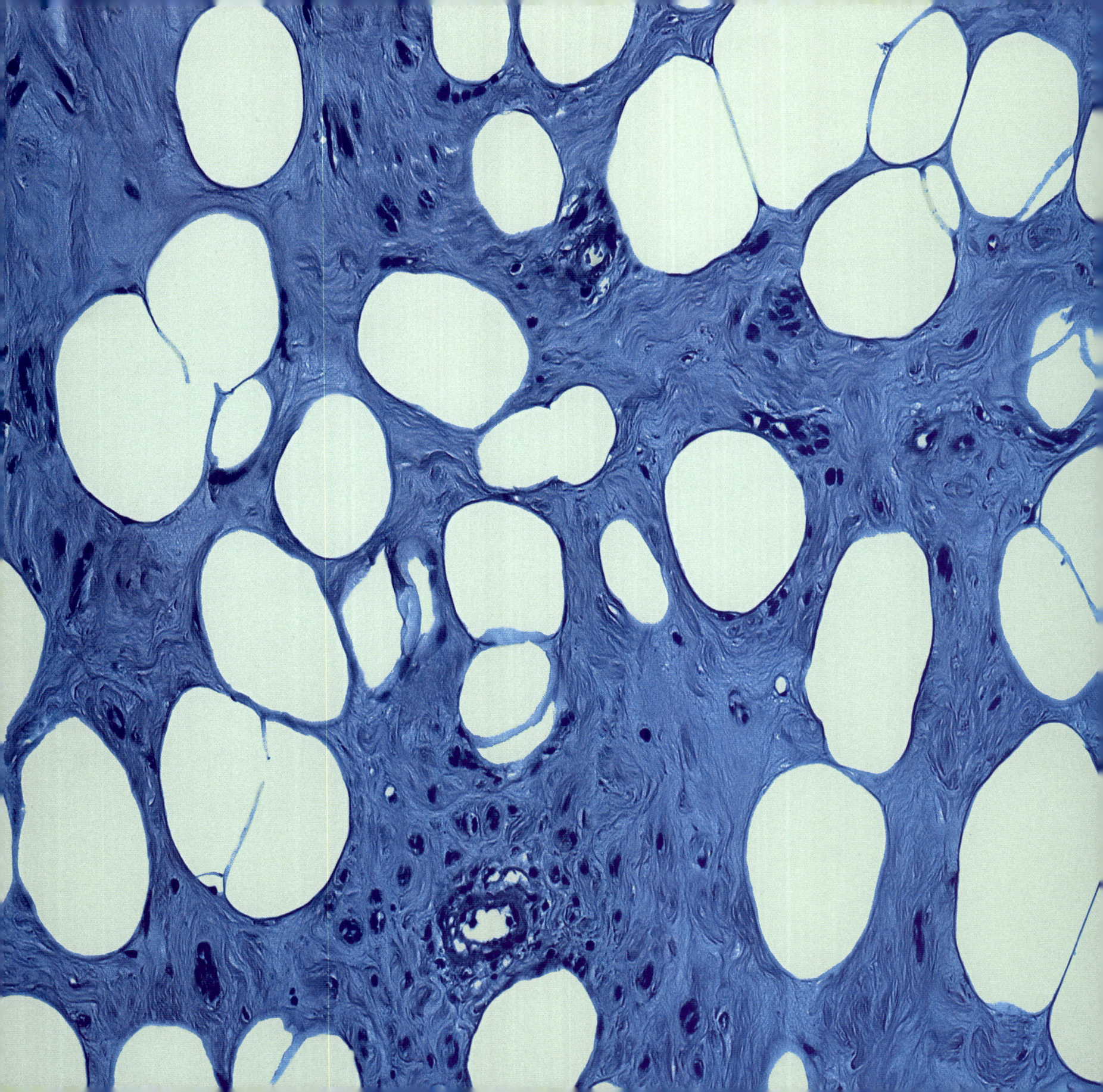

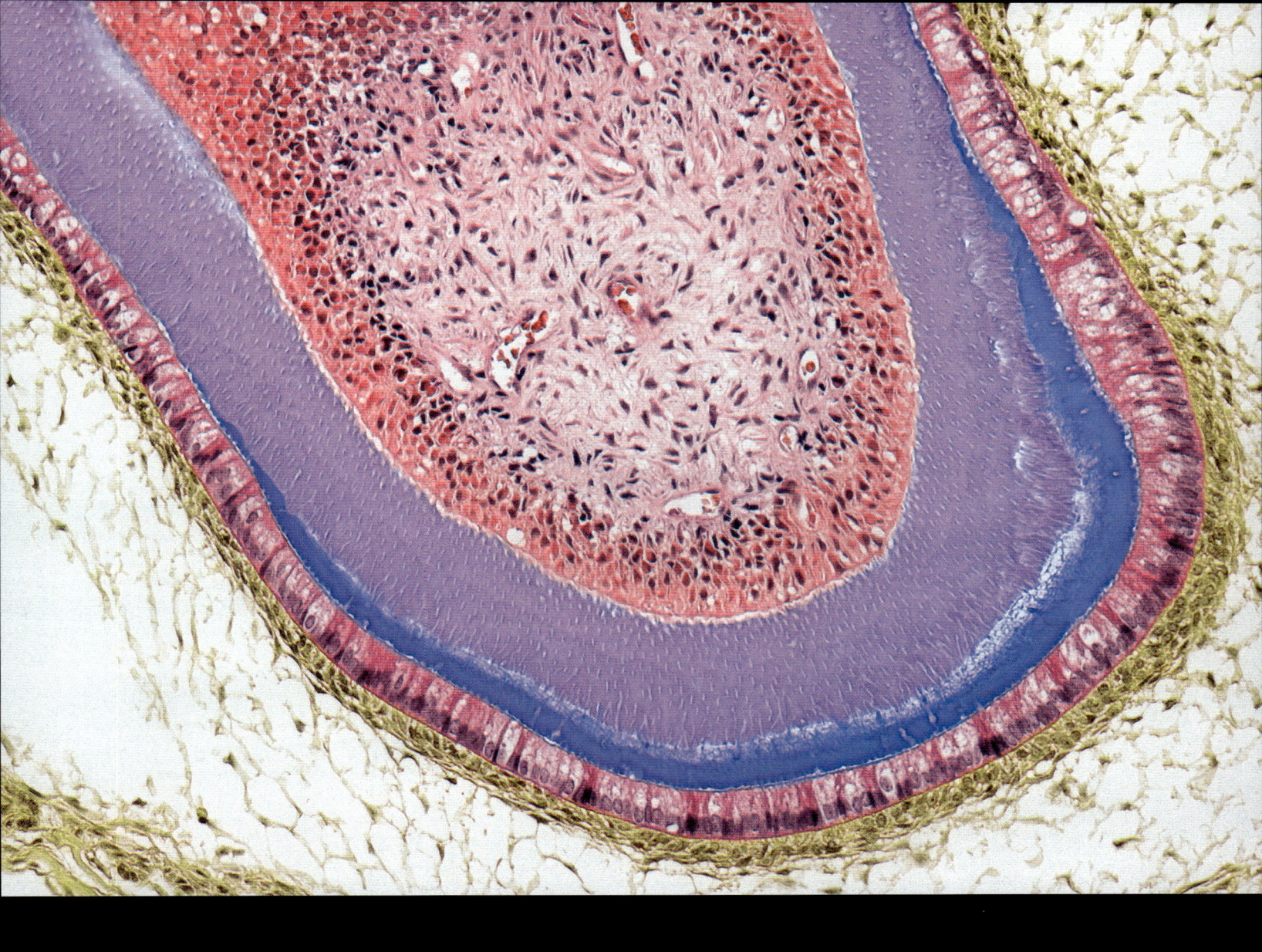

左　子宮筋腫（光学顕微鏡写真）

　子宮筋腫は子宮にできる腫瘍で、脂肪細胞（写真では淡緑色）と平滑筋組織（写真では青色）からなる。子宮筋腫は良性であるとはいえ、月経時や性交時に腰部にある程度の不快感を伴うことがあり、膀胱を圧迫するケースもある。子宮筋腫にかかりやすい家系があるようで、血中のホルモン濃度に関係があるともいわれている。子宮筋腫になると必ず子宮がんになるといった関連はない。（60倍、表示画面幅10cm）

上　卵巣皮様嚢腫（光学顕微鏡写真）

　卵巣皮様嚢腫内で成長した歯の断面。卵巣には体のすべての細胞を組み立てるための要素が含まれている。それゆえ、卵巣嚢腫ができるとその中に骨や毛嚢、汗腺、ときに歯が包含されていることがある。嚢腫は医学的には良性ではあるが、大きく成長してねじれる場合があり、腹痛を起こすことがある。簡単な外科手術で切除できる。（150倍、表示画面幅10cm）

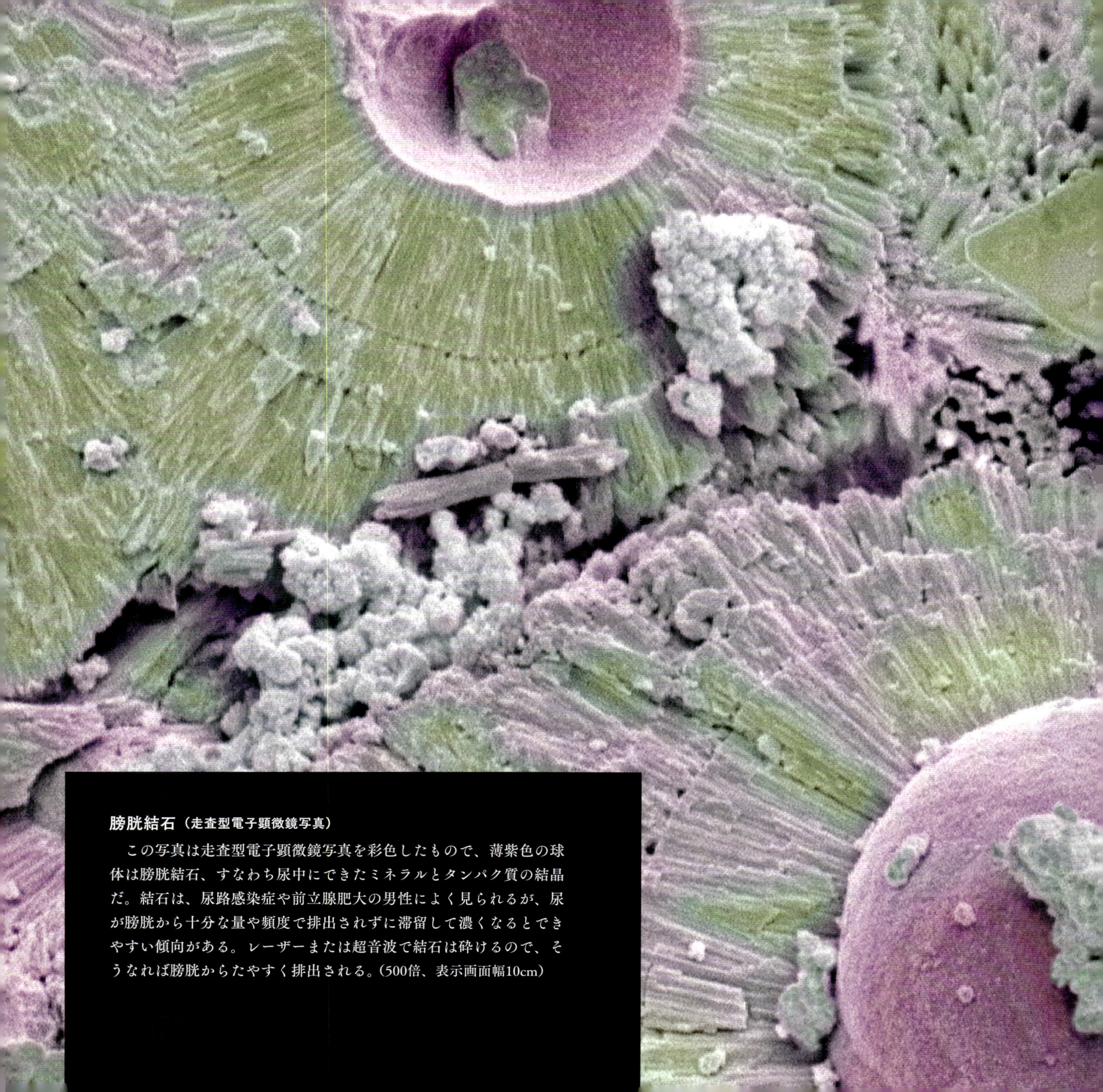

膀胱結石（走査型電子顕微鏡写真）

　この写真は走査型電子顕微鏡写真を彩色したもので、薄紫色の球体は膀胱結石、すなわち尿中にできたミネラルとタンパク質の結晶だ。結石は、尿路感染症や前立腺肥大の男性によく見られるが、尿が膀胱から十分な量や頻度で排出されずに滞留して濃くなるとできやすい傾向がある。レーザーまたは超音波で結石は砕けるので、そうなれば膀胱からたやすく排出される。（500倍、表示画面幅10cm）

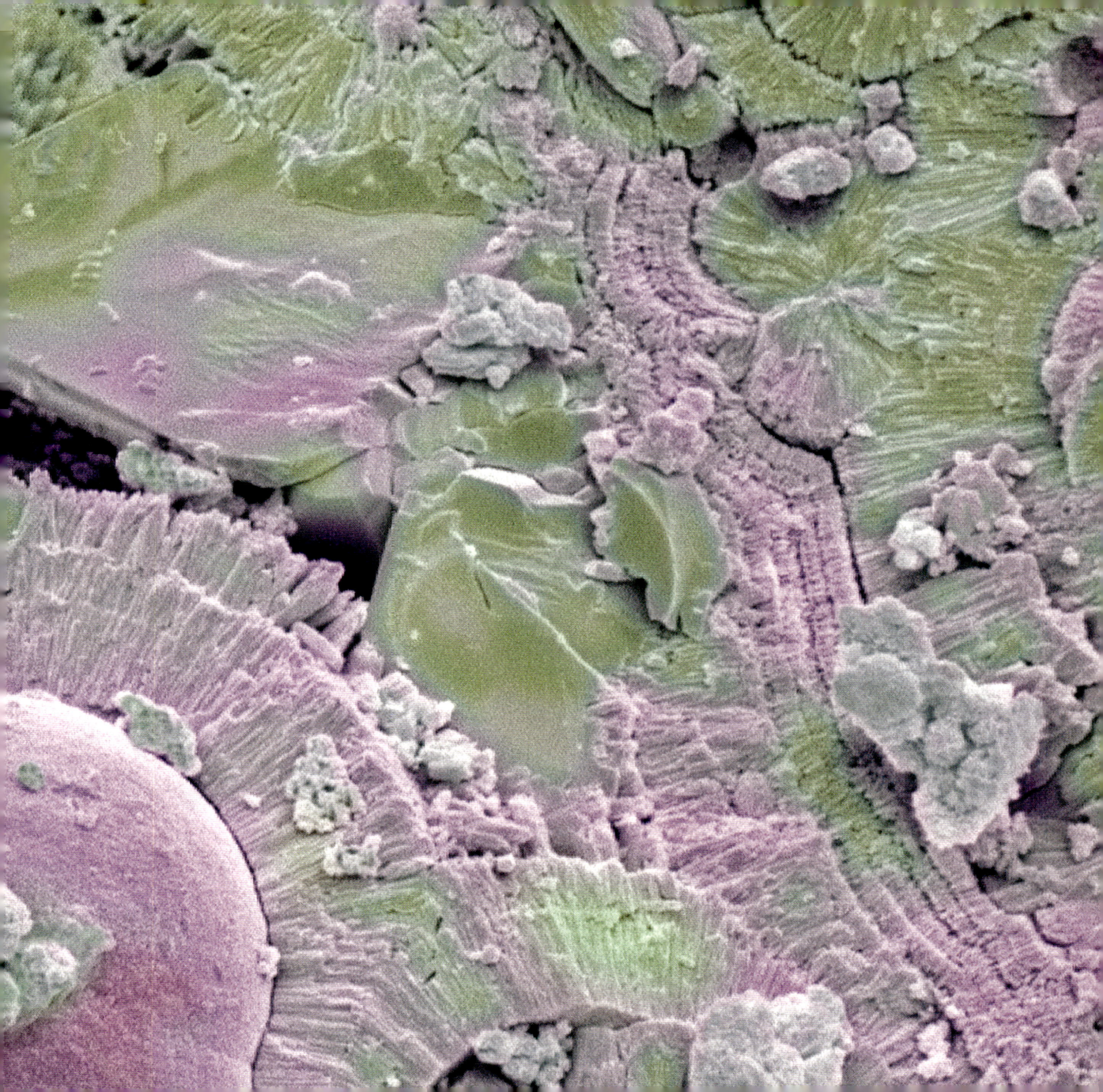

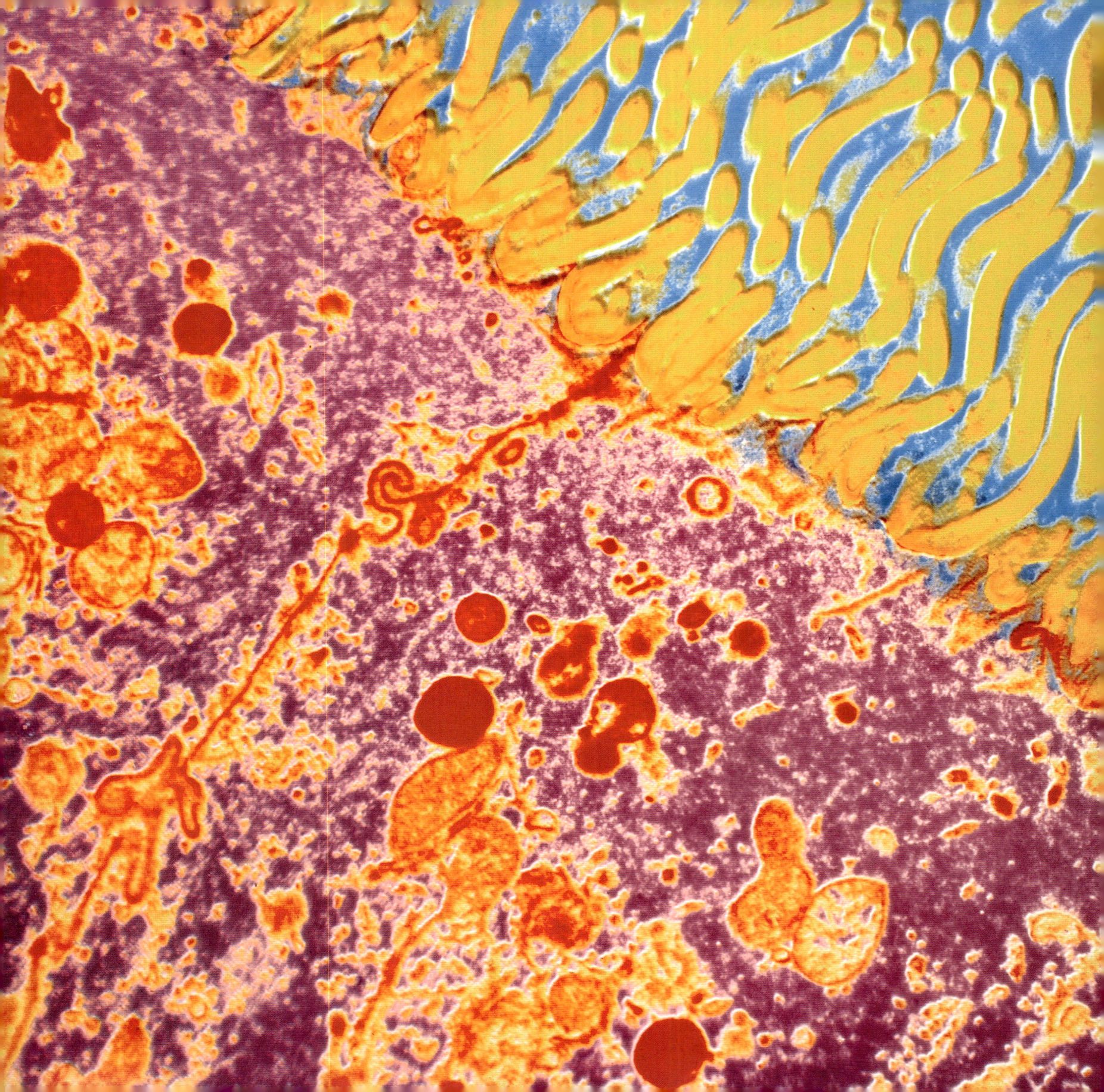

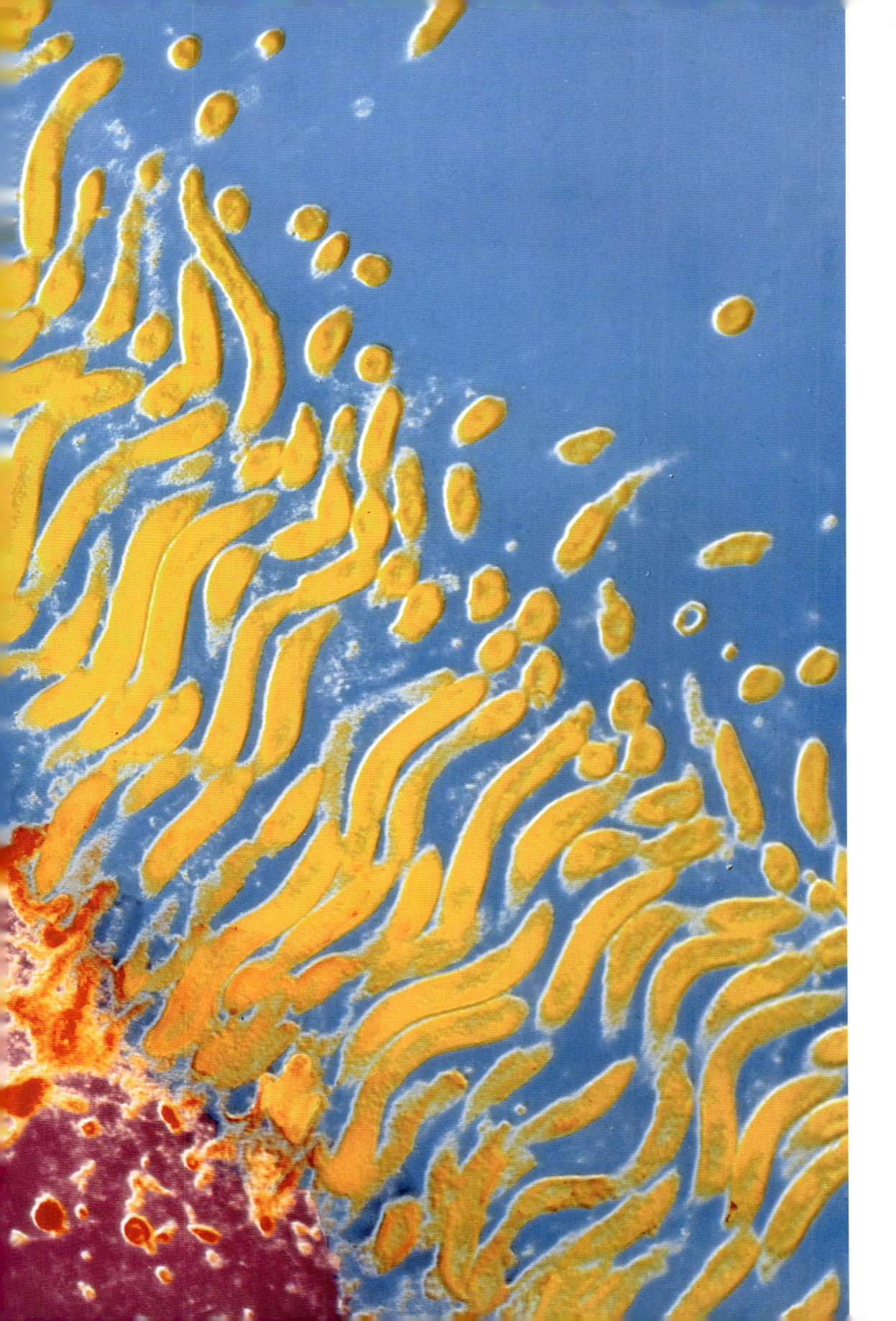

十二指腸中のトレポネーマ
*Treponema*属細菌
（透過型電子顕微鏡写真）

　ピンクとオレンジの塊は十二指腸の内壁だ。十二指腸は小腸の入り口にある。内壁に付着しているミミズのような黄色のひもはトレポネーマ属細菌だ。この細菌はらせん形で、いくつかの種は醜い皮膚病の原因菌である。ピンタ（訳注：中南米に多い熱帯性皮膚病の一種。皮膚にさまざまな色の斑点が生じる）、フランベジア（訳注：熱帯病の1つで、皮膚、骨、軟骨に感染し、治療せずに放置すると鼻や脚の骨の変形を起こす。イチゴ腫ともいう）、梅毒などはトレポネーマ属細菌による病気だ。感染経路はそれぞれ異なるが、いずれも抗生物質による治療が可能で、ペニシリンが奏功する。（4500倍、表示画面サイズ6×4.5cm）

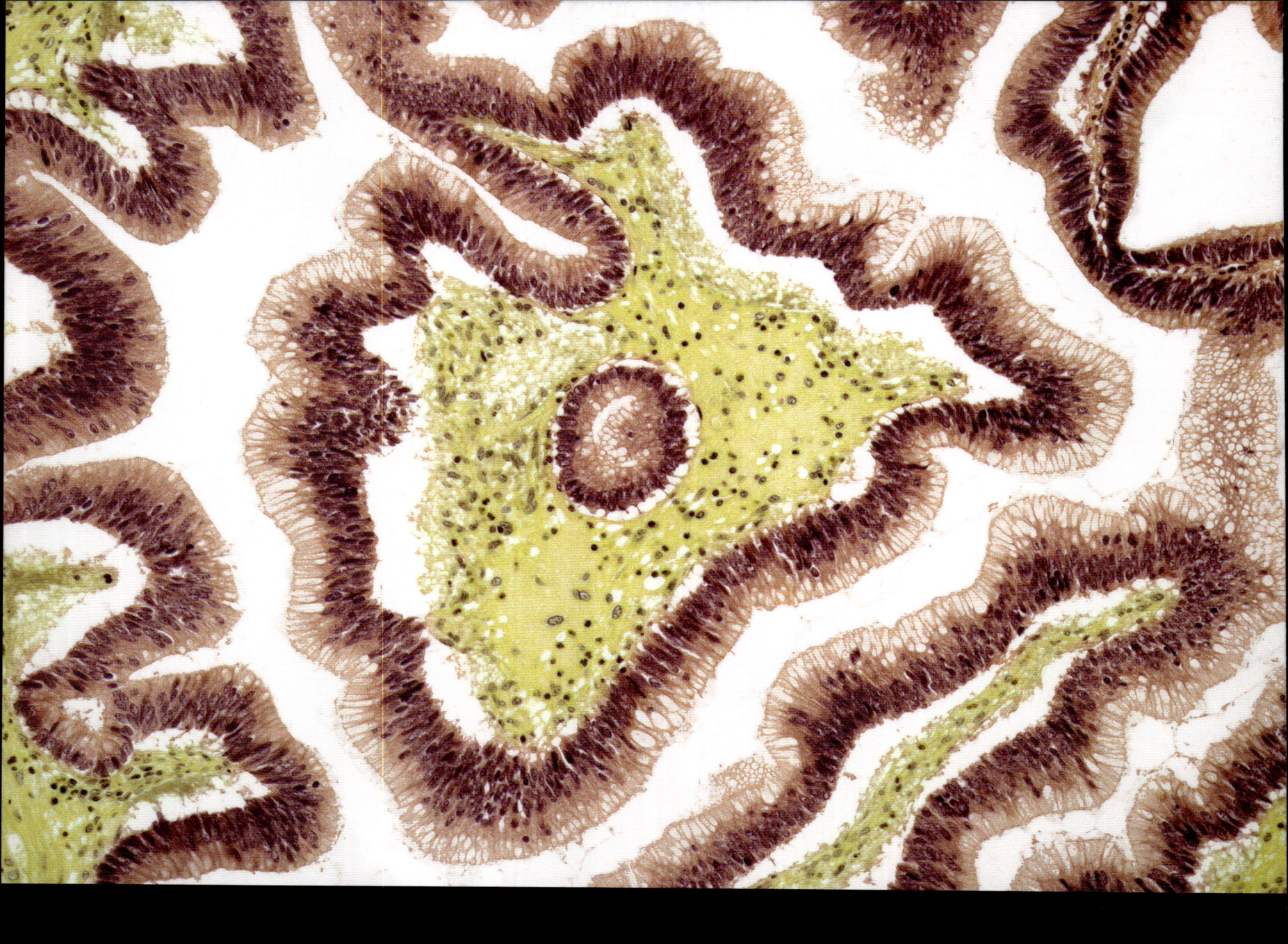

結腸ポリープ（光学顕微鏡写真）

　結腸に生じた絨毛腺腫（訳注：腺腫性ポリープのなかで最もがん化しやすいタイプ）の横断面。絨毛腺腫は、腸管内壁から成長する細胞が葉状に集合したもの。このようなポリープは何の症状も示さないので、気づかないことが多い。最初は良性だが、しばしば悪性化してがん性ポリープとなり、命にかかわることがある。50歳を越えた頃から発生頻度が高くなるので、定期的に検診を受けて早期発見すれば、安全に外科手術で切除できる。（150倍、表示画面幅10cm）

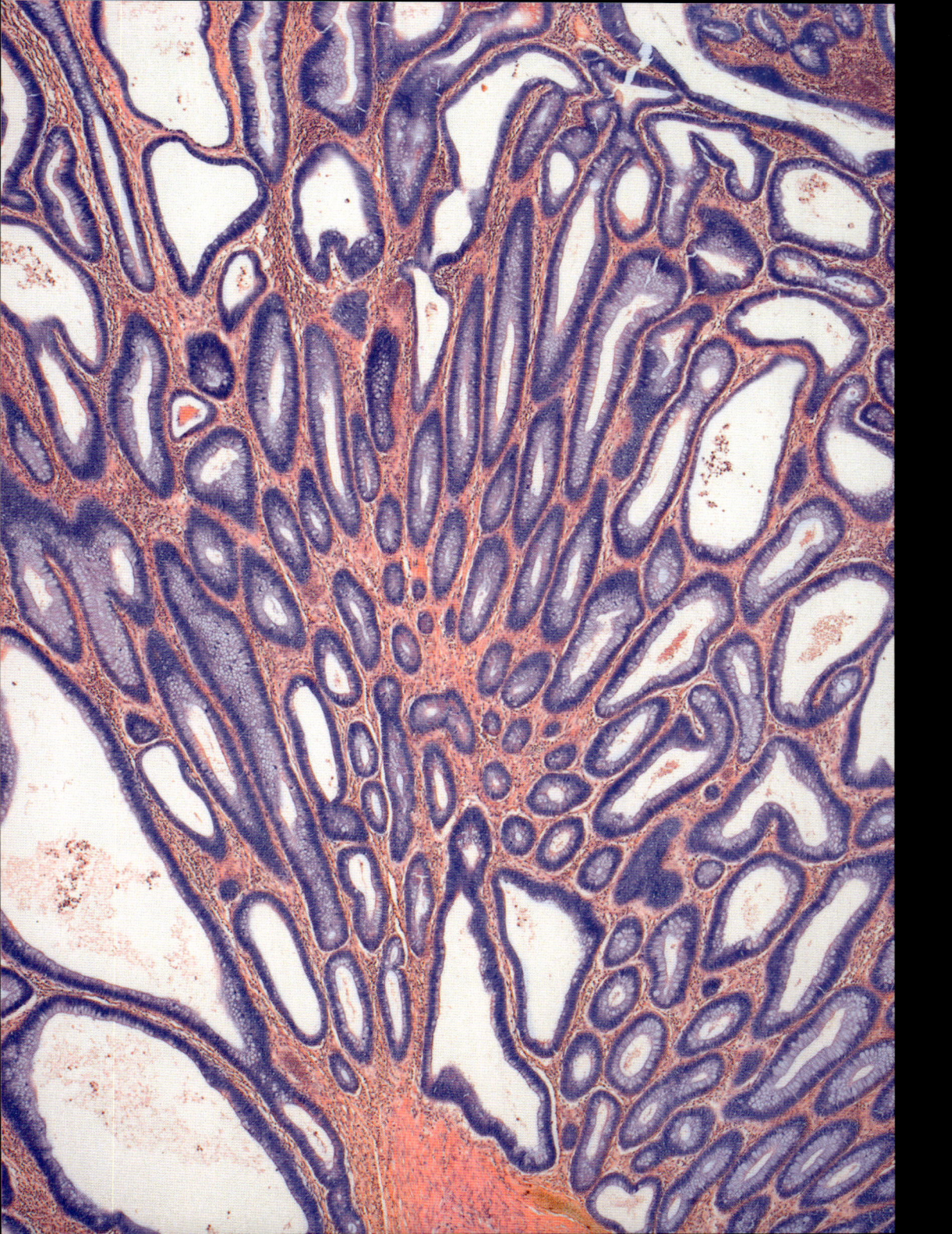

結腸腺腫（光学顕微鏡写真）

　結腸内壁表面の腺細胞に生じた腺腫性ポリープ。形状は管状または絨毛状（この写真では葉状）で、ときに両者が混在する。腫瘍が生じるのはDNAの変異による。質の悪い食生活や運動不足は、特に50歳以上の人に、DNAの変異を引き起こす。悪性になる前にポリープを発見するために、定期的な結腸内視鏡検査が推奨されている。（80倍、表示画面幅10cm）

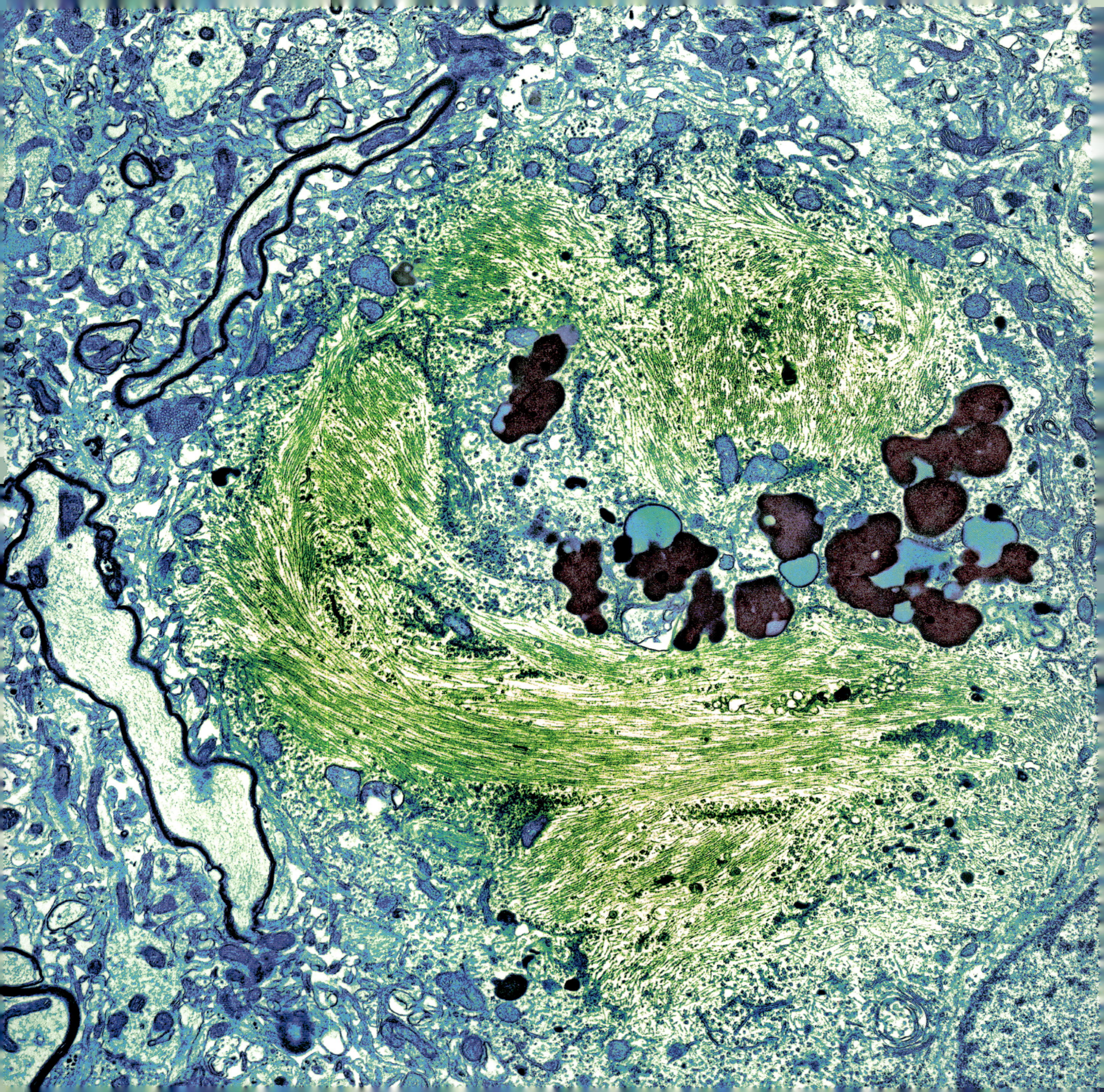

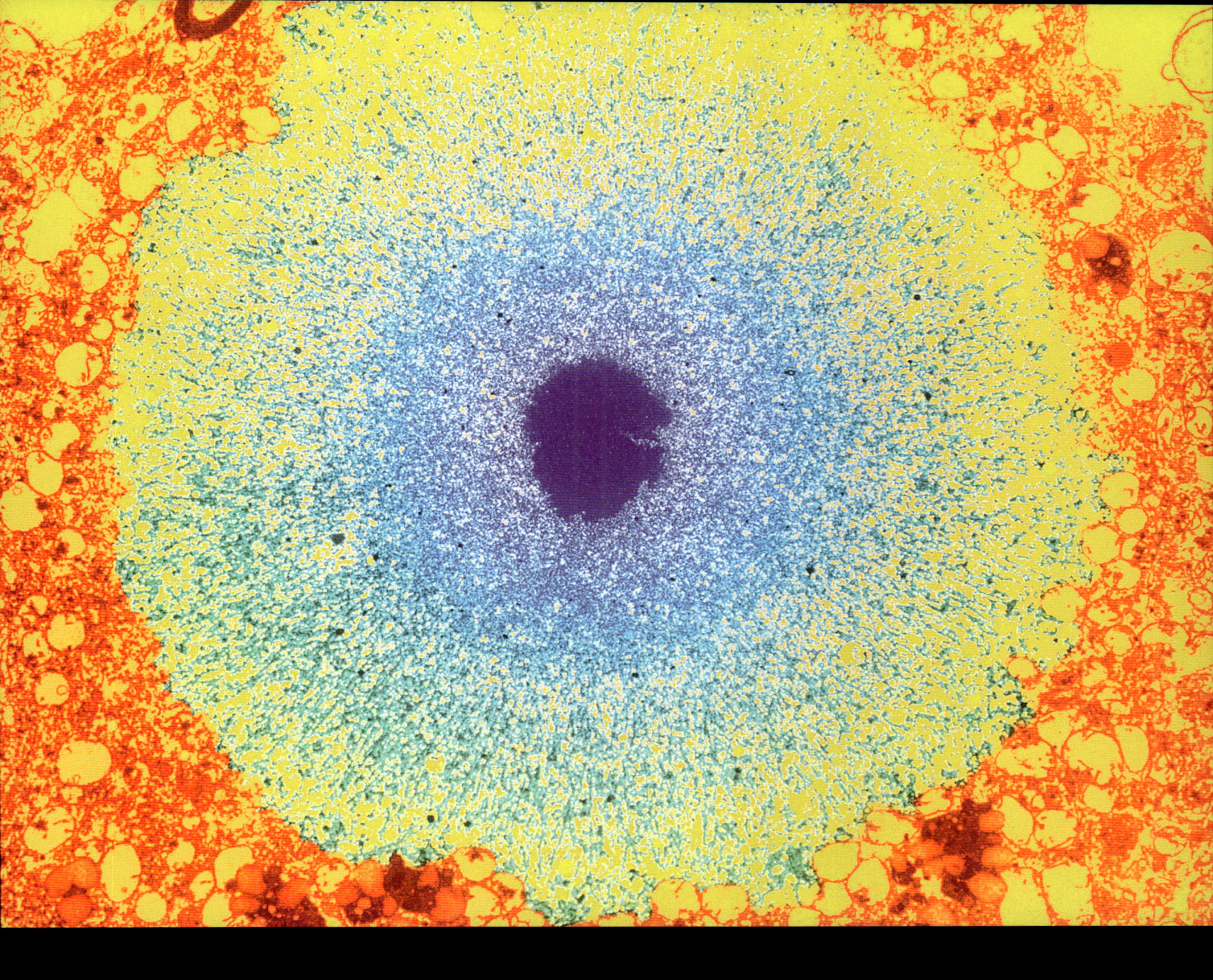

左 アルツハイマー病患者の脳（透過型電子顕微鏡写真）

　アルツハイマー病に侵された脳内の細胞。細胞質（細胞を満たして細胞骨格を維持する液体）が青色で示されている。刷毛で描いたような緑色の湾曲は、もつれたタンパク質繊維で、クロイツフェルト・ヤコブ病などの神経疾患でも見られる特徴だ。タウタンパク質が異常に増えるとこのようなもつれた状態になる。タウタンパク質は健康な細胞内では微小管などの細胞骨格を安定化させるように働く。（2000倍、表示画面幅10cm）

上 パーキンソン病患者のレビー小体（透過型電子顕微鏡写真）

　パーキンソン病と診断するうえでの主要な特徴は、運動をつかさどる黒質という脳内領域の神経細胞にレビー小体が存在することだ。レビー小体（写真では青色）はα-シヌクレインと呼ばれる繊維状タンパク質の集まりだ。α-シヌクレインは通常、神経間の伝達を中継する機能がある。レビー小体が形成されると神経伝達が阻害され、パーキンソン病に典型的な震えと運動制限が起こる。（2750倍、表示画面サイズ6×7cm）

ウィップル病（光学顕微鏡写真）

　ウィップル病の症状は心臓や肺など、いくつかの器官で見られるが、小腸で発症することが多い。小腸の栄養吸収能力の低下と下痢、体重の減少、疲労が主症状だ。*Tropheryma whipplei*という細菌によって引き起こされ、この写真では小腸内壁内の小さな黒っぽい泡のように見える。治療しなければ命にかかわるが、通常は抗生物質の長期投与により克服できる。（560倍、表示画面幅10cm）

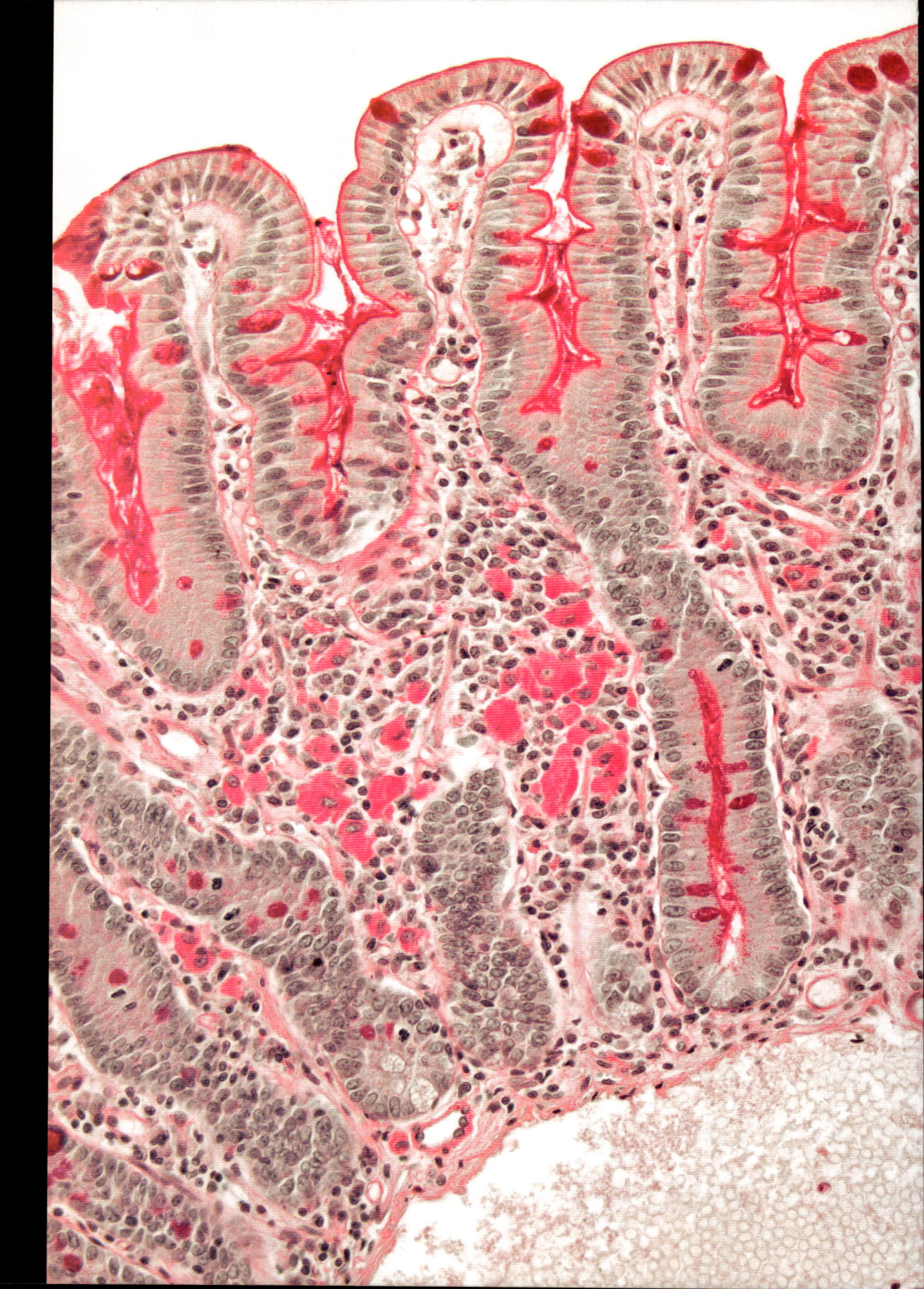

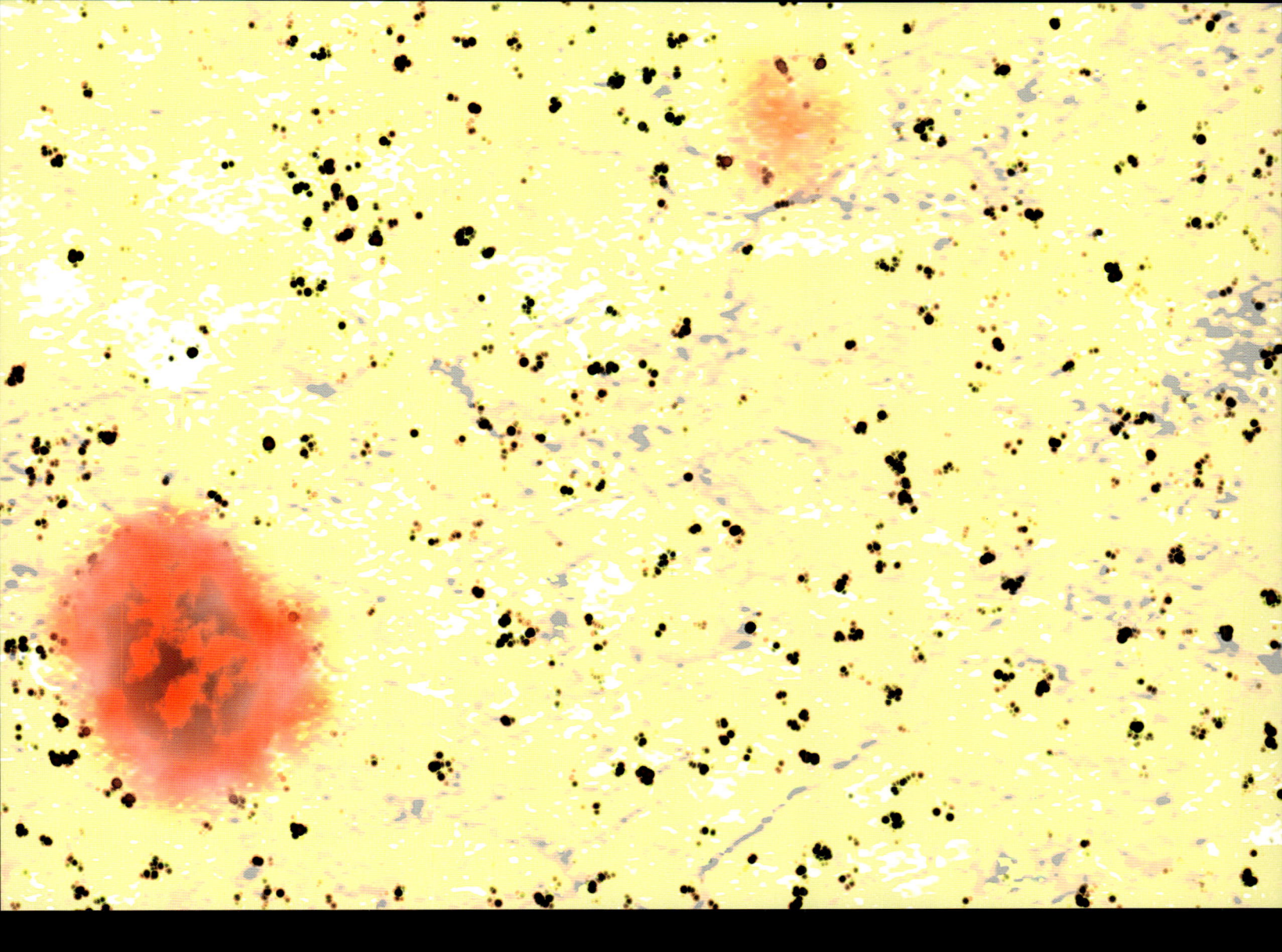

クロイツフェルト・ヤコブ病患者の脳 (光学顕微鏡写真)

　クロイツフェルト・ヤコブ病は高齢者に自然発生することもあるが、多くの場合、感染者からの臓器移植またはBSE（牛海綿状脳症、狂牛病ともいう）に感染した牛の肉を食べることによって罹患する。この写真はクロイツフェルト・ヤコブ病に感染して海綿状になった脳の様子を示している。黄色の部分は脳で、ここに多く見られる白色の空隙が神経細胞（写真では赤色）の周囲にも散らばっている。こうして神経伝達が乱れると、クロイツフェルト・ヤコブ病患者の記憶は失われ、認知症や不随意運動が起こる。（音率不明）

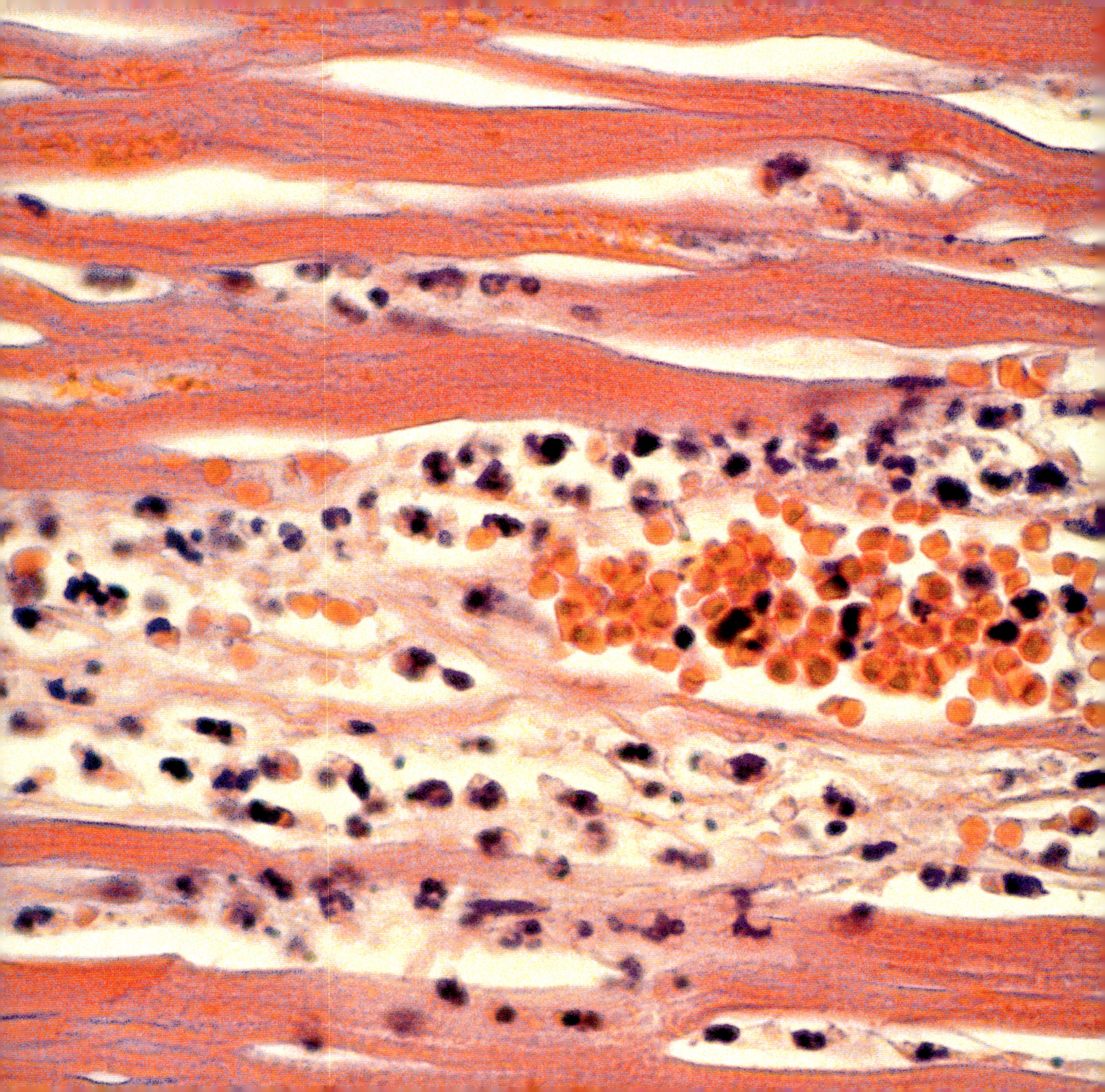

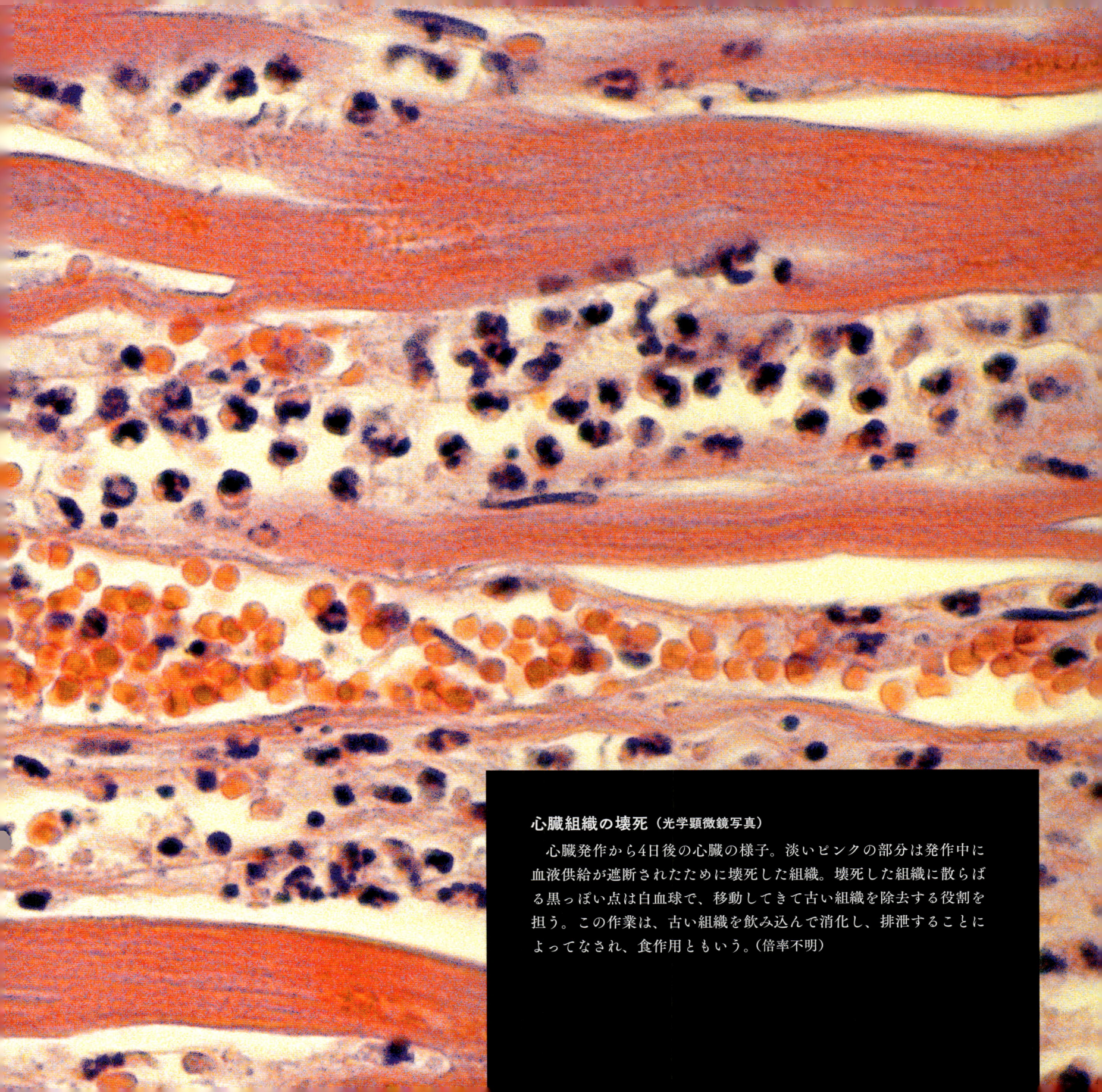

心臓組織の壊死（光学顕微鏡写真）

　心臓発作から4日後の心臓の様子。淡いピンクの部分は発作中に血液供給が遮断されたために壊死した組織。壊死した組織に散らばる黒っぽい点は白血球で、移動してきて古い組織を除去する役割を担う。この作業は、古い組織を飲み込んで消化し、排泄することによってなされ、食作用ともいう。（倍率不明）

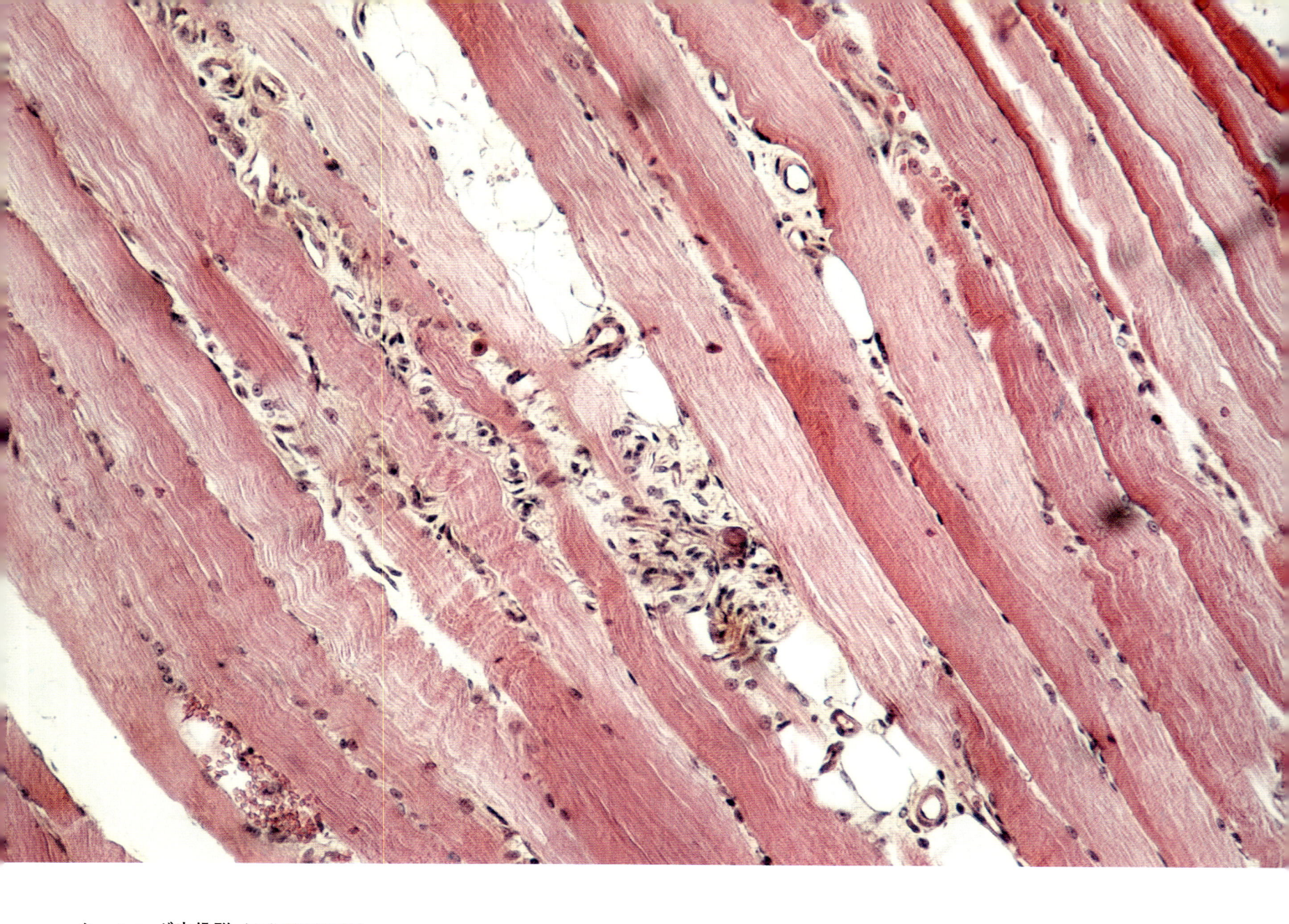

クッシング症候群（光学顕微鏡写真）

　副腎はアドレナリン以外にも多数のホルモンをつくっている。ホルモンの過剰生産、なかでもコルチゾールの過剰生産はクッシング症候群の原因だ。典型的なクッシング症候群では、筋肉（写真ではピンクの層状組織）が衰え、患者の顔貌が満月のように丸くなり、腹回りと両肩の間が脂肪で膨れ上がる（が、手足は細くなる）。そのほかの症状として高血圧と肌荒れがみられる。患者は女性が圧倒的に多い。（倍率不明）

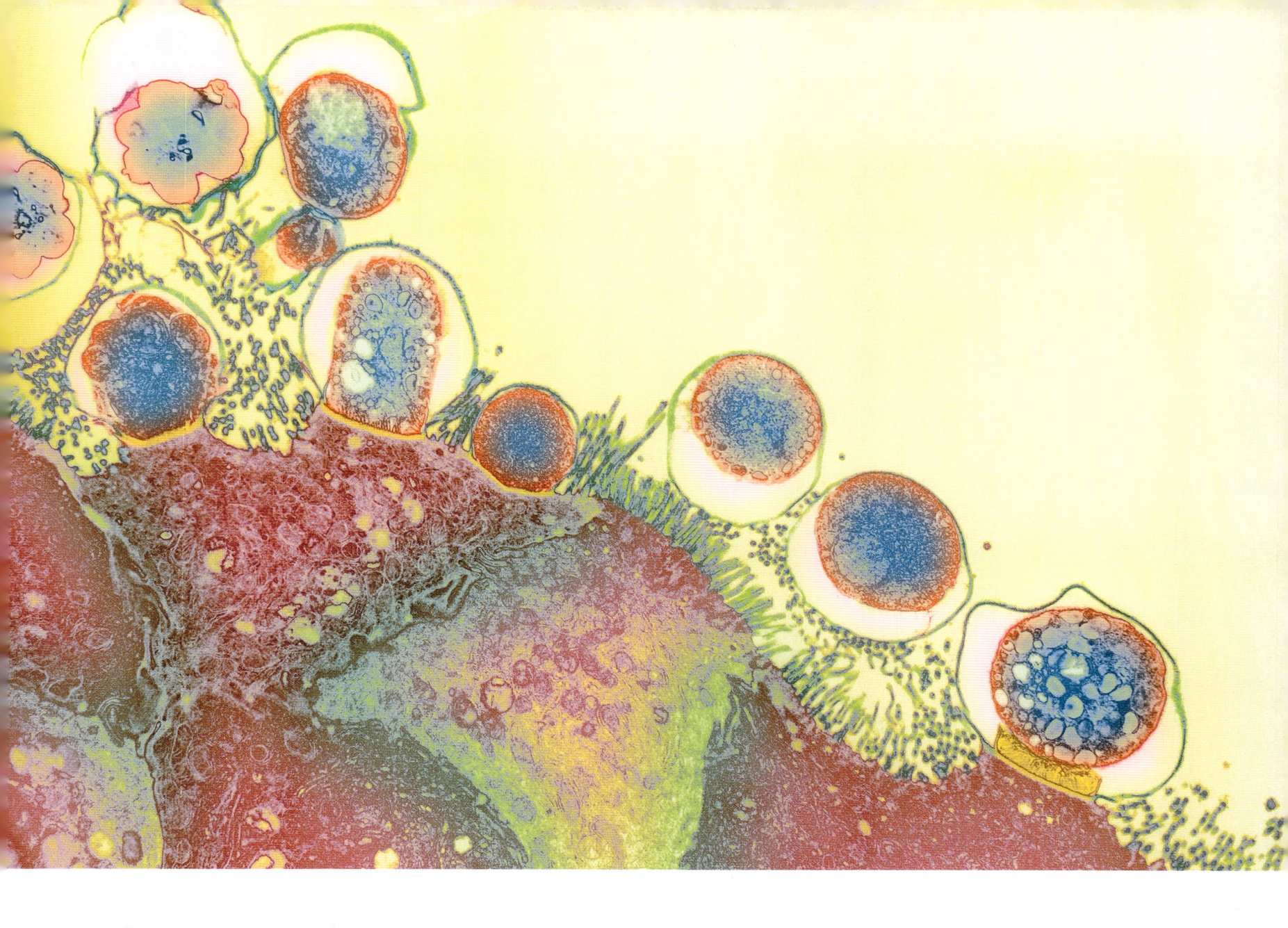

クリプトスポリジウム症（透過型電子顕微鏡写真）

　クリプトスポリジウムは単細胞の寄生生物（写真は*Cryptosporidium parvum*で、核が青色に染まっている）で、汚染された牛乳や水から人間に感染する。写真は、腸管内壁（赤色の部分）をクリプトスポリジウム原虫が攻撃しているところ。原虫の毒によって激しい腹痛や重度の下痢が起こる。健康な人であれば、水分補給と下痢止めの服用で治療できるが、免疫系の弱っている人では治療が困難とされている。クリプトスポリジウム症は非常に伝染しやすい。（2200倍、表示画面サイズ6×7cm）

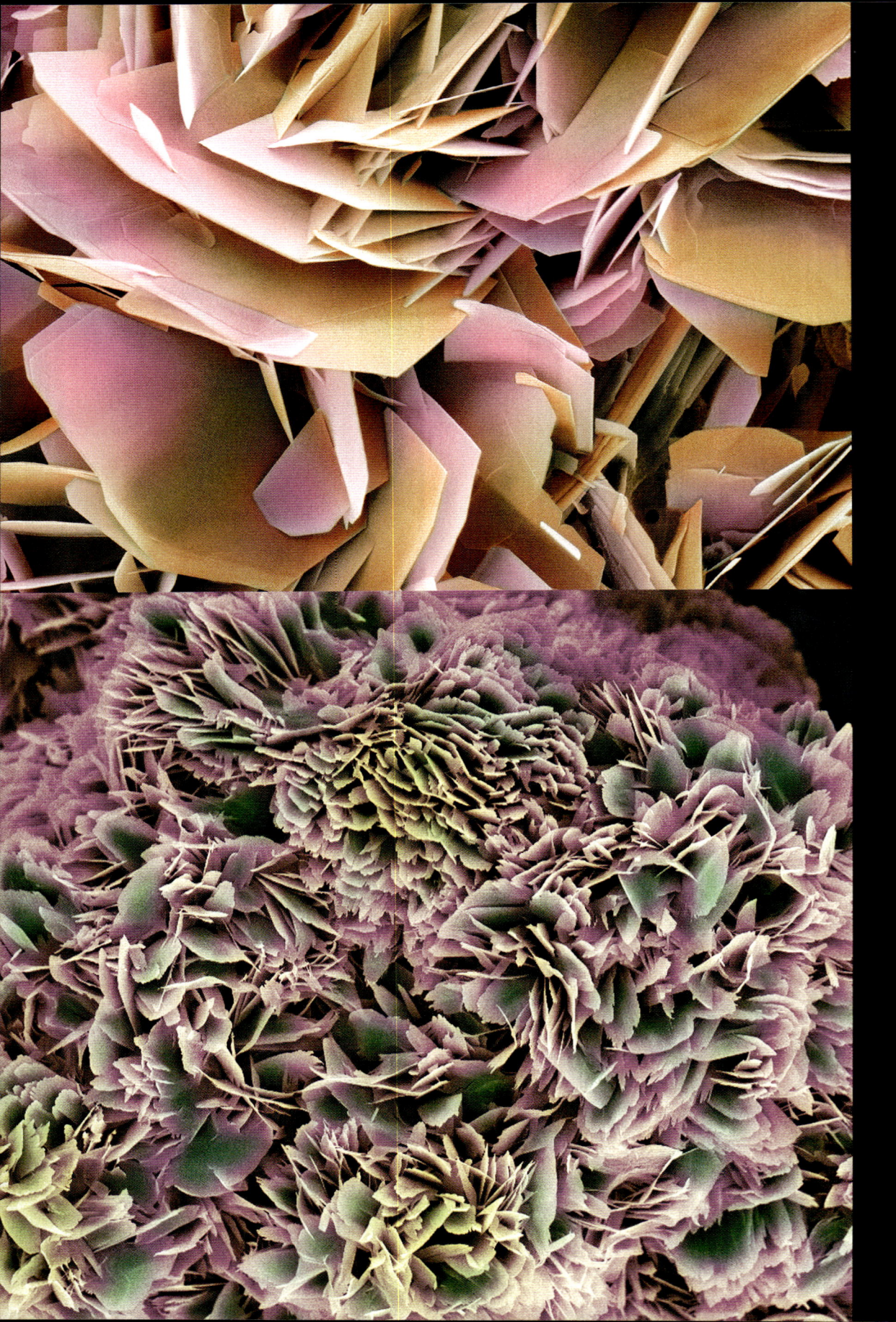

腎結石の結晶（走査型電子顕微鏡写真）

　繊細な花びらのように見えるのは腎結石の結晶で、シュウ酸カルシウムでできている。シュウ酸カルシウムはふつうに尿に含まれており、尿中の濃度が通常より高くなると、沈殿して固化する。腎結石は食生活や脱水症状、副甲状腺機能亢進症に起因する。結石が小さければ腎臓から尿路へ支障なく排出されるが、大きいものだと耐えがたい痛みを生じるので超音波またはレーザーで破砕しなければならない。（倍率不明）

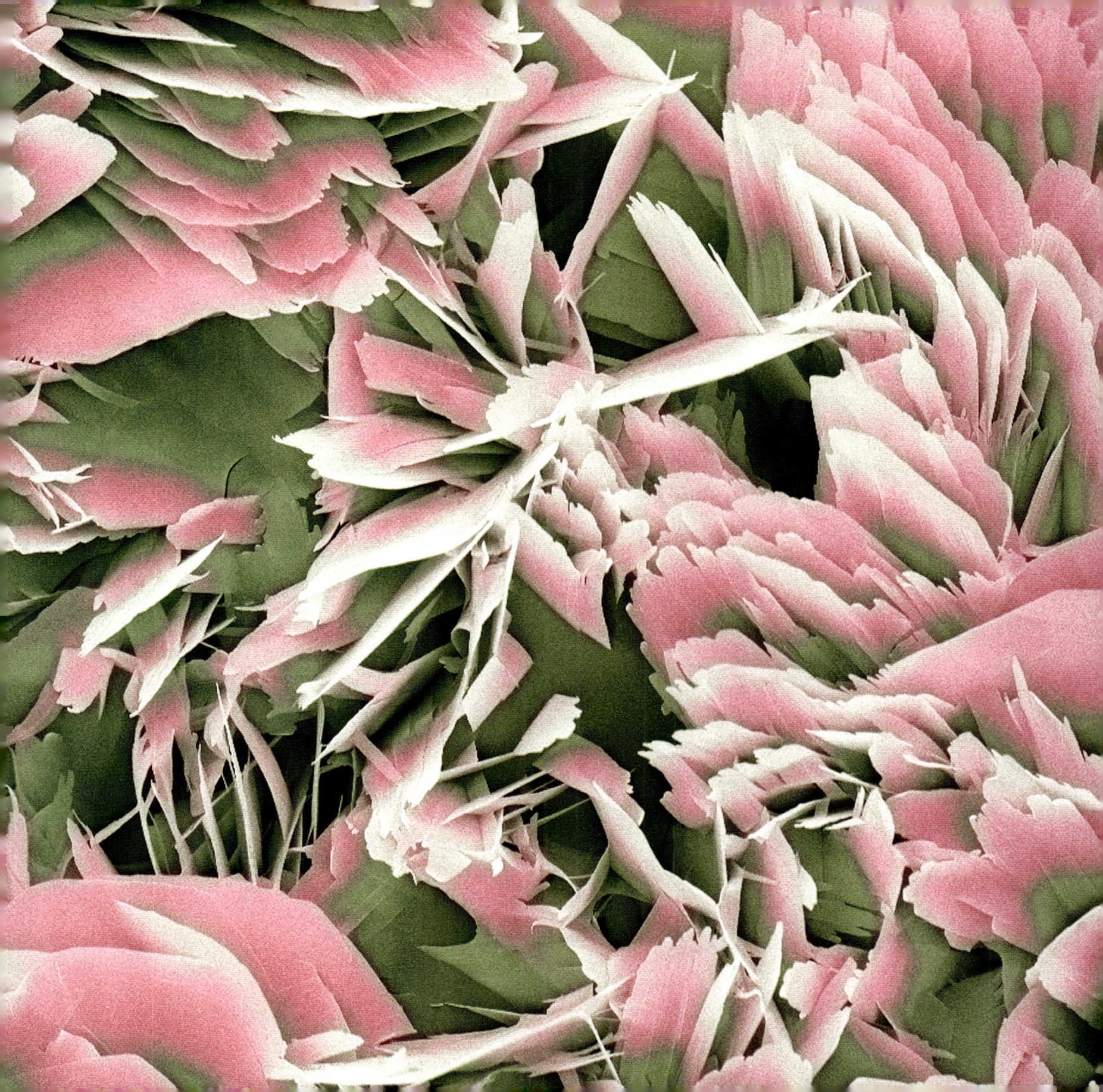

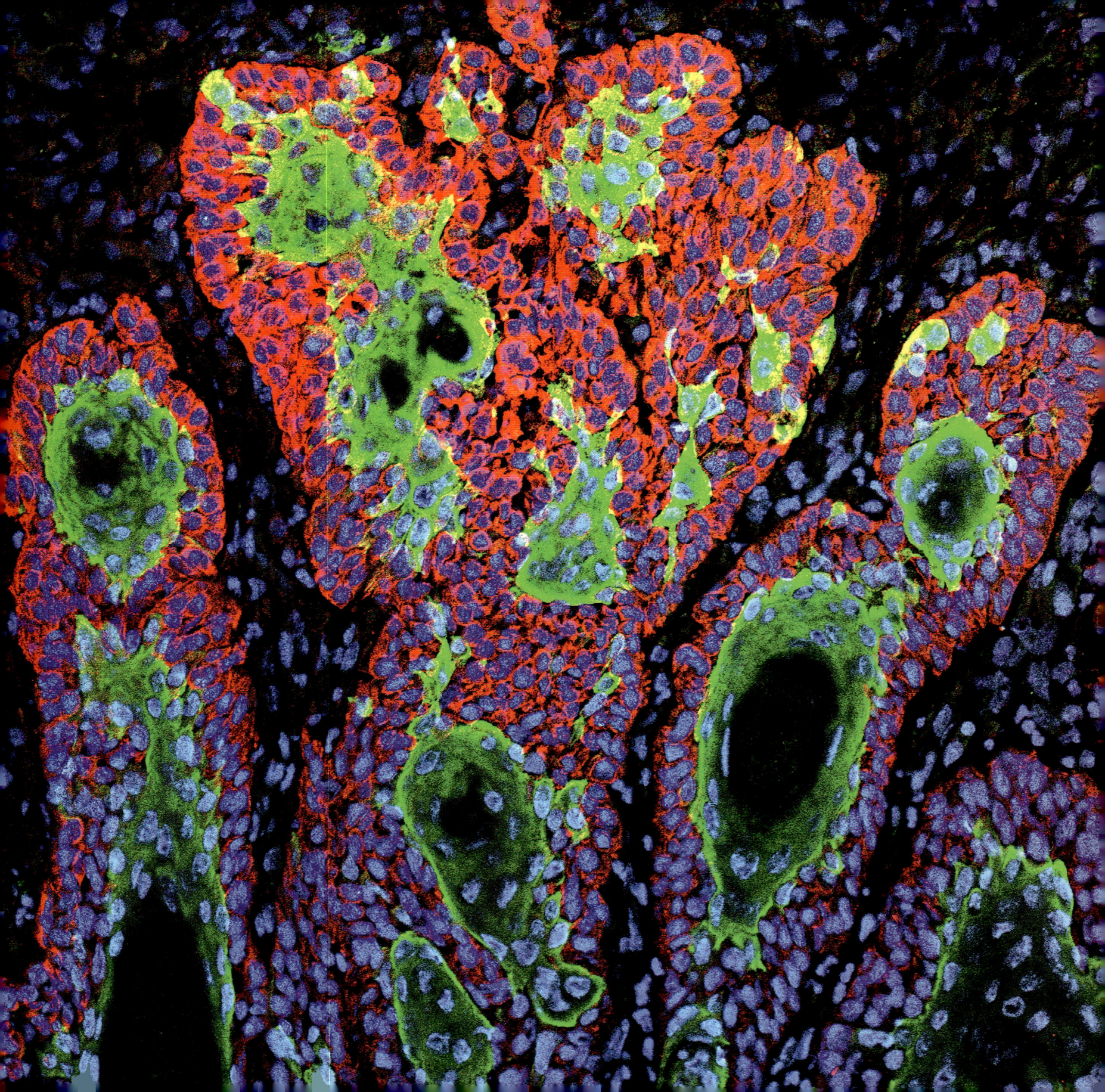

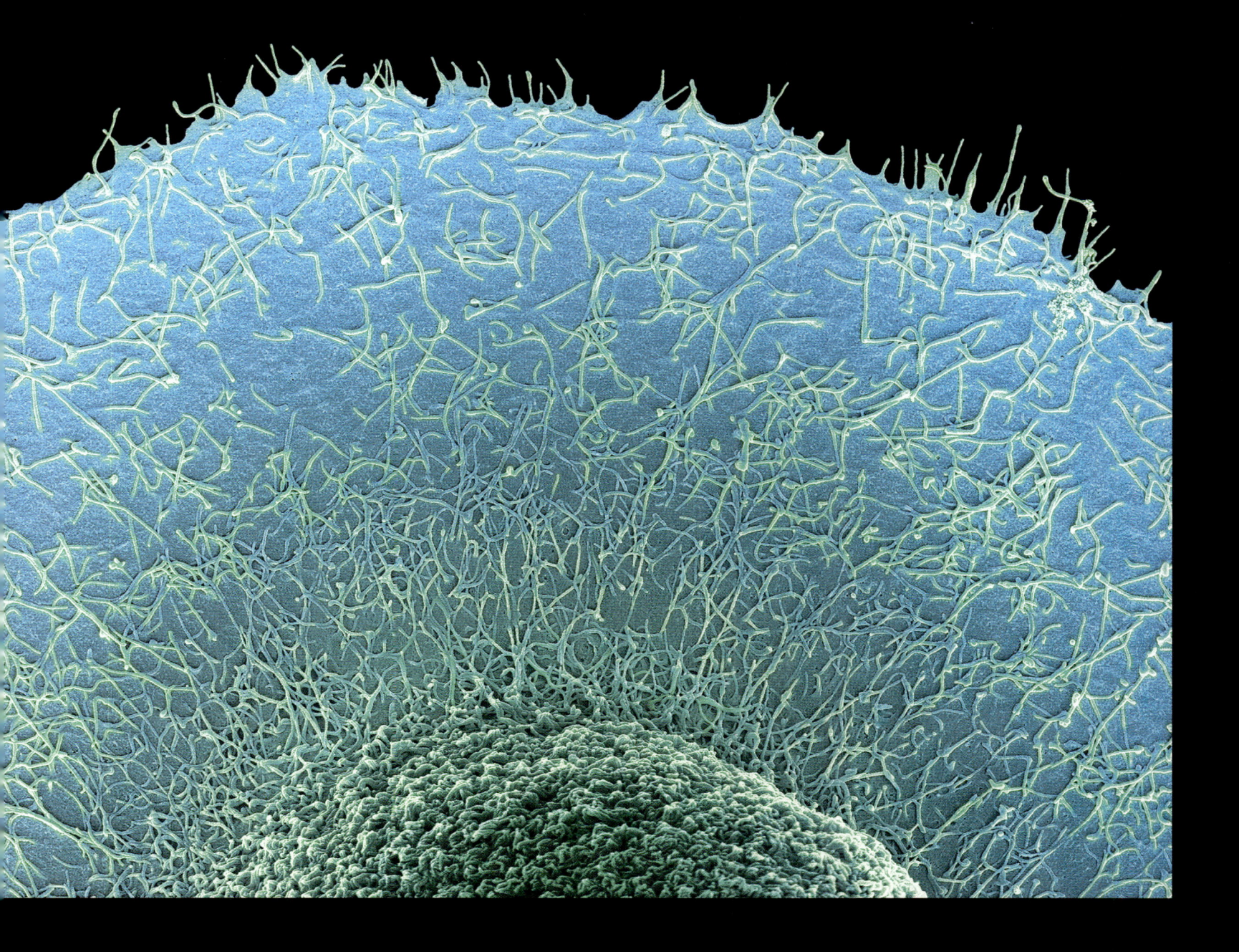

左 扁平上皮がん細胞（蛍光顕微鏡写真）

　扁平上皮は薄く平らな細胞によって構成される上皮で、物質はここを通過して拡散や濾過されるので、広い表面積をもつことがその機能上重要だ。扁平上皮は肺、口、膣、心臓、血管などに存在する。この写真では扁平上皮細胞の核は青色で示されている。ケラチン質の緑色の壁に囲まれた細胞はがん性で、ほかの角化細胞と結合して腫瘍を形成し、近隣の組織を侵す。皮膚がんで最も多いのが扁平上皮がんだ。（倍率不明）

上 大腸がん細胞（走査型電子顕微鏡写真）

　この写真は、結腸あるいは大腸に生じたがん細胞の一部で、彩色処理を施したもの。大腸がんは先進国ではよく発生するがんで、喫煙、肥満、赤身の肉やアルコールの摂取が誘因となっている。大腸がんになると、腹痛や直腸からの出血がある。治療は通常、外科療法と放射線療法または薬物療法を併用する。（1500倍、表示画面幅10cm）

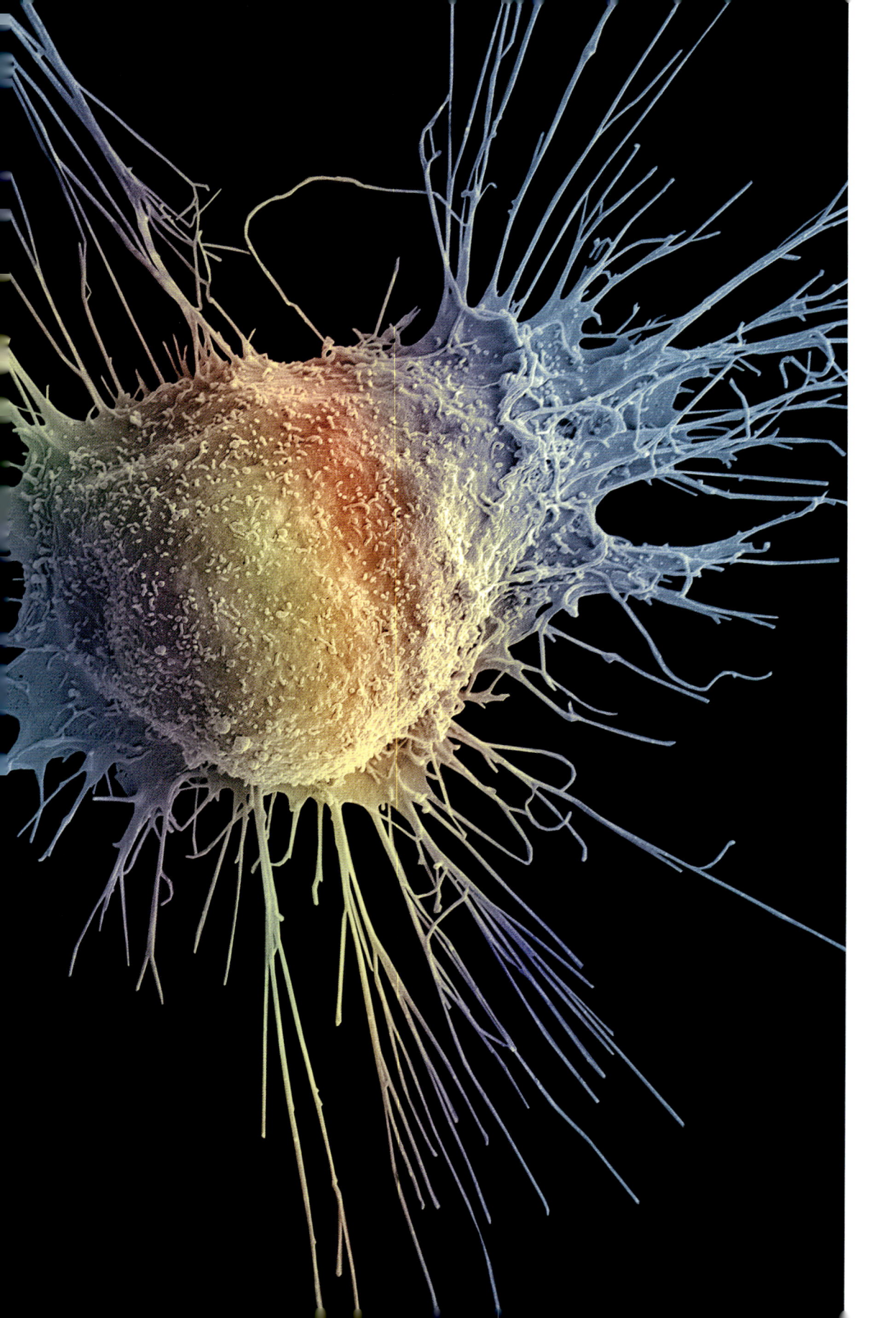

左 **前立腺がん細胞**（走査型電子顕微鏡写真）

　前立腺は男性のみにある器官で、膀胱の真下にあり、膀胱からの尿の出口である尿道を取り囲む。前立腺がんは50歳以上の男性でよく見られるがんで、尿の出が悪くなり、かなりの不快感を伴う。一般には、がんの原因は細胞におけるDNAの変異だが、前立腺がんの原因は正確にはわかっていない。前立腺腫瘍はゆっくり進行し、通常は早期に診断がつく。（2000倍、表示画面幅10cm）

右 **乳がん細胞**（多光子励起顕微鏡写真）

　1つの乳がん細胞をここまで拡大すると表面がでこぼこしているのがはっきりとわかる。がん細胞は本質的に異常な細胞で、早く不規則に、また不完全に増殖する。そのため、でこぼこした外観を呈する。腫瘍であるため、周囲の組織に結合してこれを侵し、体中に拡散して二次的な腫瘍を形成する。女性のがんでは最も症例が多く、外科療法と放射線療法または薬物療法の併用で治療できる。（倍率不明）

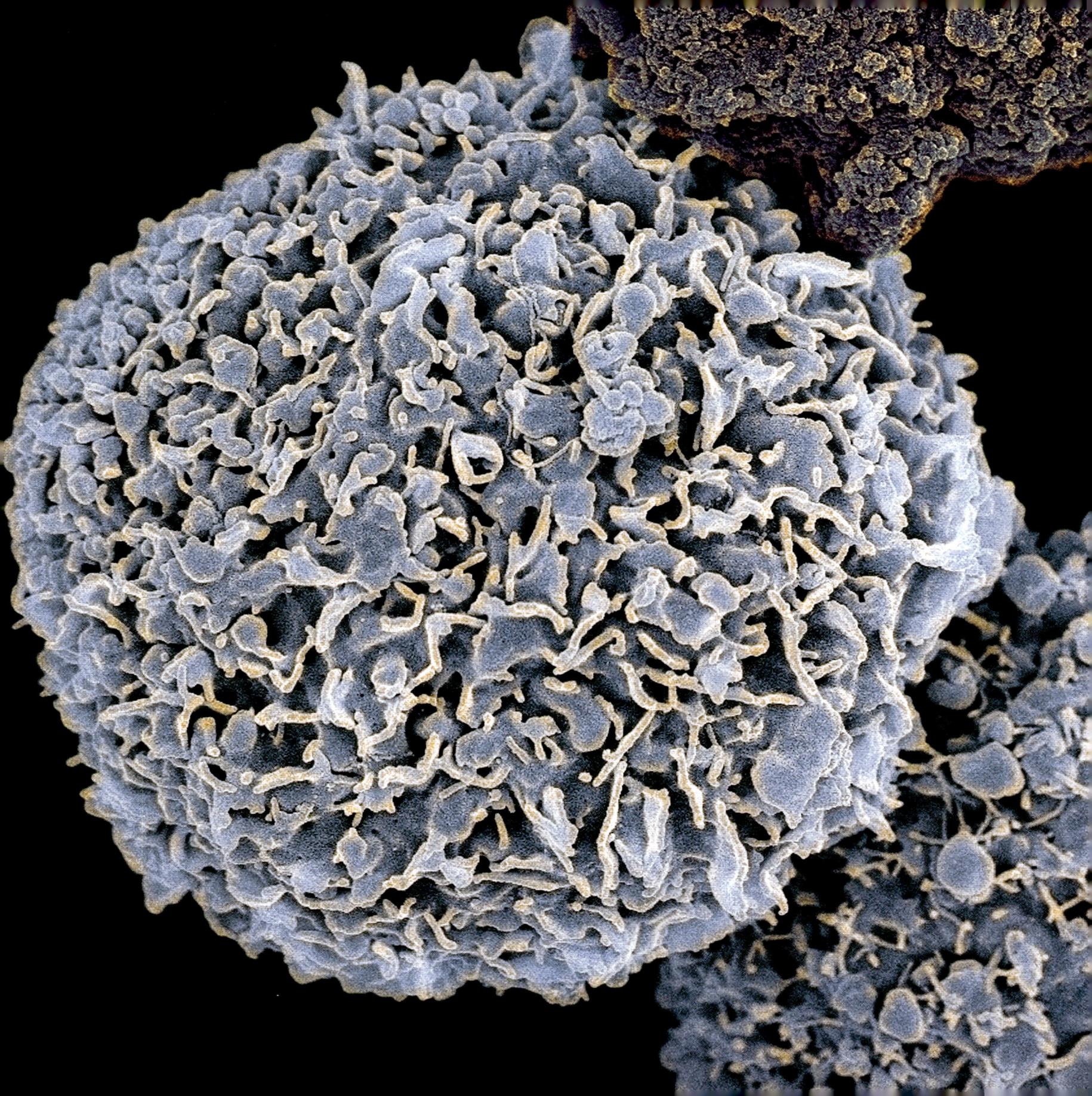

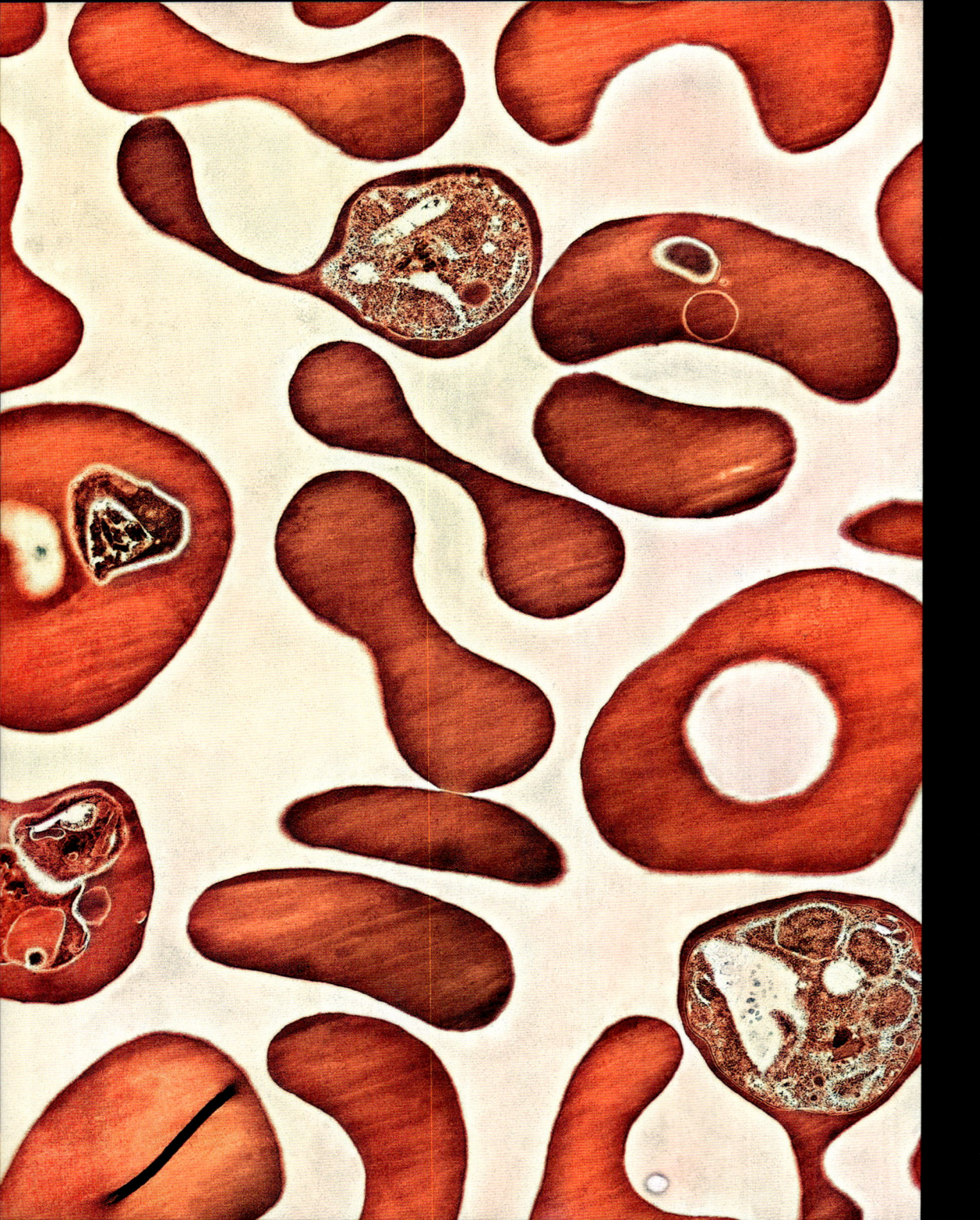

左 マラリア原虫（透過型電子顕微鏡写真）

これは赤血球の写真だが、マラリア原虫が寄生した細胞を見分けるのは容易だろう。原虫は血球を占領し、ヘモグロビンを消費する。その後増殖し、栄養を求めて新しい血球に定着する。マラリアに感染するとヘモグロビンが消失するため、貧血が起き、同時に相次いで血球に定着した原虫が2〜3日おきにマラリア熱の発作を起こす。マラリア熱の発作は感染した原虫の種によって周期が異なる。（倍率不明）

右 マラリア原虫が寄生した赤血球の細胞
（走査型電子顕微鏡写真）

マラリア原虫のライフサイクルにはいくつかのステージがある。はじめに、蚊に刺されたときにスポロゾイトと呼ばれる原虫が人体に入り込み、肝細胞を攻撃する。原虫は増殖を繰り返して数千ものメロゾイトとなり、肝細胞を破壊して赤血球に感染する。写真では複数の正常な球形の赤血球とメロゾイトに感染して変形した1つの赤血球が見られる。メロゾイトは20倍以上に増殖して赤血球を破壊し、このサイクルを繰り返す。（7000倍、表示画面幅10cm）

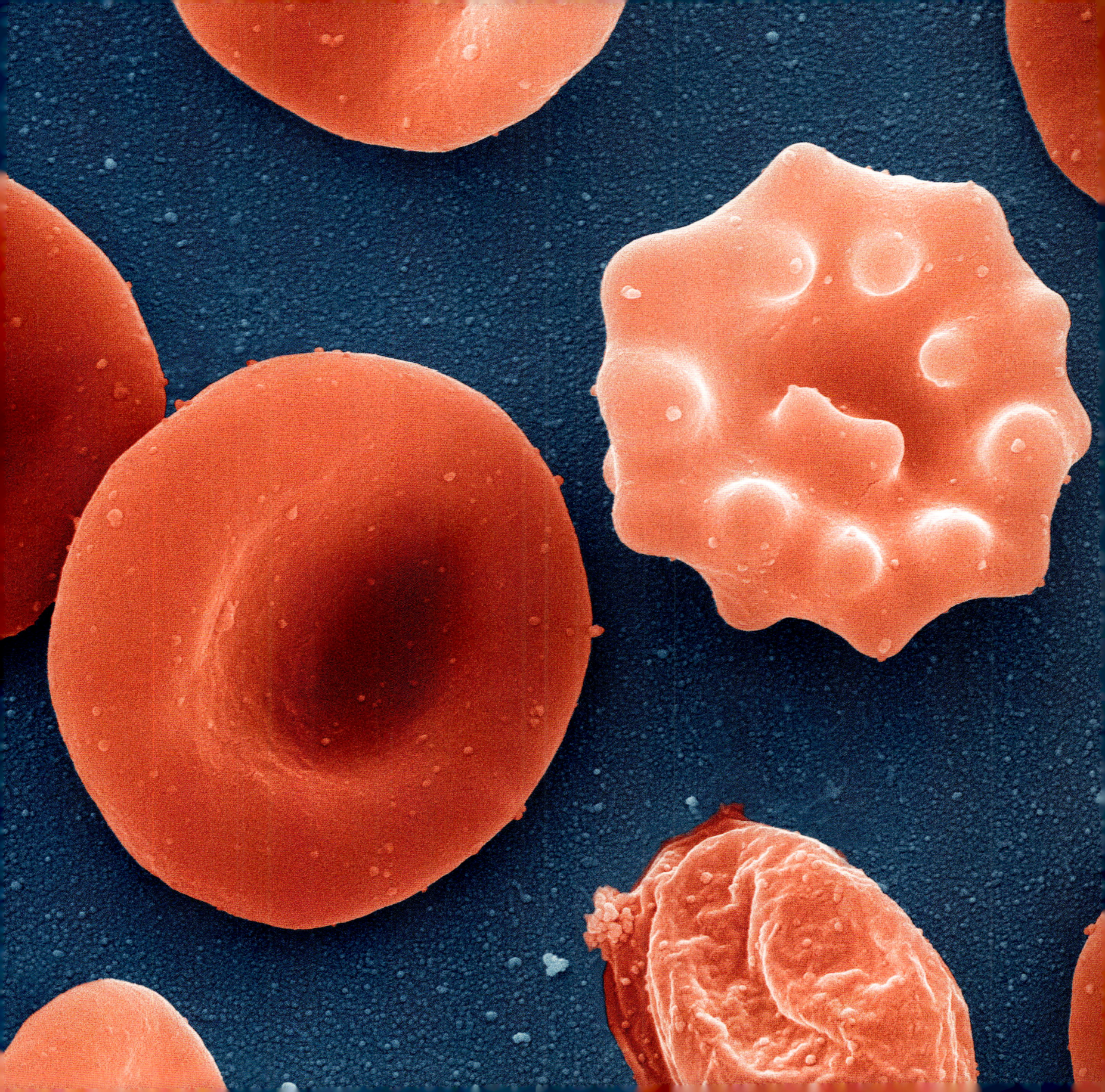

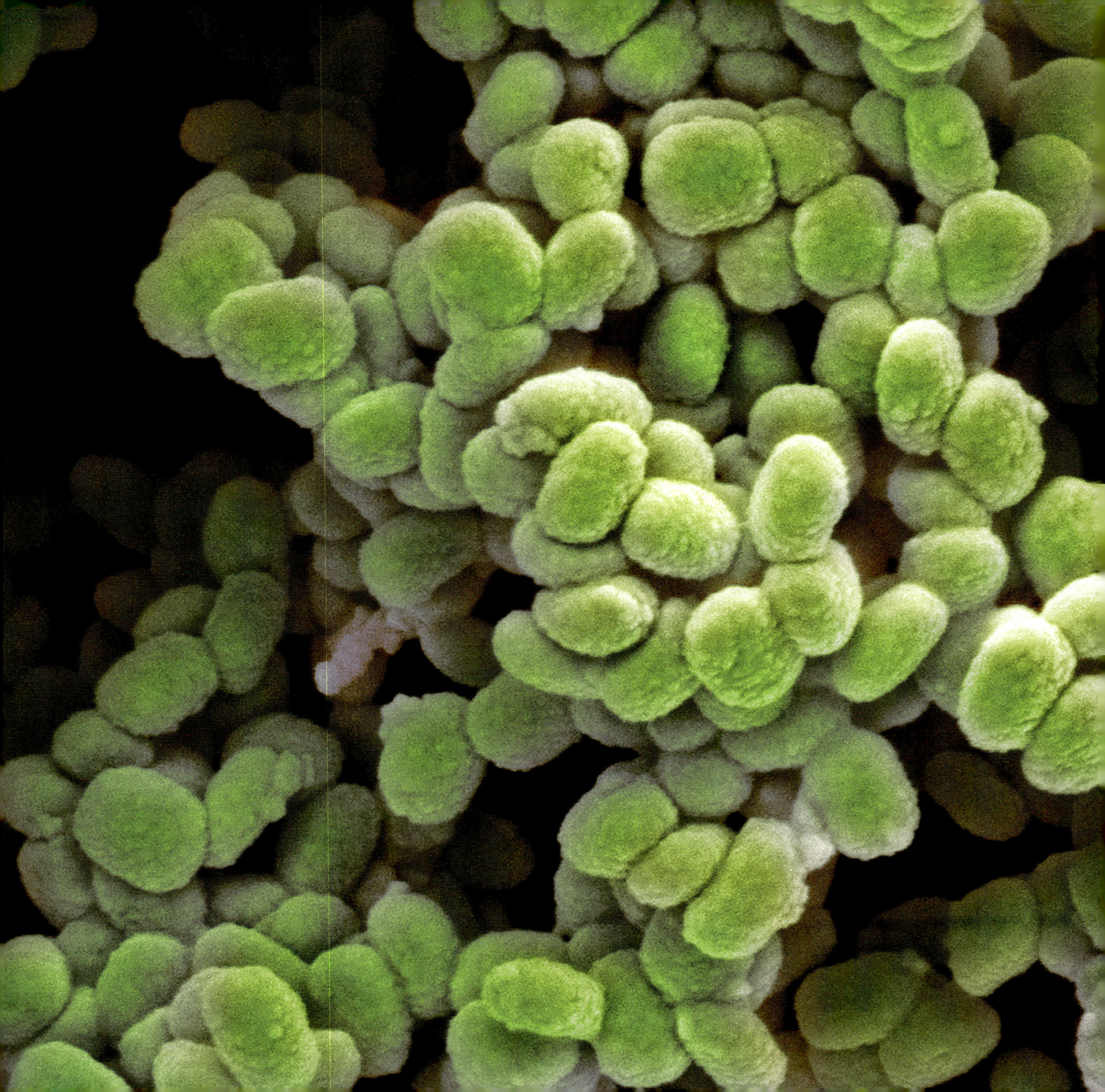

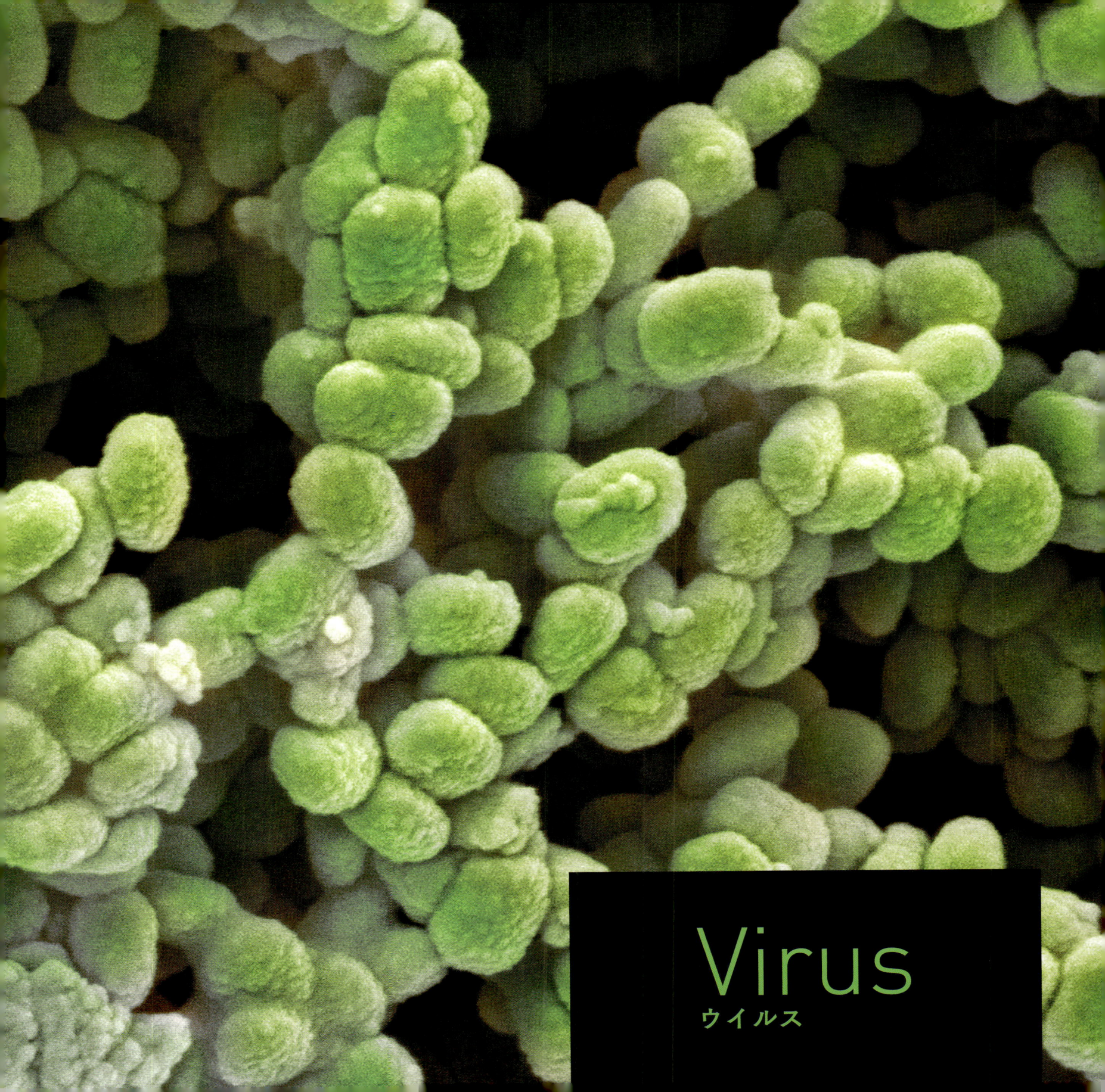

Virus
ウイルス

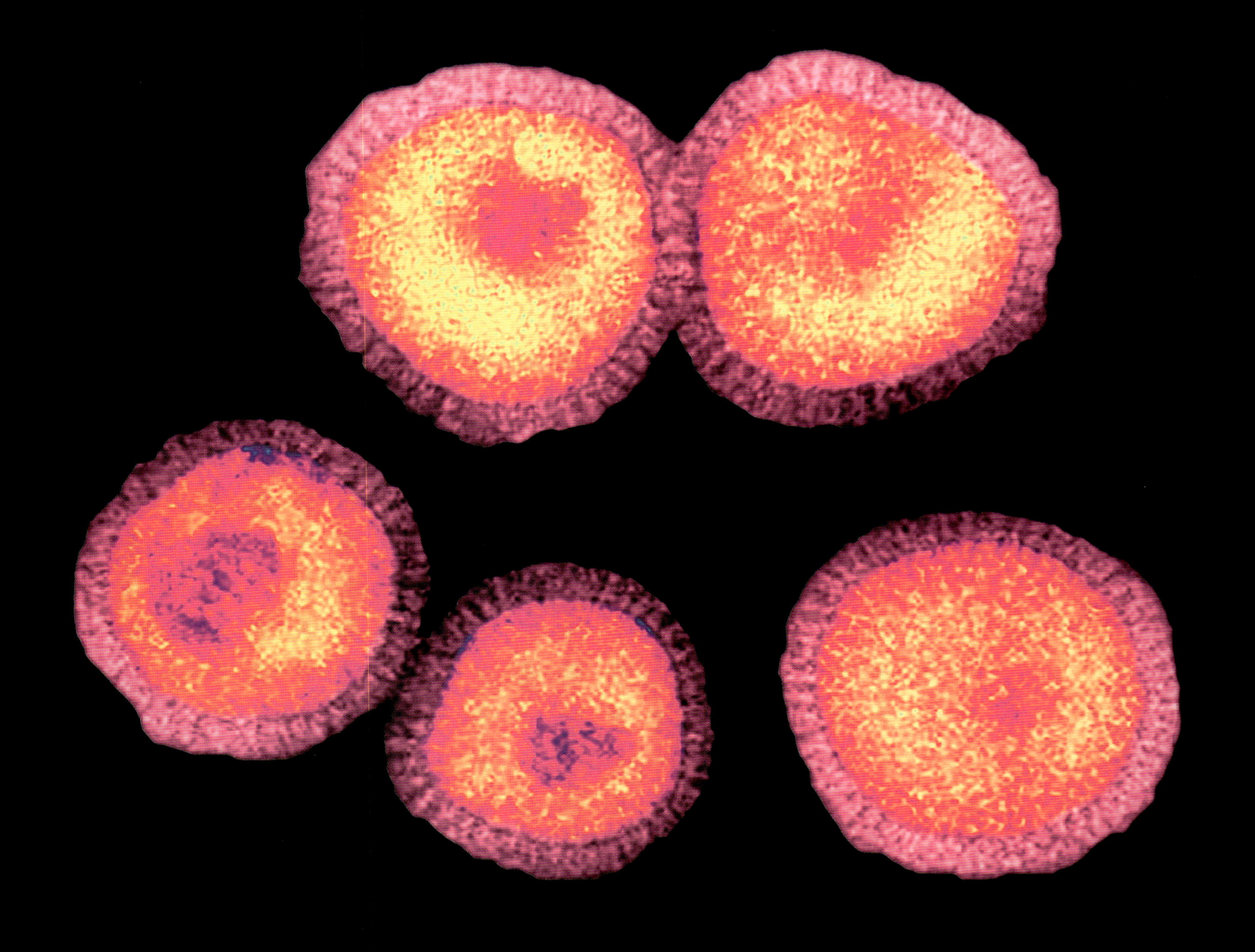

前ページ　伝染性軟属腫ウイルス（走査型電子顕微鏡写真）

　伝染性軟属腫（molluscum contagiosum）は名前から察せられるとおり非常に「伝染性が強い（contagious）」。しかし、この病気を起こすウイルスに対しては免疫をもっている人がほとんどで、小児や虚弱者、性生活のさかんな人など、免疫系が弱い人にしか感染しない傾向がある。感染すると伝染性軟属腫、つまり水イボを生じる。感染経路は感染者との接触のみならず、感染者が触れた衣類や家具からも感染する。（2万倍、表示画面幅10cm）

（上）　豚インフルエンザウイルス（透過型電子顕微鏡写真）

　ウイルス粒子はビリオンと呼ばれる（訳注：ビリオンは細胞外におけるウイルスの状態であり、完全な粒子構造を持ち、感染性を有するウイルス粒子のことをいう）。写真は豚インフルエンザとして知られるH1N1株。Hはヘマグルチニン、Nはノイラミニダーゼの意味で、ウイルスがもつ糖タンパク質の構成を表す。2009年に大流行したインフルエンザと1918年のスペイン風邪はこの株が原因だった。1918年のスペイン風邪では感染者5億人、死者5000万〜1億人とされており、当時の世界人口の3〜5パーセントが亡くなったといわれる。（倍率不明）

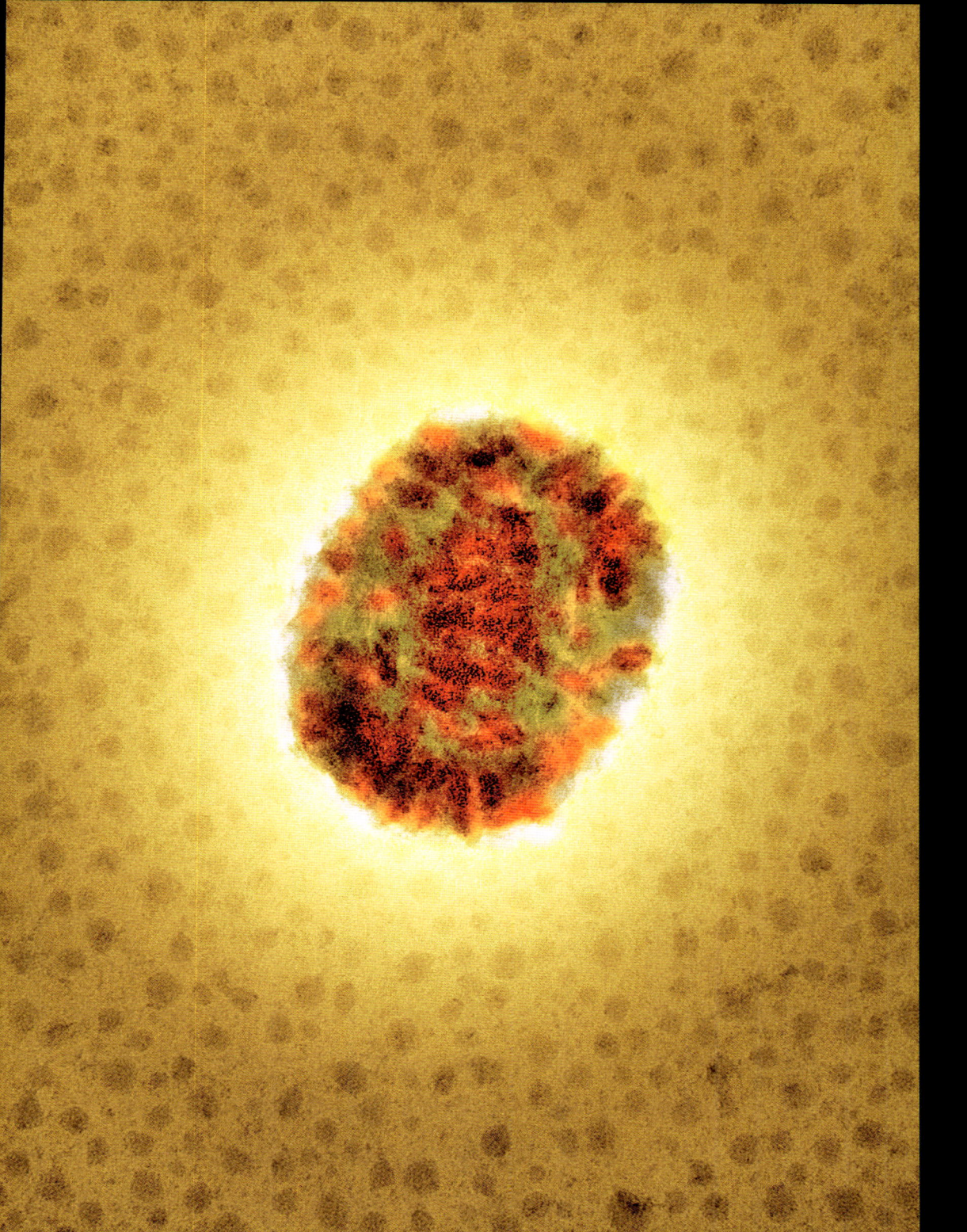

伝染性軟属腫ウイルス
（透過型電子顕微鏡写真）

　非常に伝染性の強い伝染性軟属腫ウイルスの粒子。乳幼児やかなりの高齢者、性生活のさかんな人など、免疫系が弱い人はこのウイルスに感染しやすい。感染すると手足の皮膚や胴、鼠径部にドーム型の丸い病変ができるので、一般には水イボと呼ばれている。治療せずに放置しておいても治るし、市販薬でも治療できる。通常は2カ月ほどで消失する。（8万3000倍、表示画面の高さ10cm）

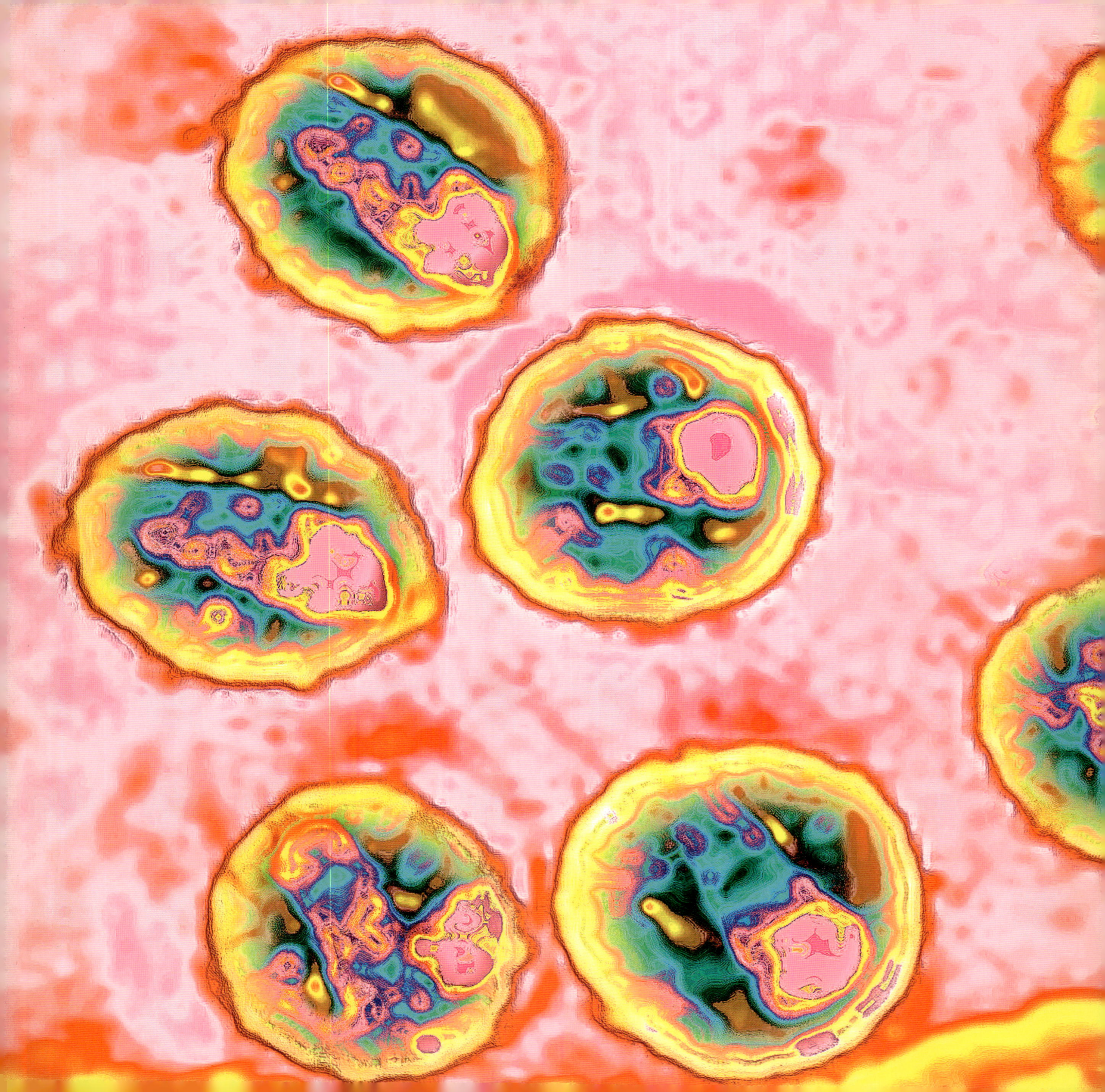

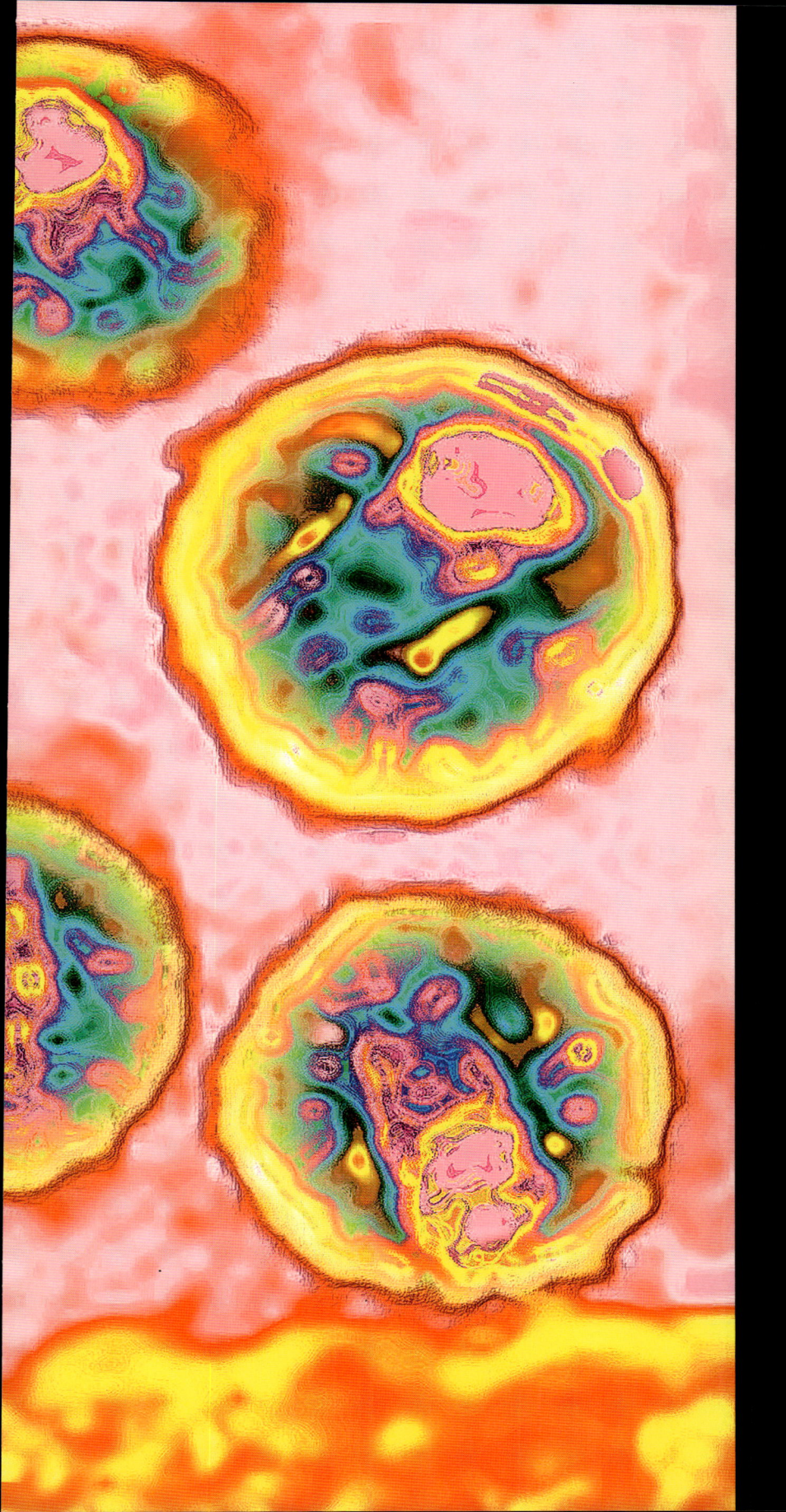

HIV（ヒト免疫不全ウイルス）（透過型電子顕微鏡写真）

　HIVが白血球細胞（写真の下方に見える縁が黄色になっているもの）を攻撃しようとしているところ。HIVはリンパ球と呼ばれる白血球を侵してその内部で増殖し、リンパ球を破壊し、増殖したHIVにさらに多くのリンパ球に感染する。リンパ球は免疫系において重要な役割を果たしているため、リンパ球が激減したHIV感染者は極度に病気や感染症にかかりやすくなる。（倍率不明）

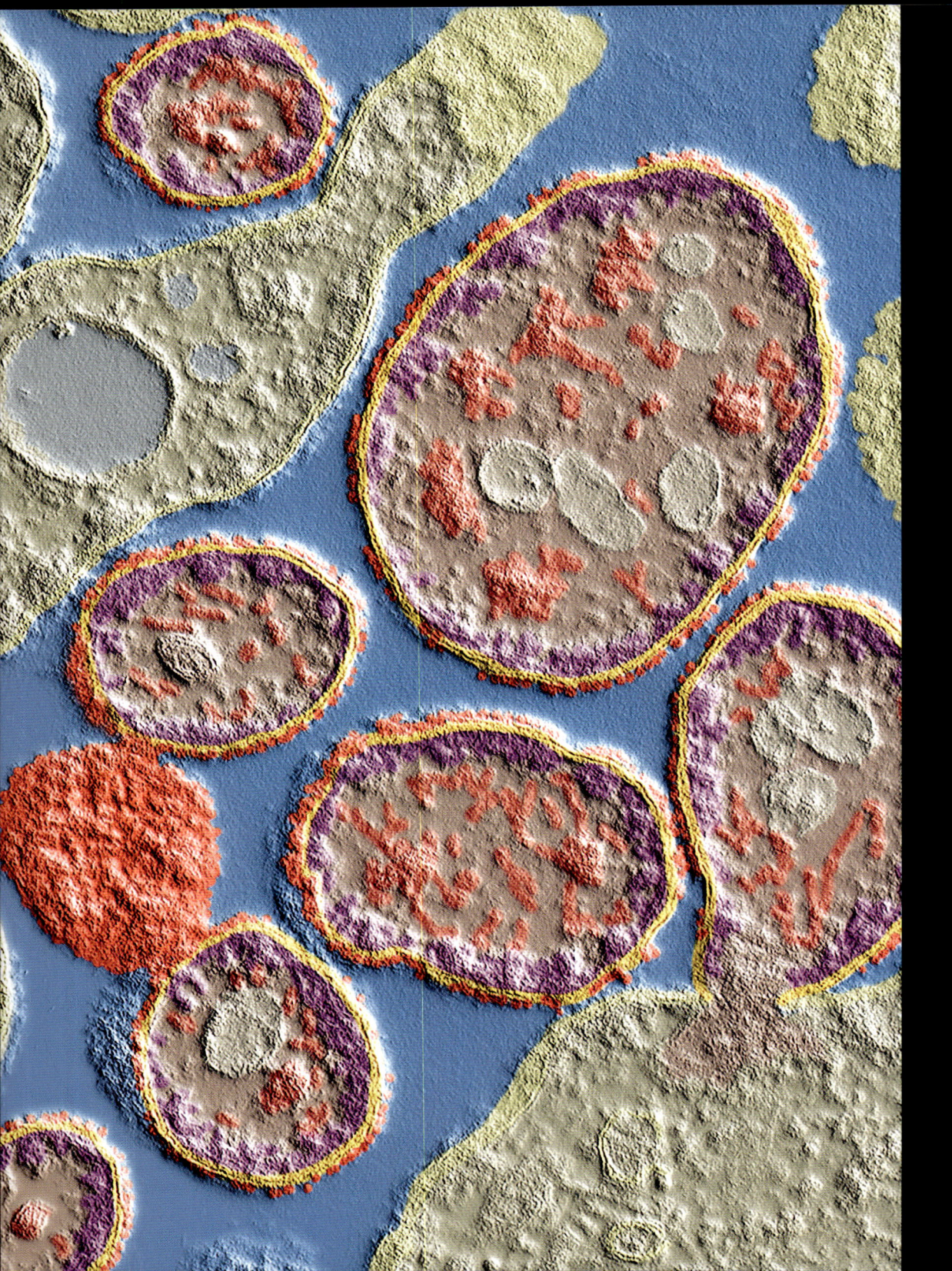

左 麻疹（はしか）ウイルス感染
（走査型電子顕微鏡写真）

　麻疹ウイルスは完全に人間を宿主とするが、牛痘ウイルスという古いウイルスが変異したものと考えられている。牛痘は2001年に撲滅され、2016年にはワクチン接種プログラムにより南北アメリカから麻疹が根絶された。この写真ではウイルスが宿主細胞に結合するときに利用するタンパク質が紫色で示されている。右下の麻疹ウイルスは、ほかの細胞に感染するために、宿主細胞（灰色）を破壊して出てくるところだ。（10万7000倍、表示画面の高さ10cm）

右 流行性耳下腺炎（おたふくかぜ）ウイルス（透過型電子顕微鏡写真）

　流行性耳下腺炎ウイルス粒子（ビリオン）粒子を包むタンパク質の外殻がピンクで示されている。粒子内部の赤色の線はリボ核酸（RNA）の鎖だ。RNAは、外殻のタンパク質に作用し、ウイルスが宿主細胞に結合して宿主に感染すること、そしてその内部で自らを複製し、最終的に別の宿主に感染することを可能にする。感染予防にはワクチン接種が有効だ。（倍率不明）

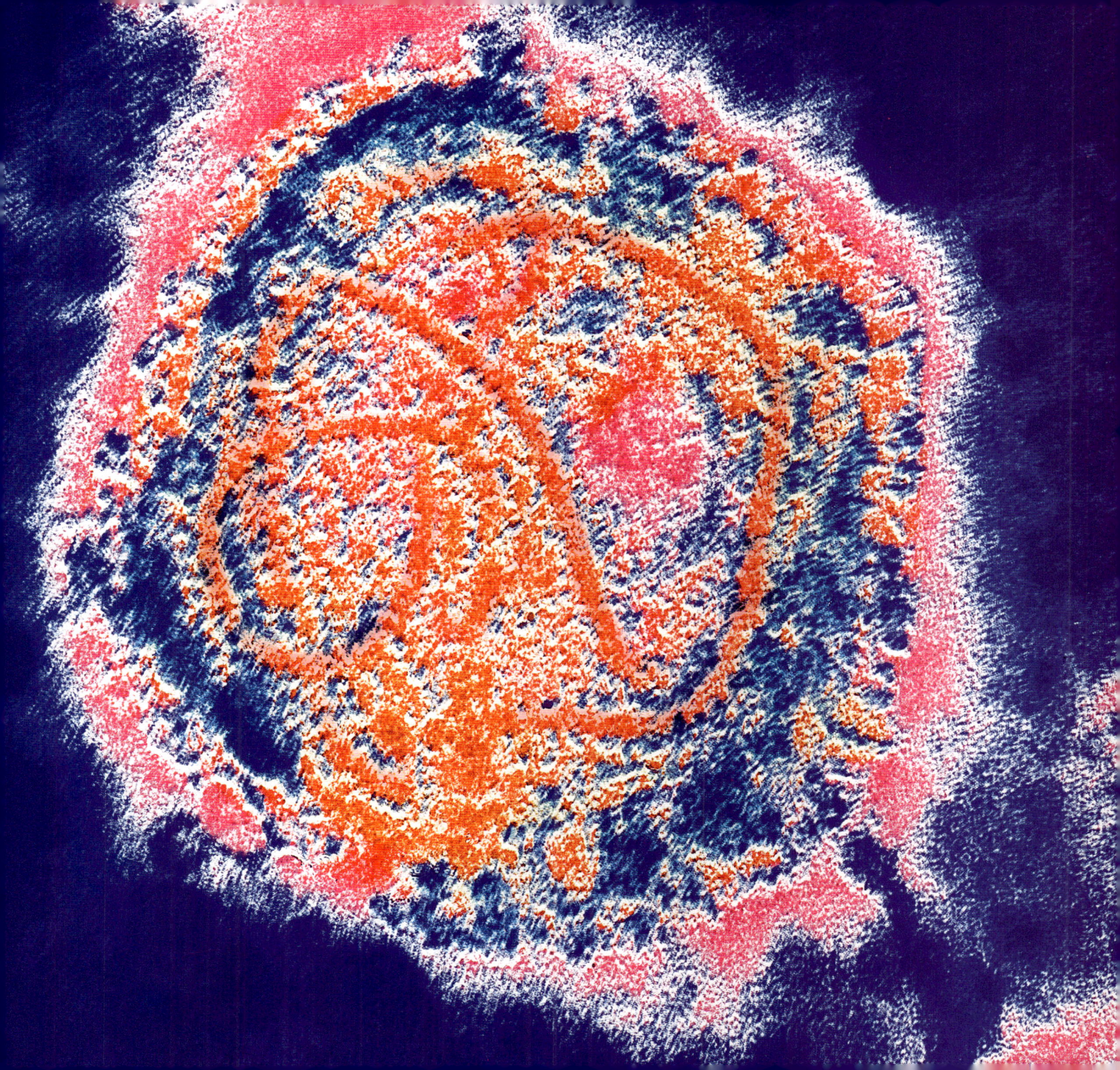

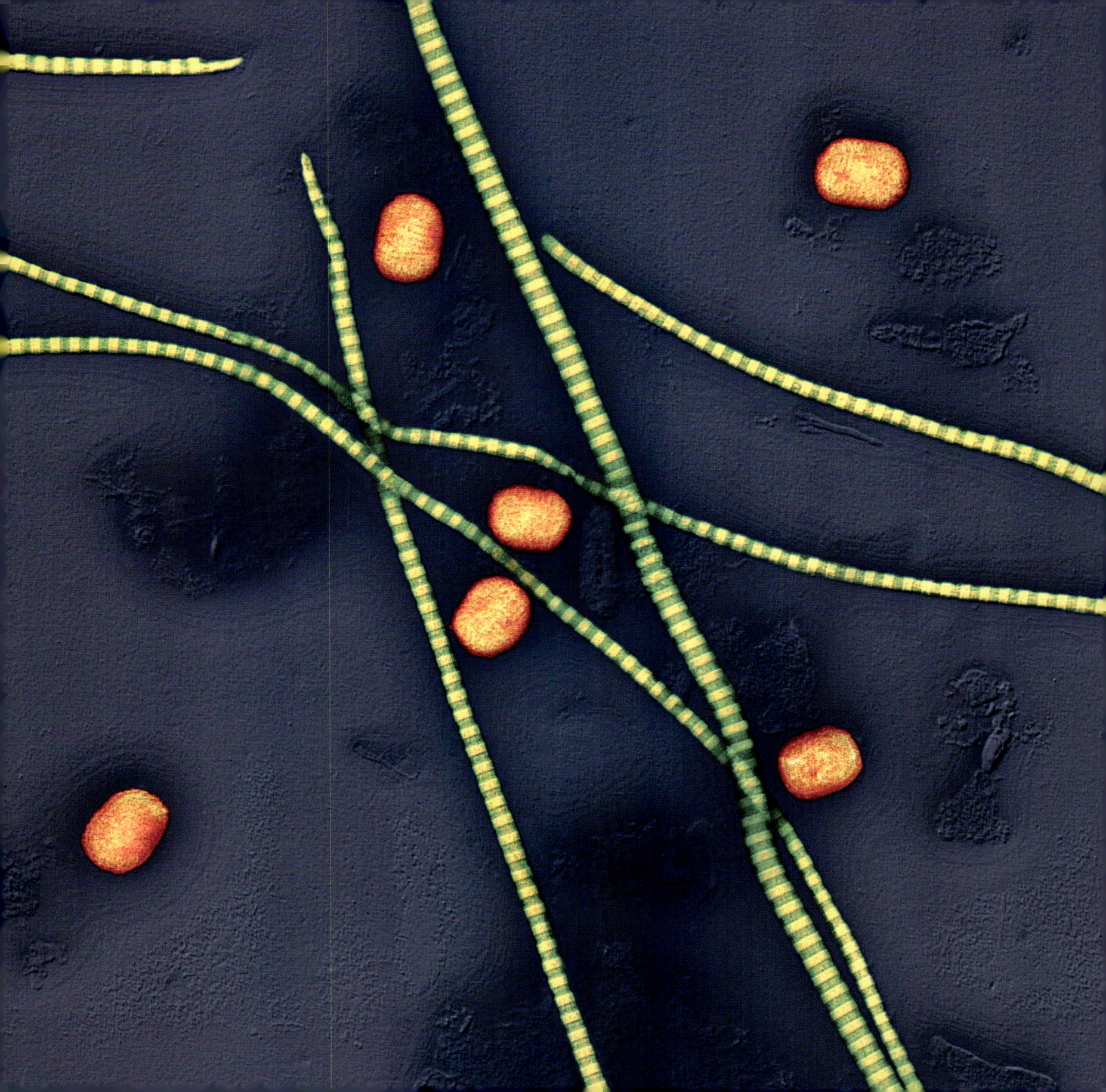

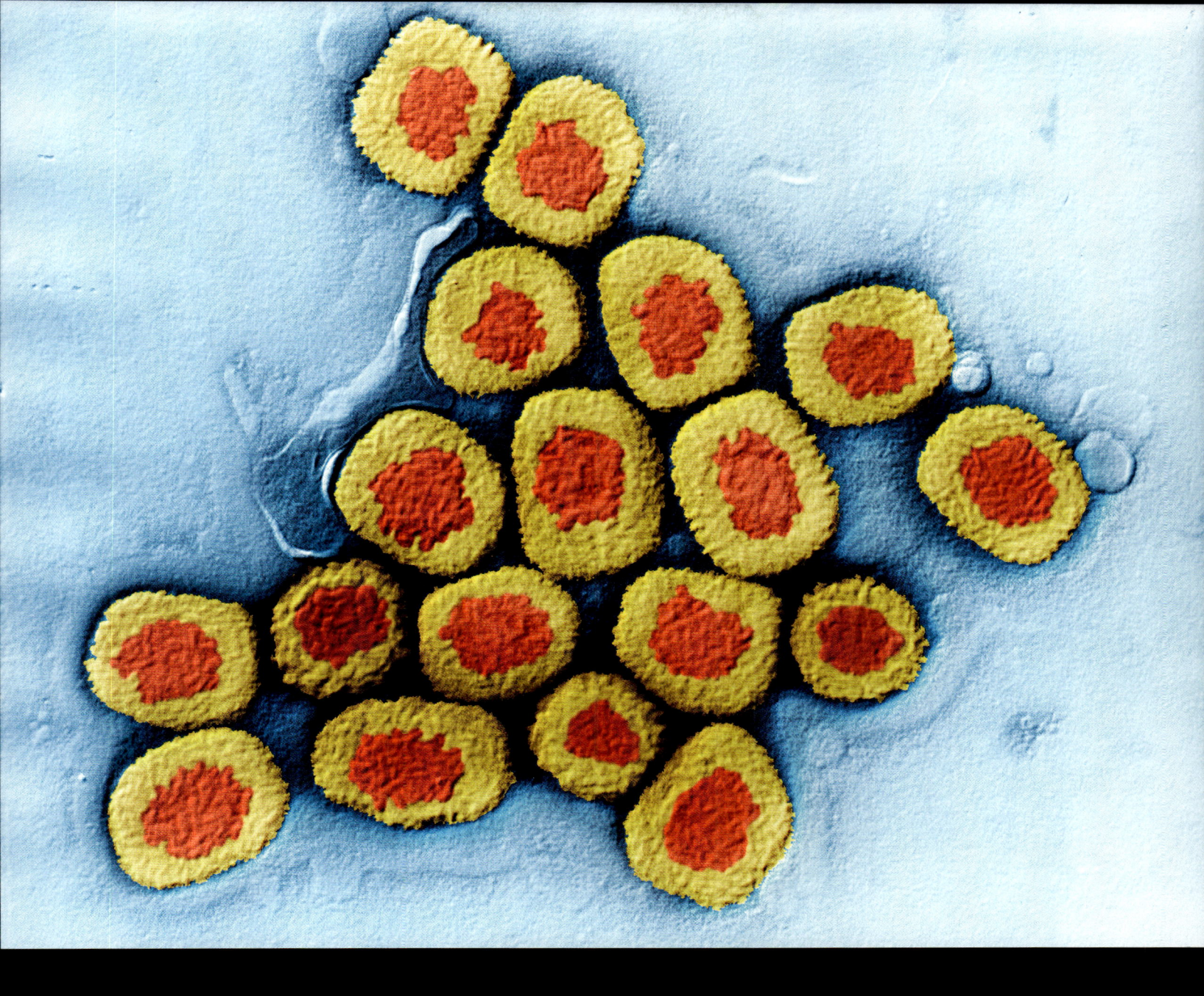

（左）　**伝染性軟属腫ウイルス**（透過型電子顕微鏡写真）

　小さな楕円形（写真ではオレンジ色）は伝染性軟属腫ウイルスの粒子だ。このウイルスは非常に伝染性が強く、感染すると発疹が現れ、その外観から、病名を水イボともいう。数珠のような黄色のひもはコラーゲン繊維だ。コラーゲンは体内で細胞間隙を満たす物質で、ウイルス粒子は新たに感染する細胞を求めてコラーゲンの中を漂っていると考えられている。（2万5000倍、表示画面幅10cm）

（上）　**天然痘ウイルス**（透過型電子顕微鏡写真）

　まるで寿司の断面のように見えるが、実際は天然痘ウイルスが集まったもの。感染すると特有の発疹が現れる。多くのウイルスと同じく、天然痘ウイルスにも遺伝情報をもった核があり（写真では赤色）、タンパク質の外殻（写真では黄色）に覆われている。これらが互いに作用してヒトの細胞に引っかかって感染する。天然痘ウイルスは現在、少数の研究室でのみ生存している。病気自体はワクチンにより1970年代に撲滅されている。（6万3000倍、表示画面幅10cm）

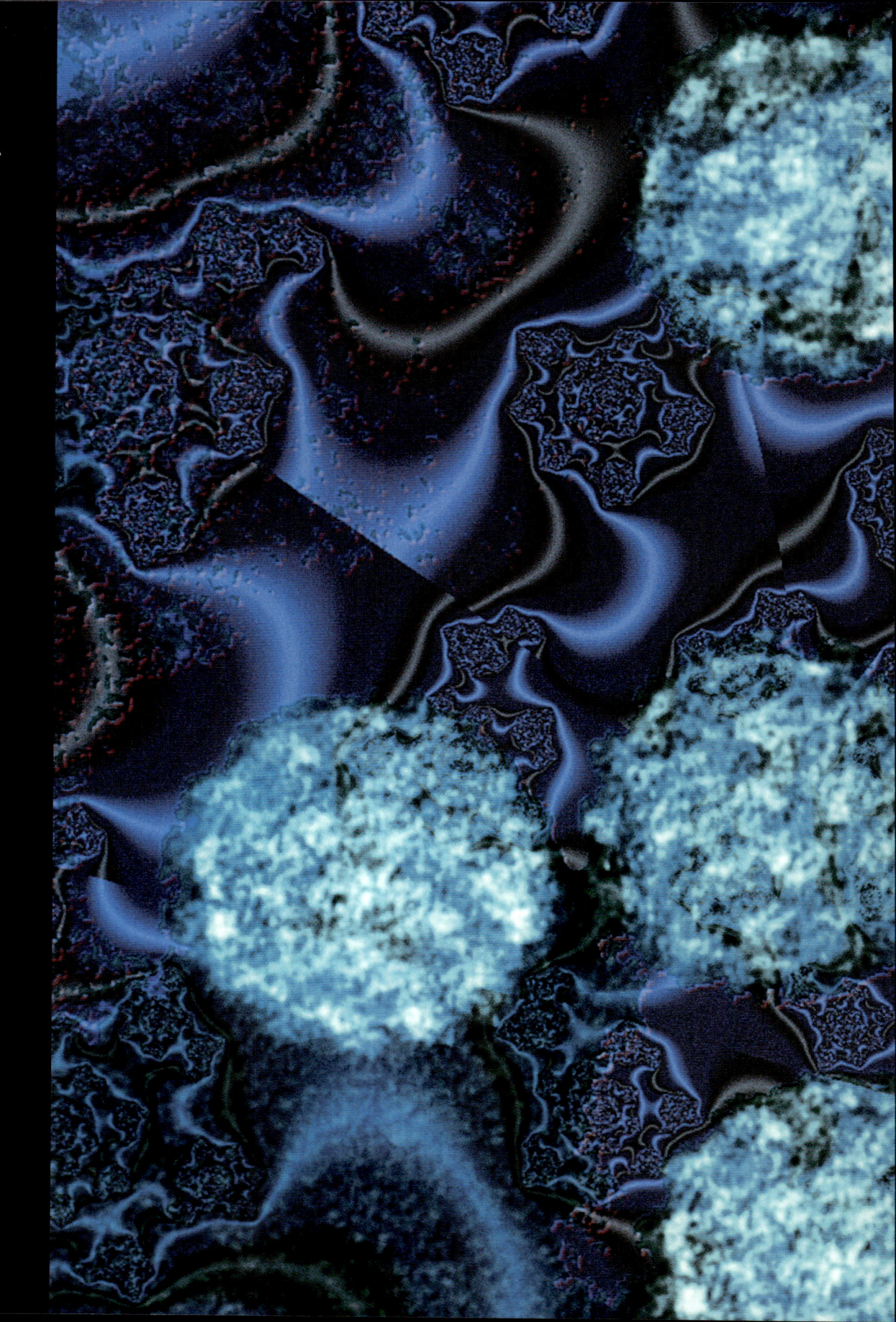

乳頭腫ウイルス（透過型電子顕微鏡写真）

　人工的な彩色に目を引かれるだろうが、これは乳頭腫ウイルスの電子顕微鏡写真だ。フラクタルな背景にウイルスを重ね合わせた画像に気をとられて、感染した人にイボをつくるというウイルス本来の性質を忘れてはいけない。ヒトパピローマウイルス（HPV）は最もありふれた性感染症で、性器や肛門、のどの内部や周囲にイボができる。パポバウイルス科に属する他のウイルスと同じく、ヒトパピローマウイルスはDNAウイルスで、タンパク質の外殻はない（写真参照）。（倍率不明）

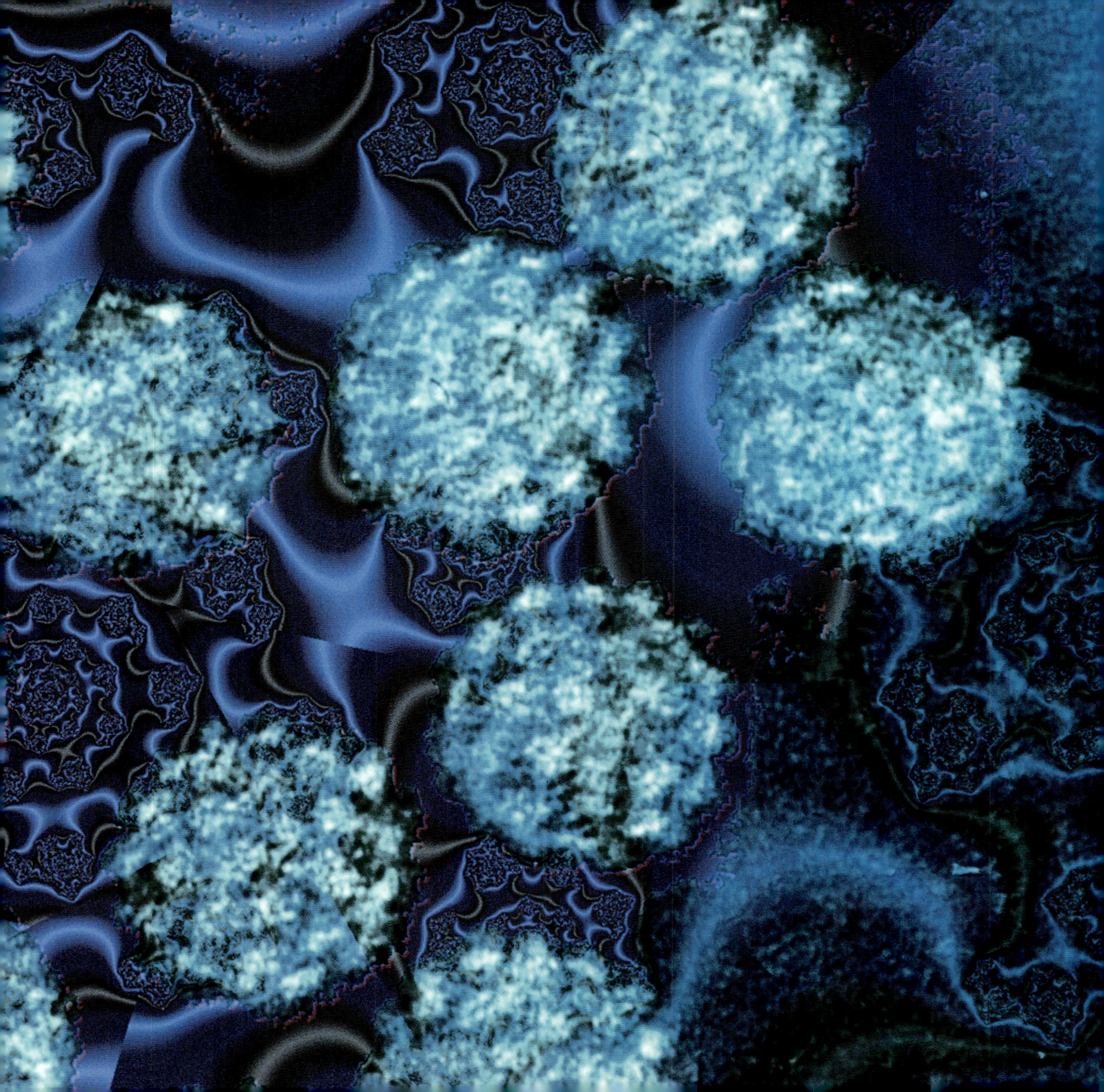

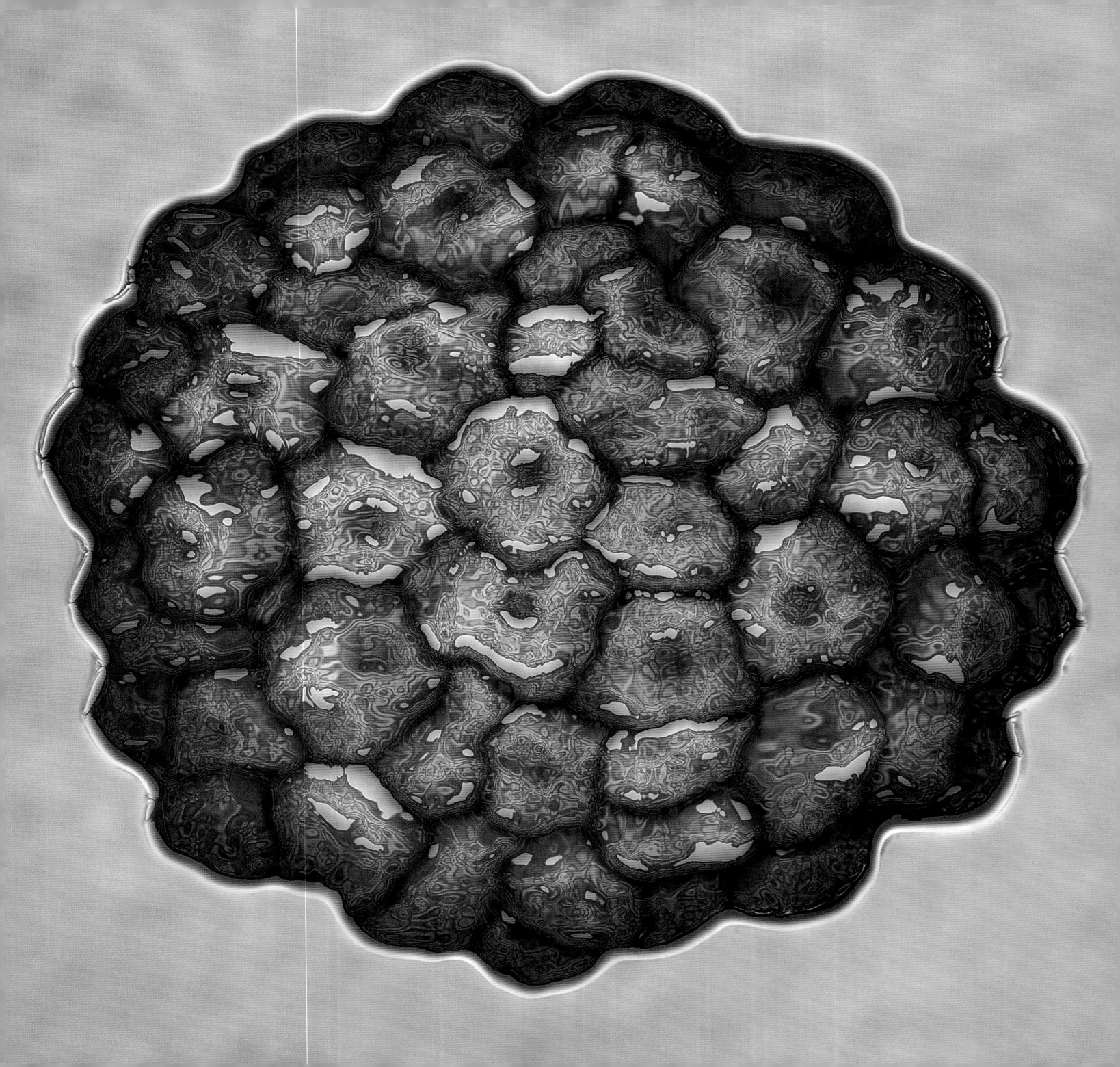

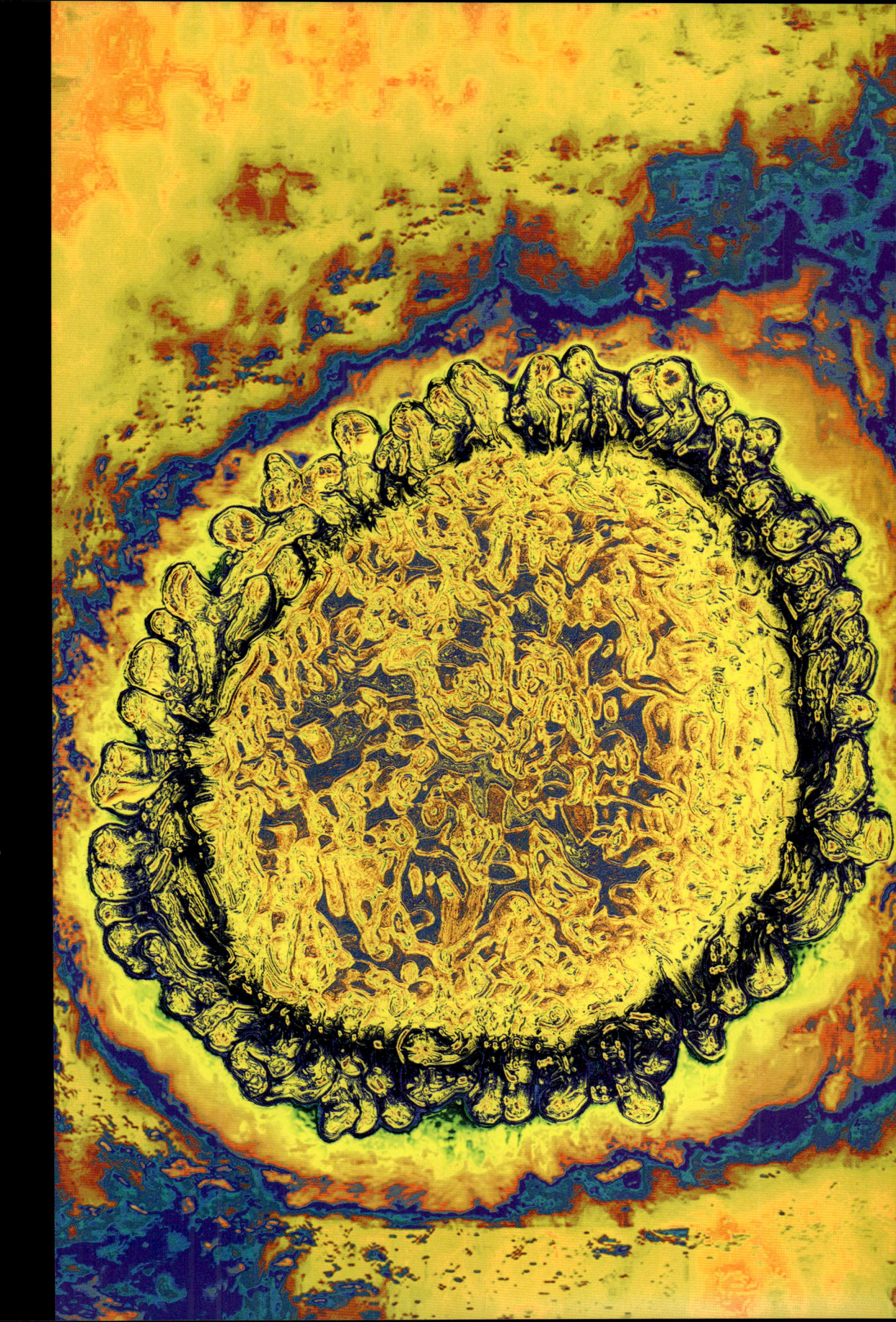

左 **乳頭腫ウイルス（透過型電子顕微鏡写真）**

　乳頭腫ウイルス粒子の写真。ヒトパピローマウイルスには170以上の株がある。感染すると手や足、のど、性器、肛門など管状の部位にイボができる。イボそのものは悪性腫瘍とはされていないが、株によっては上述の部位にがんを生じるリスクがある。若いうちに——性生活がさかんになる前に、ワクチン接種をすると効果的に予防できる。（200万倍、表示画面幅10cm）

右 **コロナウイルス（透過型電子顕微鏡写真）**

　コロナウイルスという名前はラテン語の王冠（corona）に由来する。ウイルス粒子を取り巻くタンパク質の突起がつくる凹凸が王冠のように見えるからだろう。コロナウイルスに感染しても、ひどい風邪やのどの痛みが起きるくらいだが、ウイルスが肺に入ると肺炎を起こす。コロナウイルス科の中には、21世紀初頭に多くの死者を出した中東呼吸器症候群（MERS）や重症急性呼吸器症候群（SARS）の原因となっているものがある。（83万倍、表示画面幅10cm）

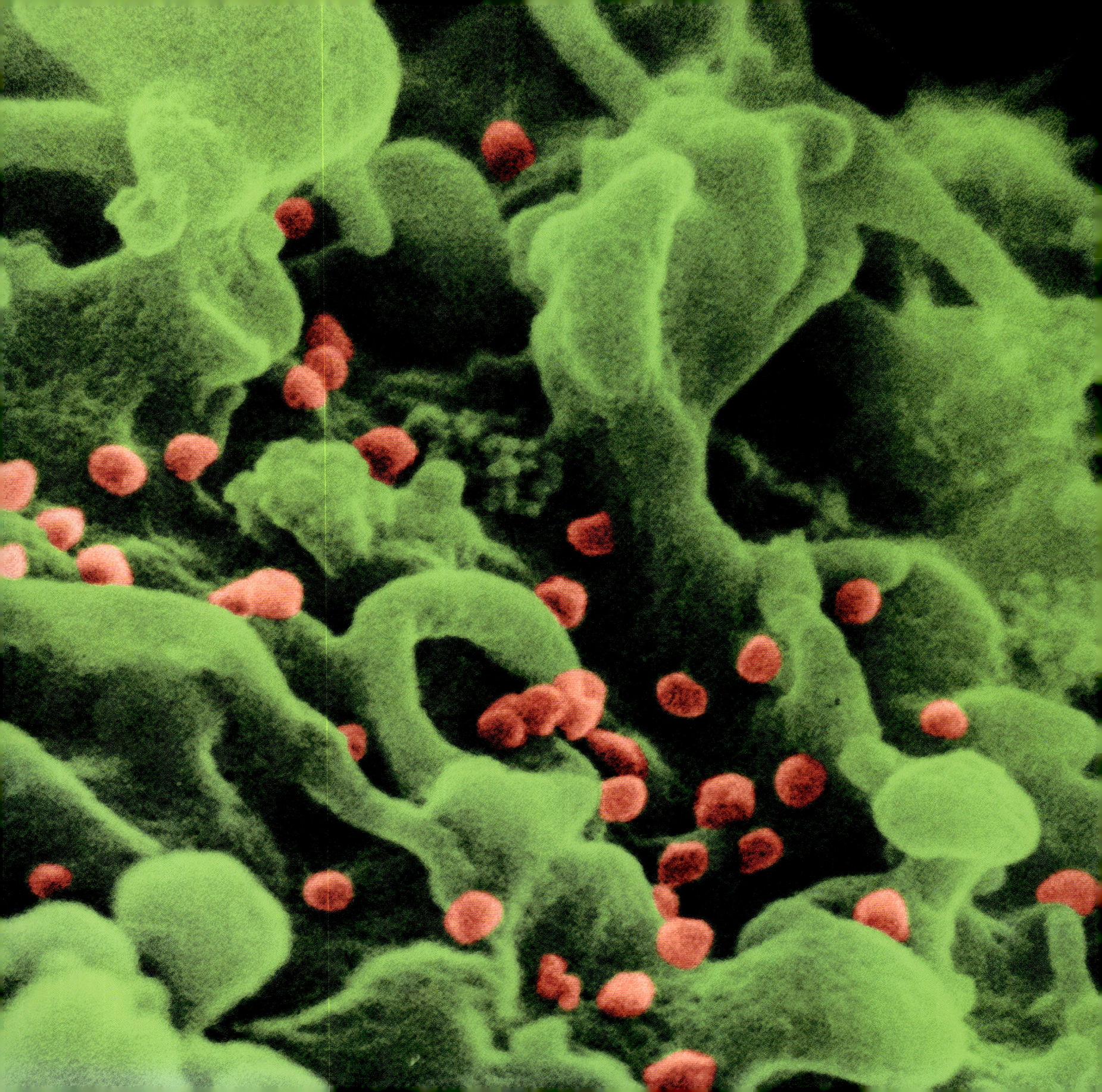

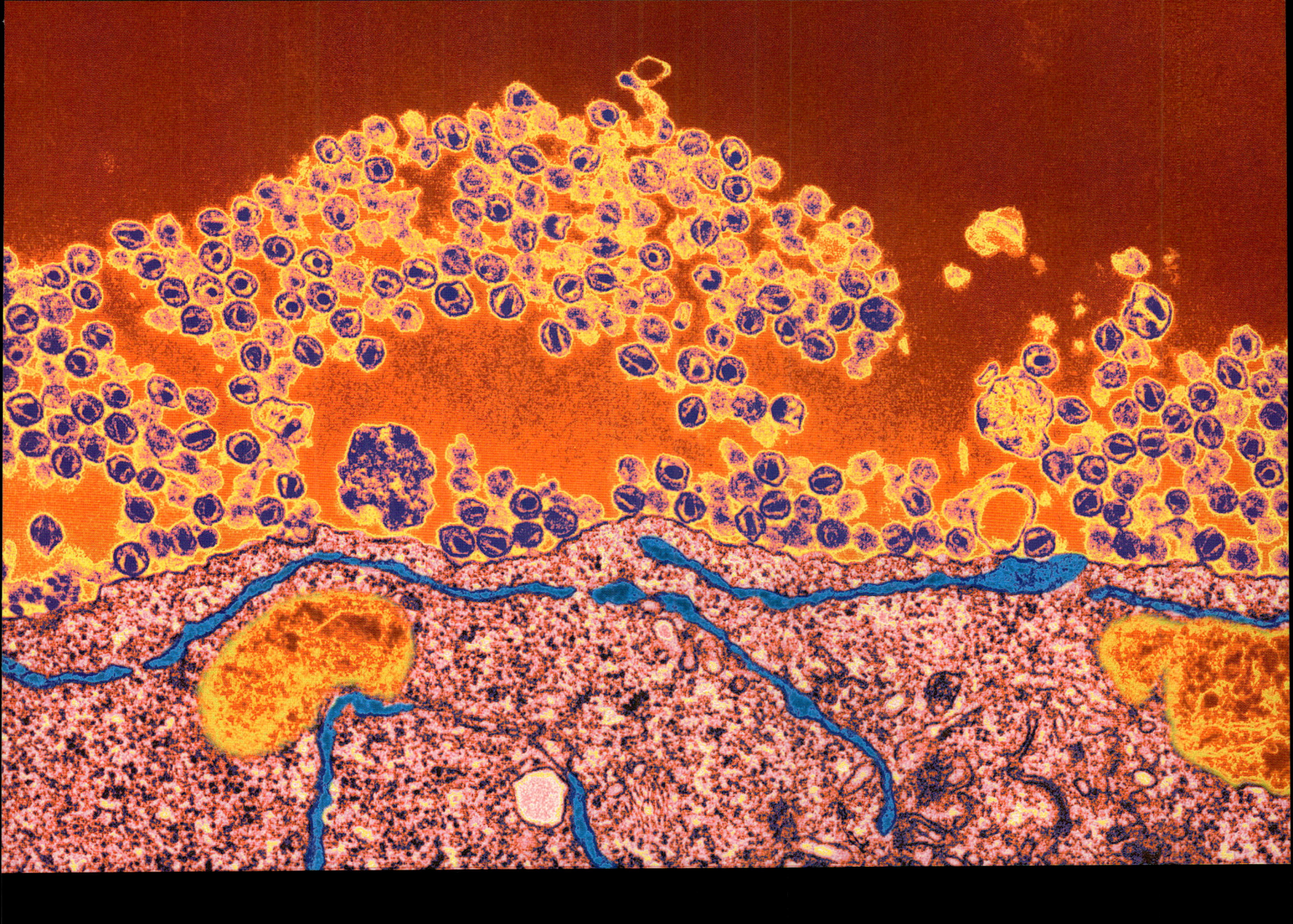

左　HIV（ヒト免疫不全ウイルス）
（走査型電子顕微鏡写真、染色切片）

　クリスマスの柊とその赤い実を思わせる写真に心が浮き立つかもしれないが、赤色の球体はHIVのビリオンで、でこぼこした白血球（写真では緑色）の表面を攻撃している。白血球は病気から体を守る主要な細胞で、HIVの攻撃を受けた白血球は最終的には死滅する。HIVに感染して10〜15年後には、免疫系は大きなダメージを受けており、感染者は後天性免疫不全症候群（AIDS）に陥り、ふつうの人には害のない感染症にかかりやすくなる。（5万1300倍、表示画面の高さ10cm）

上　T細胞（リンパ球の一種）から出ようとしているHIV
（透過型電子顕微鏡写真）

　写真の下方に見えるピンクの粒の固まりは白血球で、この白血球はHIVに感染している。HIVは白血球の内部でHIV粒子を増やし、白血球を破壊して飛び出し、ほかの白血球を侵しにいく。もとの白血球は劣化し、死滅する。この写真は、複製されたHIV粒子（写真では紫色の球体）が利用価値のなくなった宿主細胞から飛び出す瞬間をとらえたものだ。（1万850倍、表示画面幅7cm）

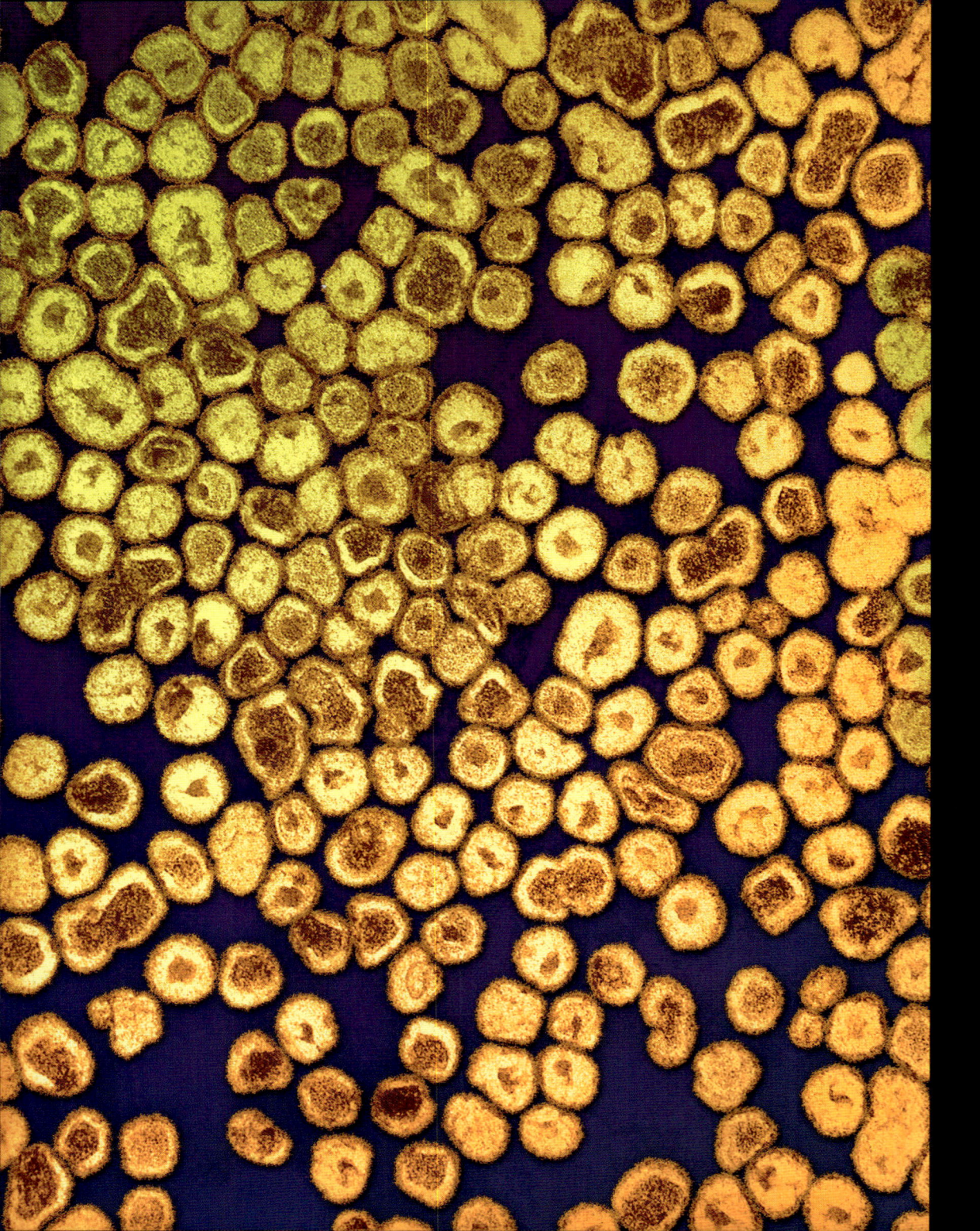

　ラクロスウイルスが最初に同定されたのは、米国ウィスコンシン州ラクロスでのことだった。森にすむ蚊または蚊に刺された動物（リスなど）からヒトに感染し、ラクロス脳炎を引き起こす。脳炎とは脳の炎症で、発熱や嘔吐を起こすが、まれに発作、昏睡、持続性脳障害に発展する。（倍率不明）

　バクテリオファージは、細胞ではなく細菌を攻撃するウイルスだ。ふつうは20面体の頭部と尾部で構成され、尾部には尾部繊維があり、この尾部繊維で宿主となる細菌に付着する。バクテリオファージは宿主にDNAを注入して自らを複製し、複製したバクテリオファージを放って別の細菌を攻撃する。20世紀初期以来、バクテリオファージは薬剤耐性をもったある種の細菌に対抗するために抗生物質の代わりに使われている。（倍率不明）

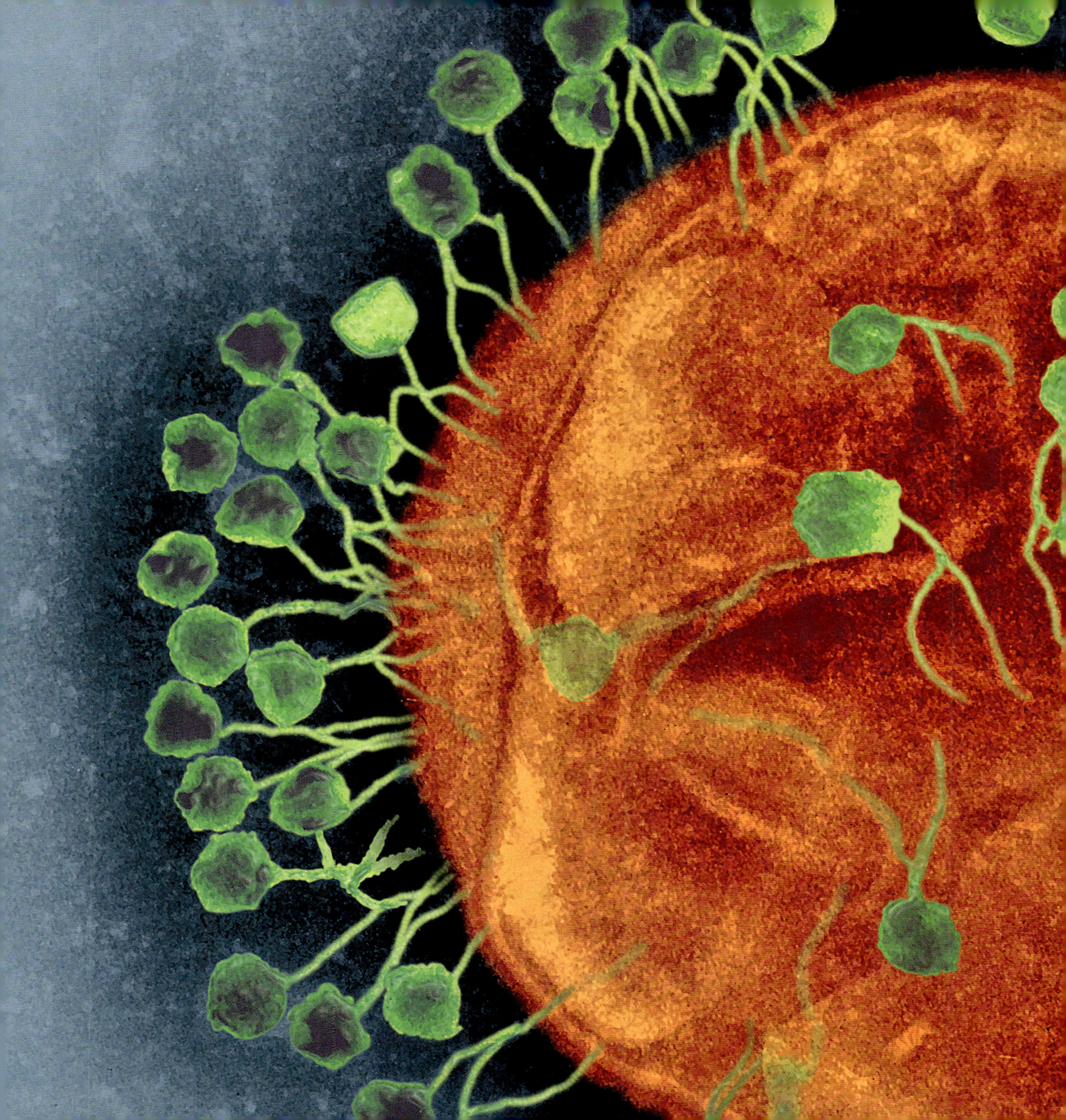

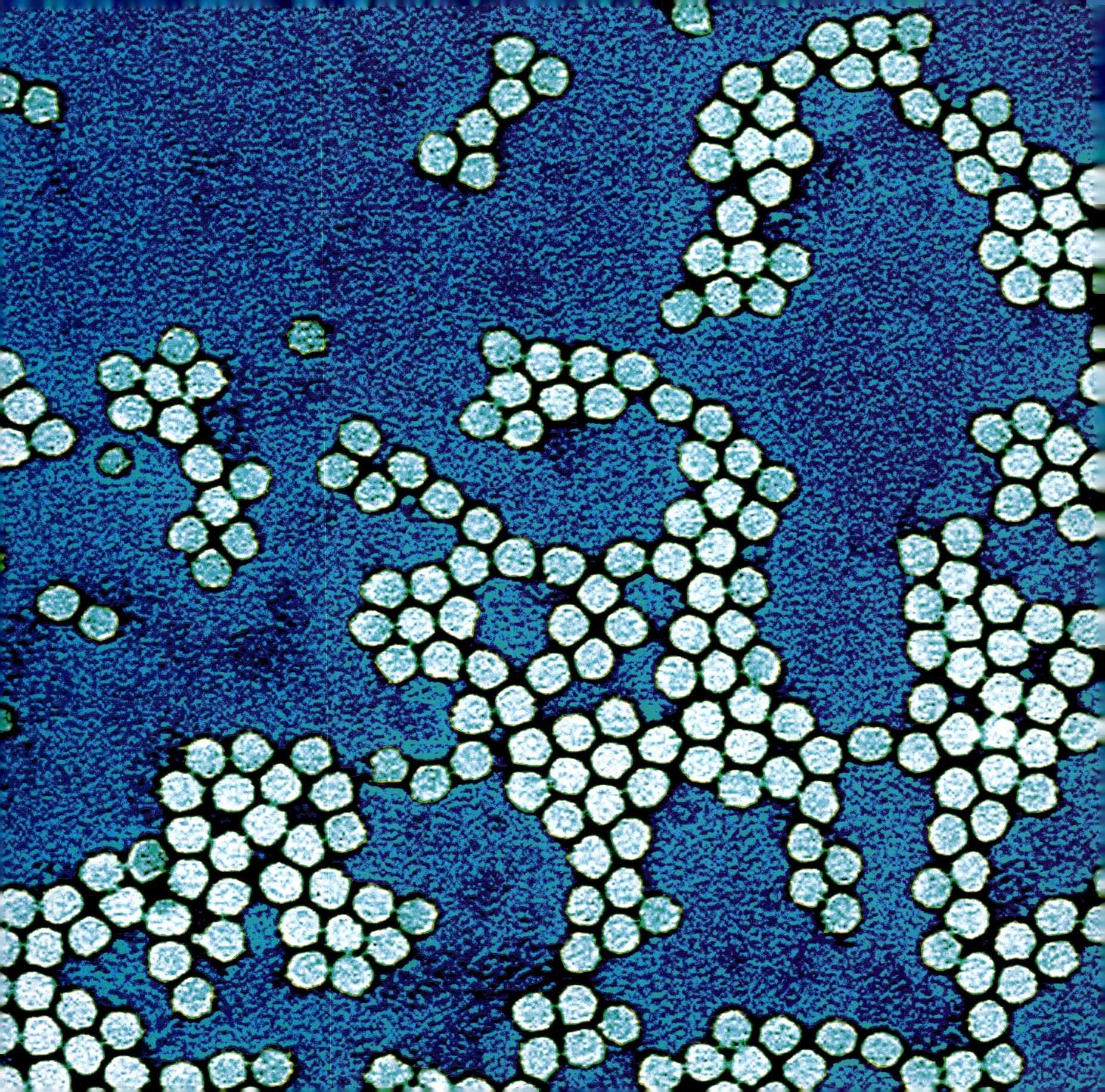

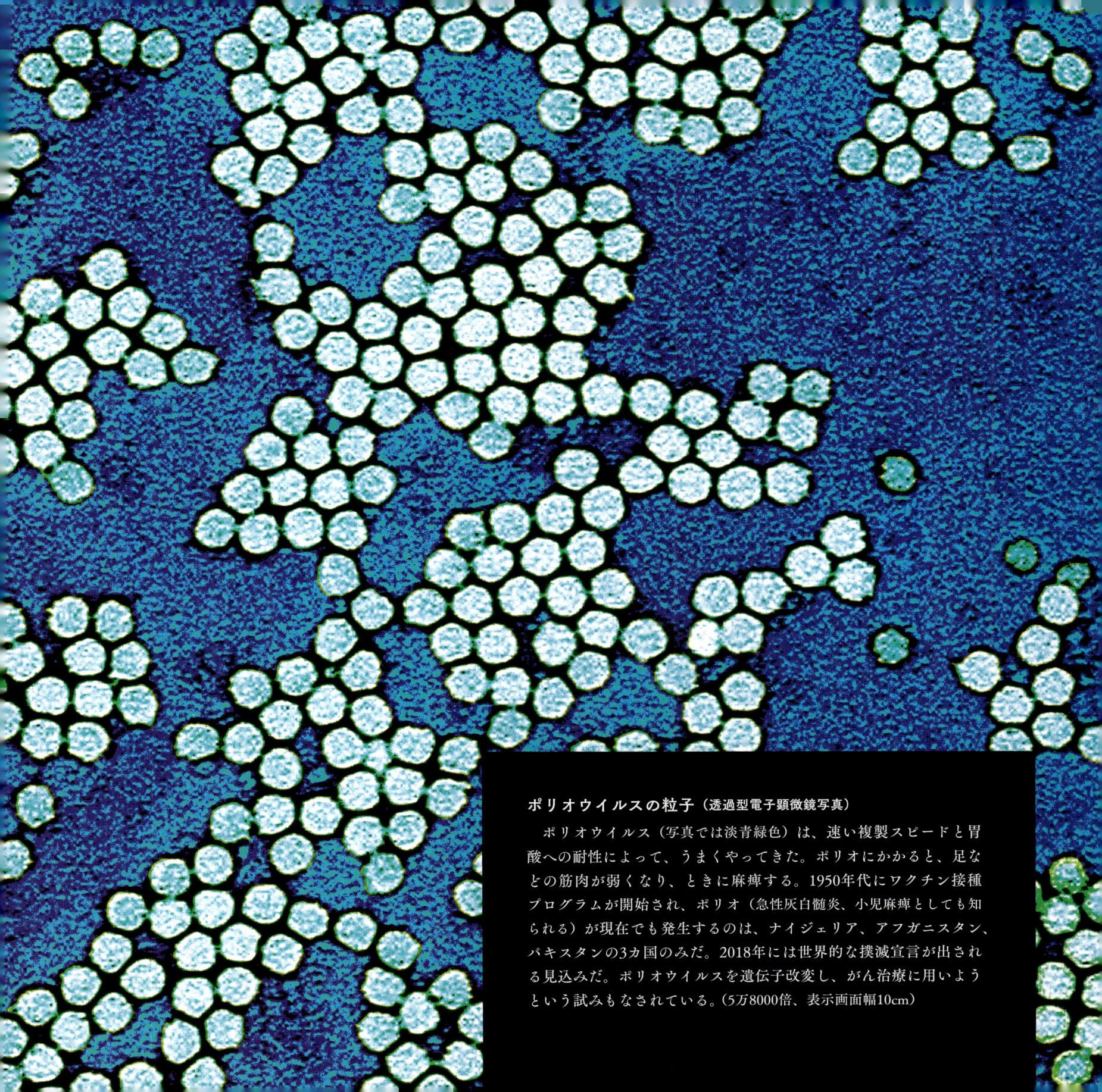

ポリオウイルスの粒子（透過型電子顕微鏡写真）

　ポリオウイルス（写真では淡青緑色）は、速い複製スピードと胃酸への耐性によって、うまくやってきた。ポリオにかかると、足などの筋肉が弱くなり、ときに麻痺する。1950年代にワクチン接種プログラムが開始され、ポリオ（急性灰白髄炎、小児麻痺としても知られる）が現在でも発生するのは、ナイジェリア、アフガニスタン、パキスタンの3カ国のみだ。2018年には世界的な撲滅宣言が出される見込みだ。ポリオウイルスを遺伝子改変し、がん治療に用いようという試みもなされている。（5万8000倍、表示画面幅10cm）

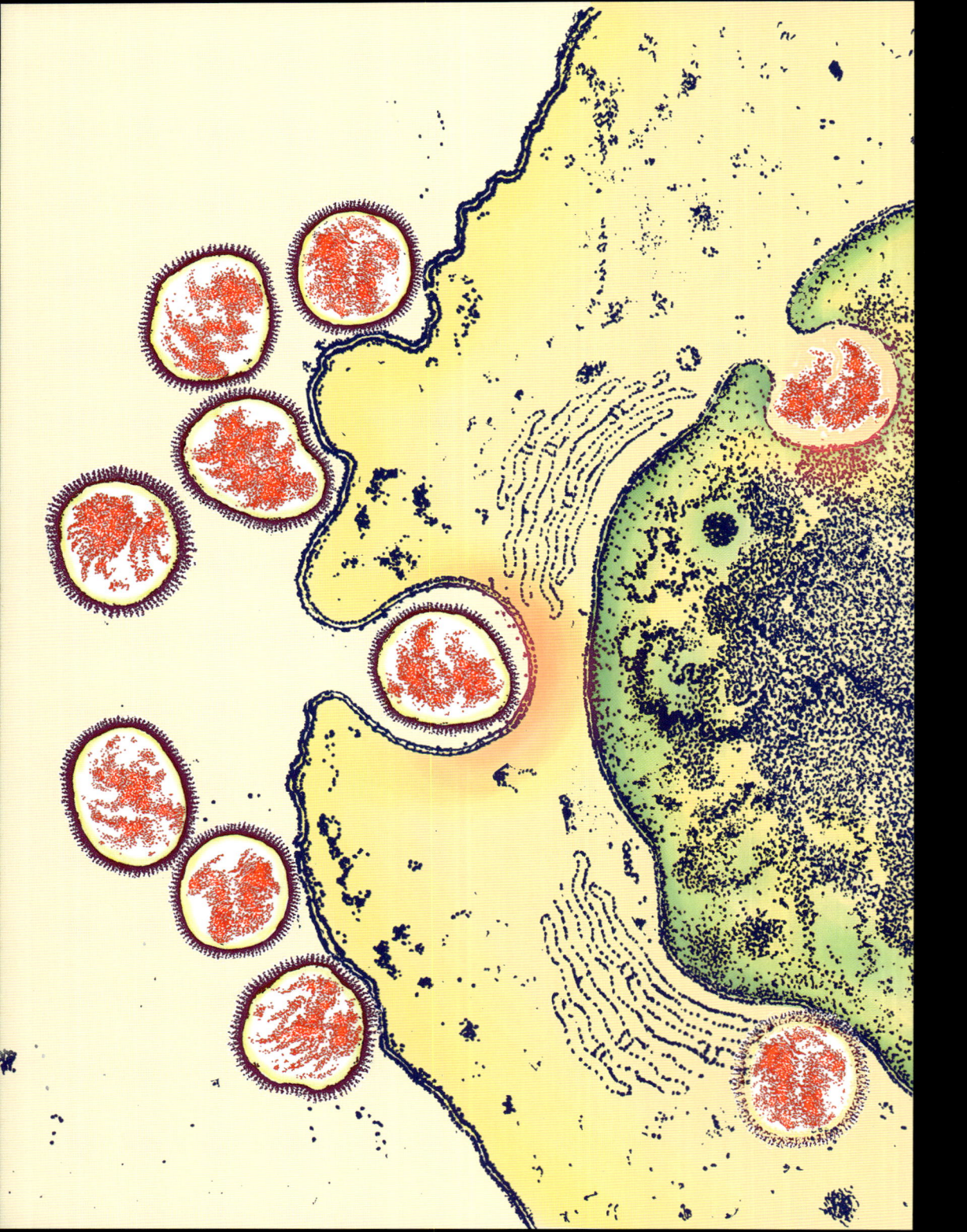

㊧ **鳥インフルエンザ**（**透過型電子顕微鏡写真**）

鳥インフルエンザと呼ばれるのは、このウイルスが鳥の体内で生きられるように適応しているからだ。しかし鳥インフルエンザウイルスは、ヒトがほとんど、あるいはまったく抵抗できない株に変異することが可能だ。感染すると肺が弱くなり、呼吸困難を起こし、細菌に感染しやすくなる。タンパク質の外殻のおかげでウイルスは肺の表面の細胞（写真では黄色）に取り込まれやすくなっている。細胞内に入るとウイルスは外殻を脱ぎ捨て、包含されていたRNAが細胞核（写真では緑色）を攻撃する。（倍率不明）

㊨ **鳥インフルエンザ**（**H5N1**）
　　ウイルスの粒子（**透過型電子顕微鏡写真**）

1990年代以来、鳥インフルエンザの大流行が頻発している。なかでも悪名高いのがH5N1亜型で、これに免疫のある野鳥から家禽に感染する。家禽の糞から空中へ漂い出たウイルス粒子（写真ではオレンジ色）を吸い込むと肺の内部に入り、ヒトに感染する。ヒトでは2003年に初めて感染が確認されて以来、H5N1ウイルスの感染者全体のうち半数以上（約400名）が亡くなっている。（23万倍、表示画面の高さ10cm）

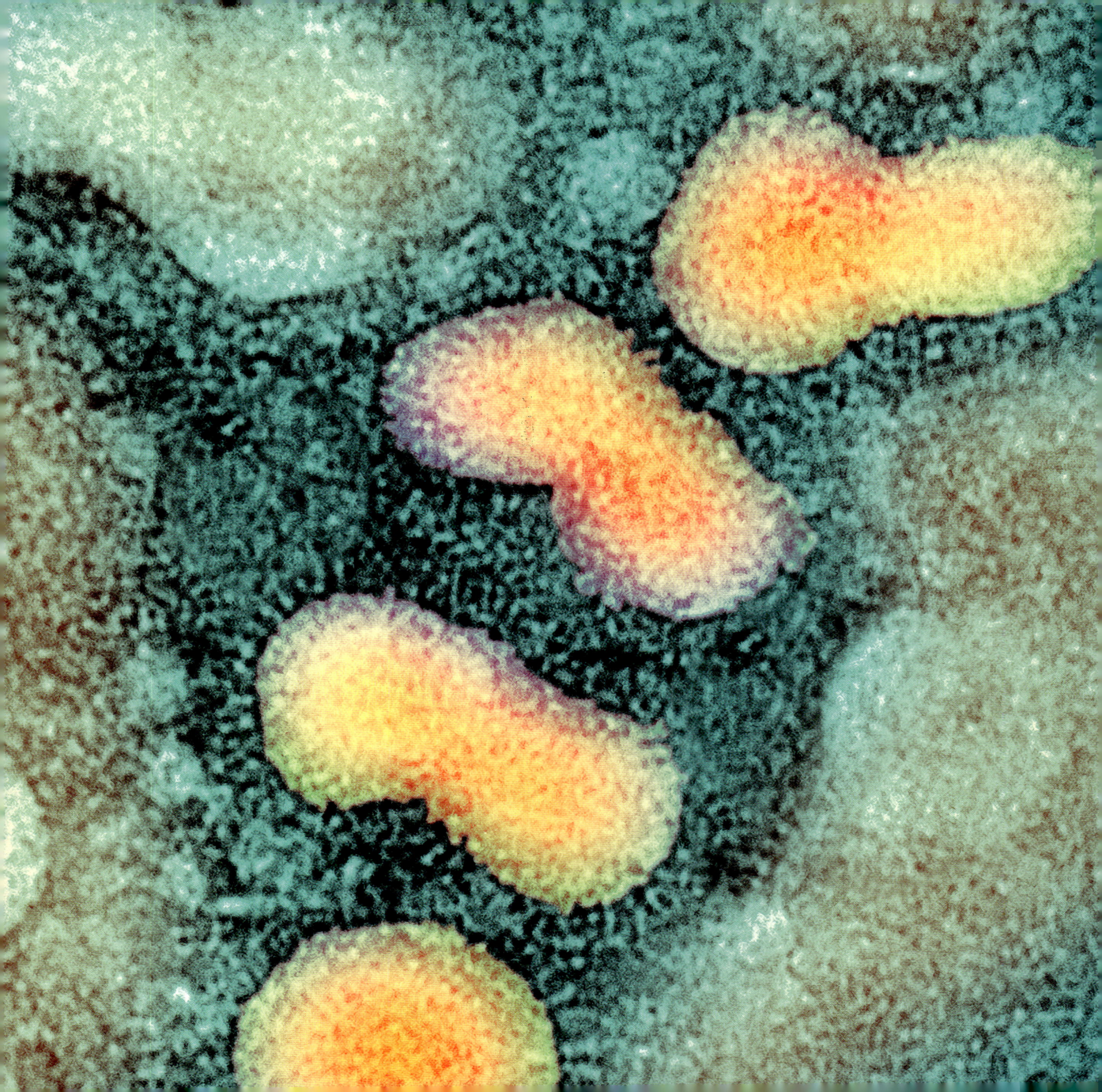

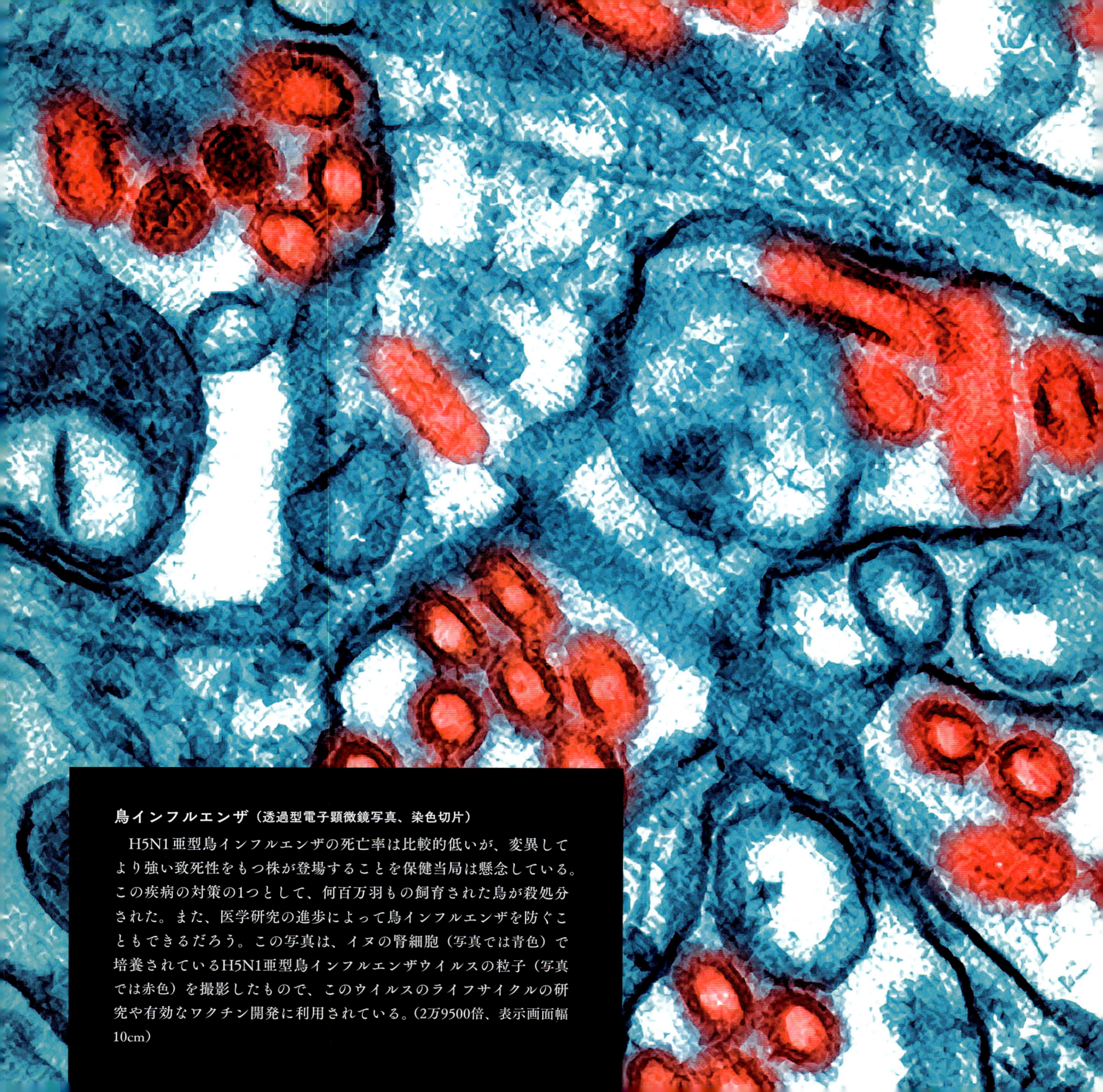

鳥インフルエンザ（透過型電子顕微鏡写真、染色切片）

　H5N1亜型鳥インフルエンザの死亡率は比較的低いが、変異してより強い致死性をもつ株が登場することを保健当局は懸念している。この疾病の対策の1つとして、何百万羽もの飼育された鳥が殺処分された。また、医学研究の進歩によって鳥インフルエンザを防ぐこともできるだろう。この写真は、イヌの腎細胞（写真では青色）で培養されているH5N1亜型鳥インフルエンザウイルスの粒子（写真では赤色）を撮影したもので、このウイルスのライフサイクルの研究や有効なワクチン開発に利用されている。（2万9500倍、表示画面幅10cm）

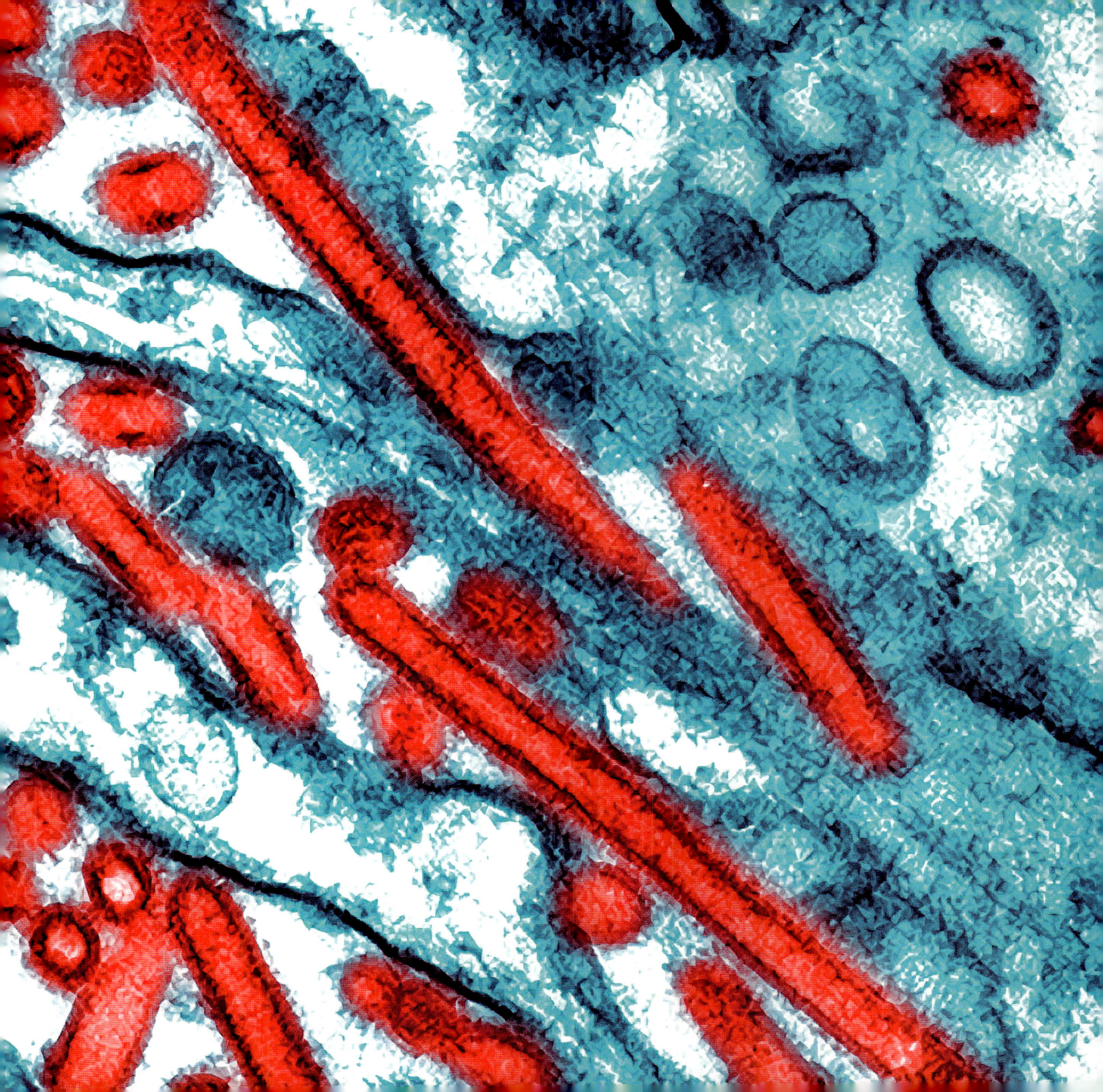

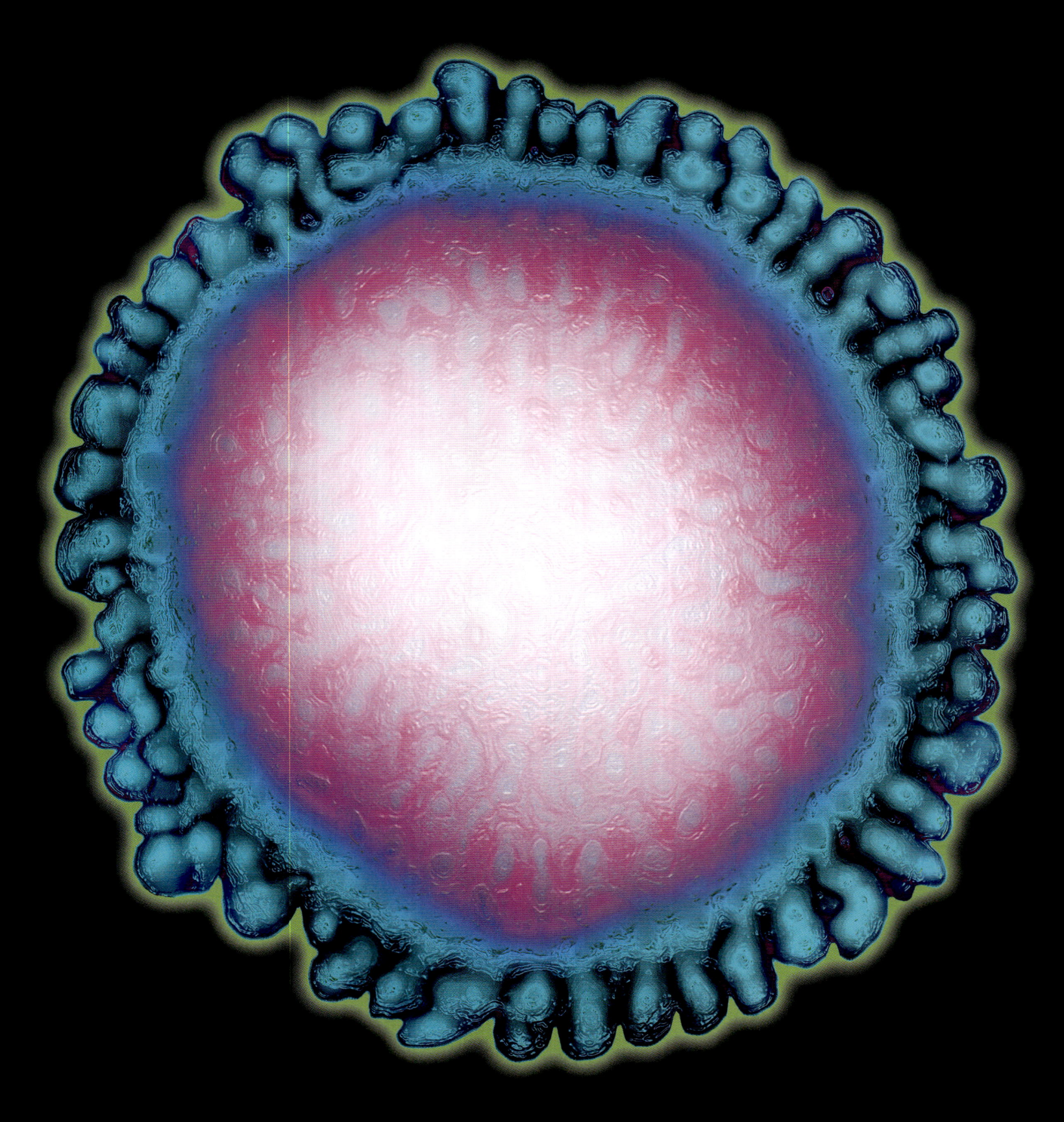

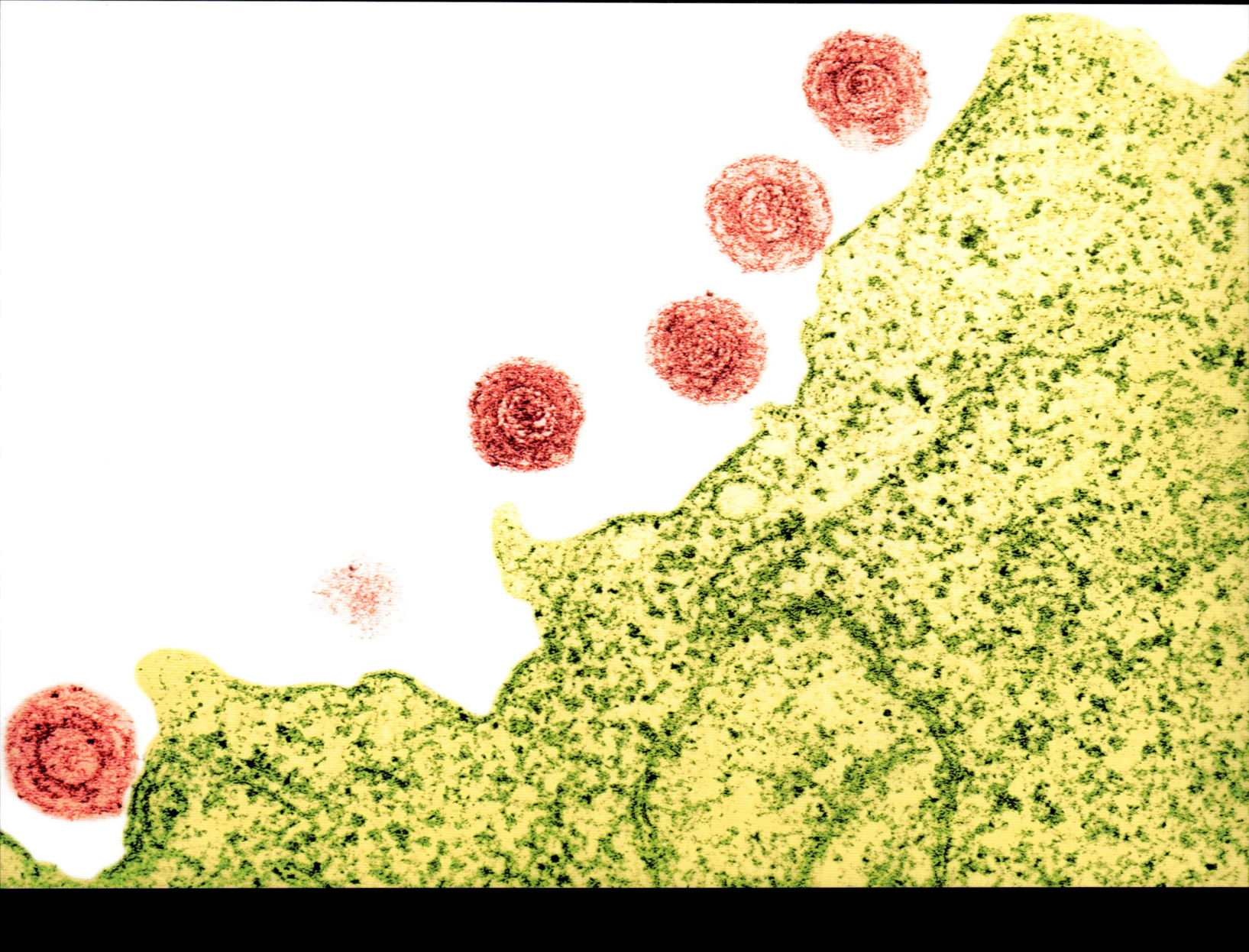

左 ヒトコロナウイルス（透過型電子顕微鏡写真）

　この写真を見れば、なぜコロナウイルス（corcnavirus）という名前がついたのかわかるだろう。コロナ（corona）はラテン語で王冠を意味する。王冠を形成するペプロマーと呼ばれる突起はタンパク質でできており、どの細胞を攻撃するかを決定する役割をもつ。ペプロマーが細胞に付着するためには、適合する細胞表面の受容体（タンパク質分子）を見つけなければならない。コロナウイルスは、ふつうの風邪をひいた人の鼻から1960年代に見つかった。（100万倍、表示画面幅10cm）

上 ヒトヘルペスウイルス 6（透過型電子顕微鏡写真）

　ヒトヘルペスウイルス（HHV）には9の型がありHHV6は1986年にAIDS患者の血液から見つかった。続いてHHV6AとHHV6Bの2つがあることが判明した。HHV6Aは多発性硬化症などの神経炎症性疾患との関連が示唆されており、HHV6Bは（HHV7と同様に）小児疾患のひとつである突発性発疹を起こす。写真はHHV6の粒子（赤色で示されている）で、感染した白血球（写真では緑色）の内部で複製されたウイルスが別の細胞に感染するために放出されるところだ。（倍率不明）

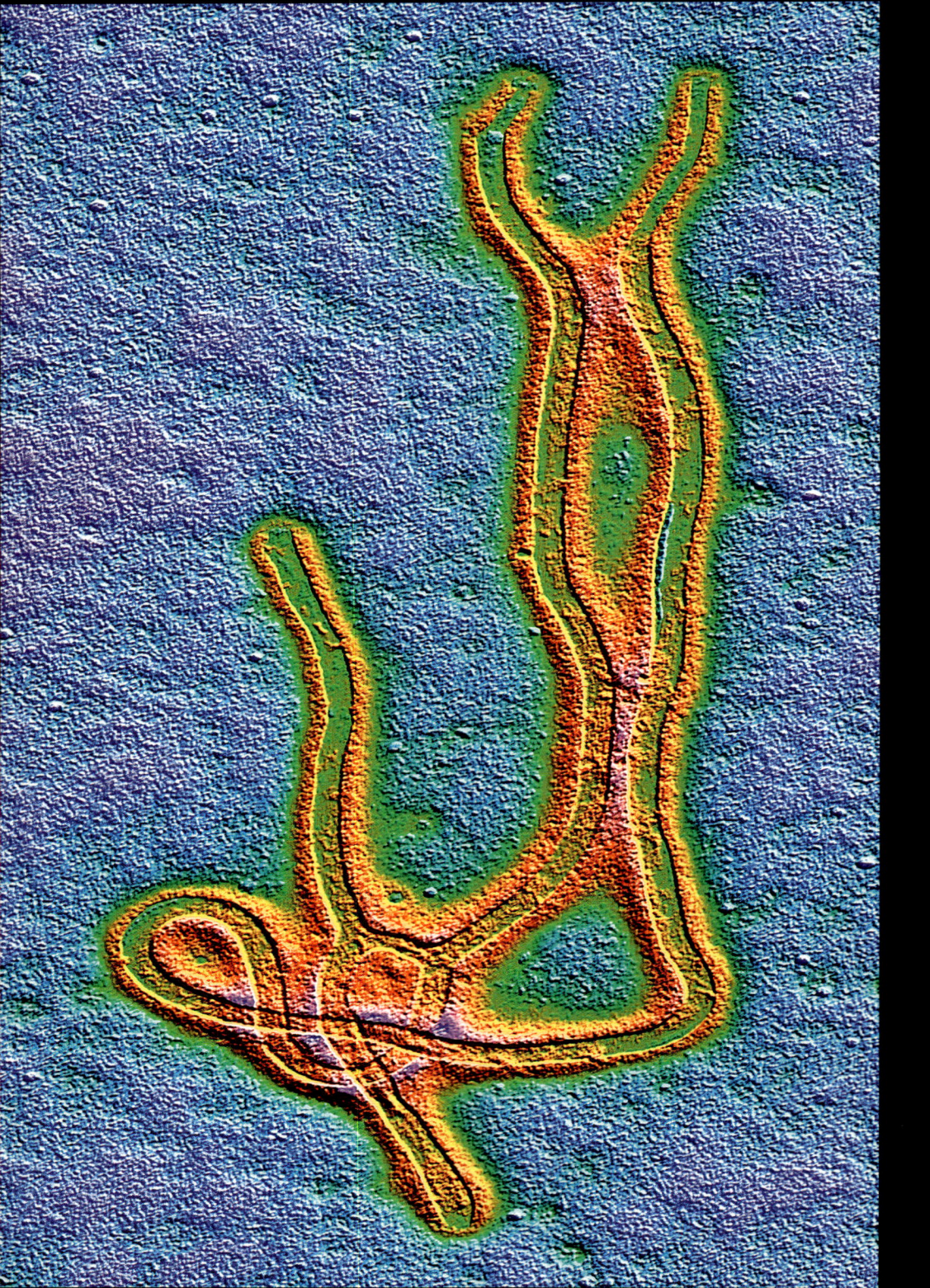

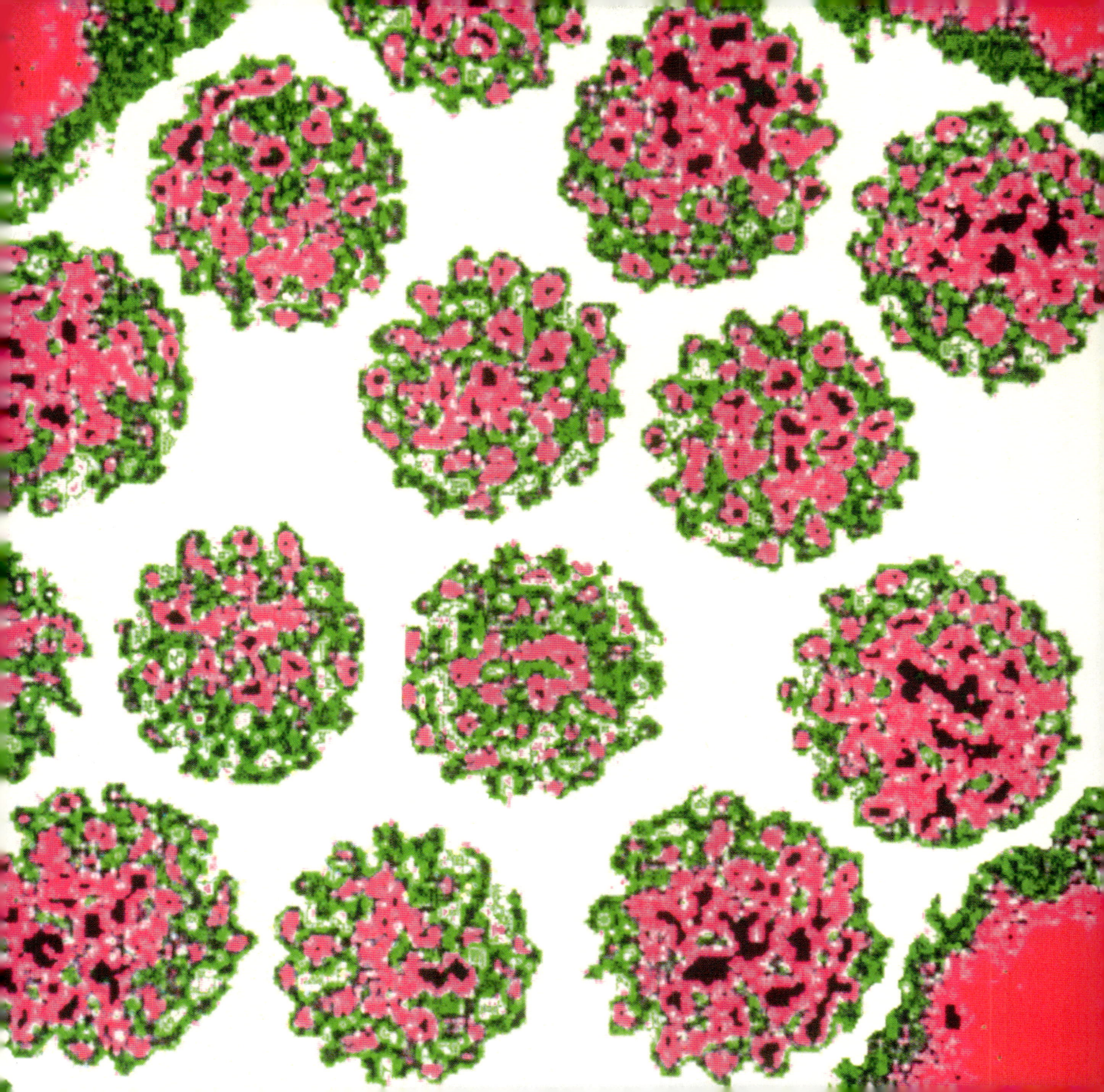

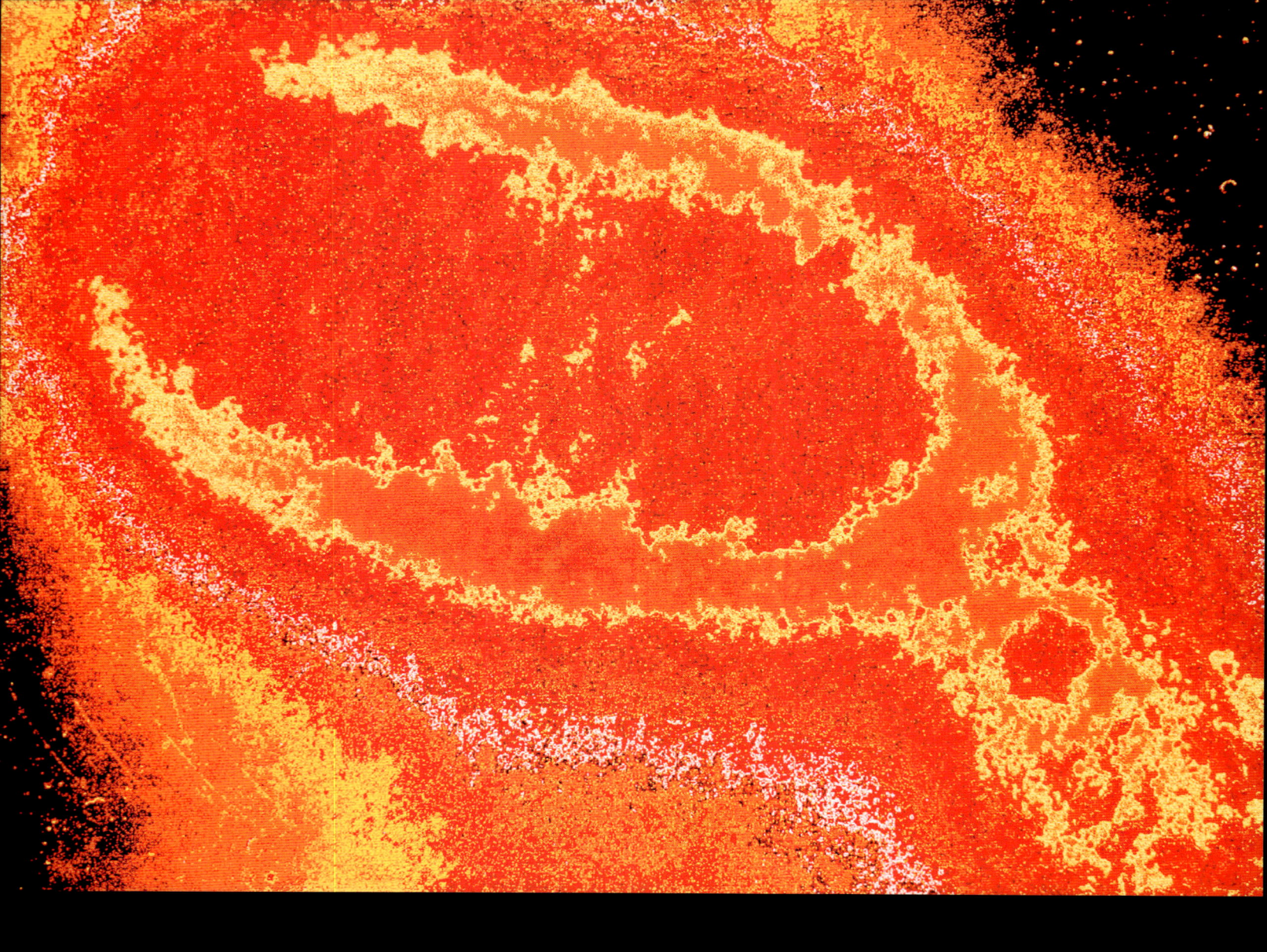

(上) 天然痘ウイルス（透過型電子顕微鏡写真）

　医学が収めた最大の成功は、世界的な予防接種プログラムにより地球上から天然痘を撲滅したことだ。天然痘は天然痘ウイルス（写真参照）によって起こるが、生きた天然痘ウイルスは現在、ロシアとアメリカの研究所でのみ厳重に保管されている。天然痘は、呼気に含まれる飛沫や患者の体にできた水ぶくれがつぶれて流出する液を介して伝染する。（倍率不明）

(右) ロタウイルス（透過型電子顕微鏡写真）

　このような電子顕微鏡写真は、ただ目を引くというだけのものではない。1973年に電子顕微鏡を使ったことにより、ロタウイルスを発見できたのだ。しばしば嘔吐や発熱を伴う乳幼児の下痢の多くがロタウイルスによるものだ。この下痢による脱水症状で命を落とさないためには、たっぷり水分をとることが大切だ。ワクチン接種を受けることが可能で、感染を予防でき、また感染したときの重症化も防げる。（倍率不明）

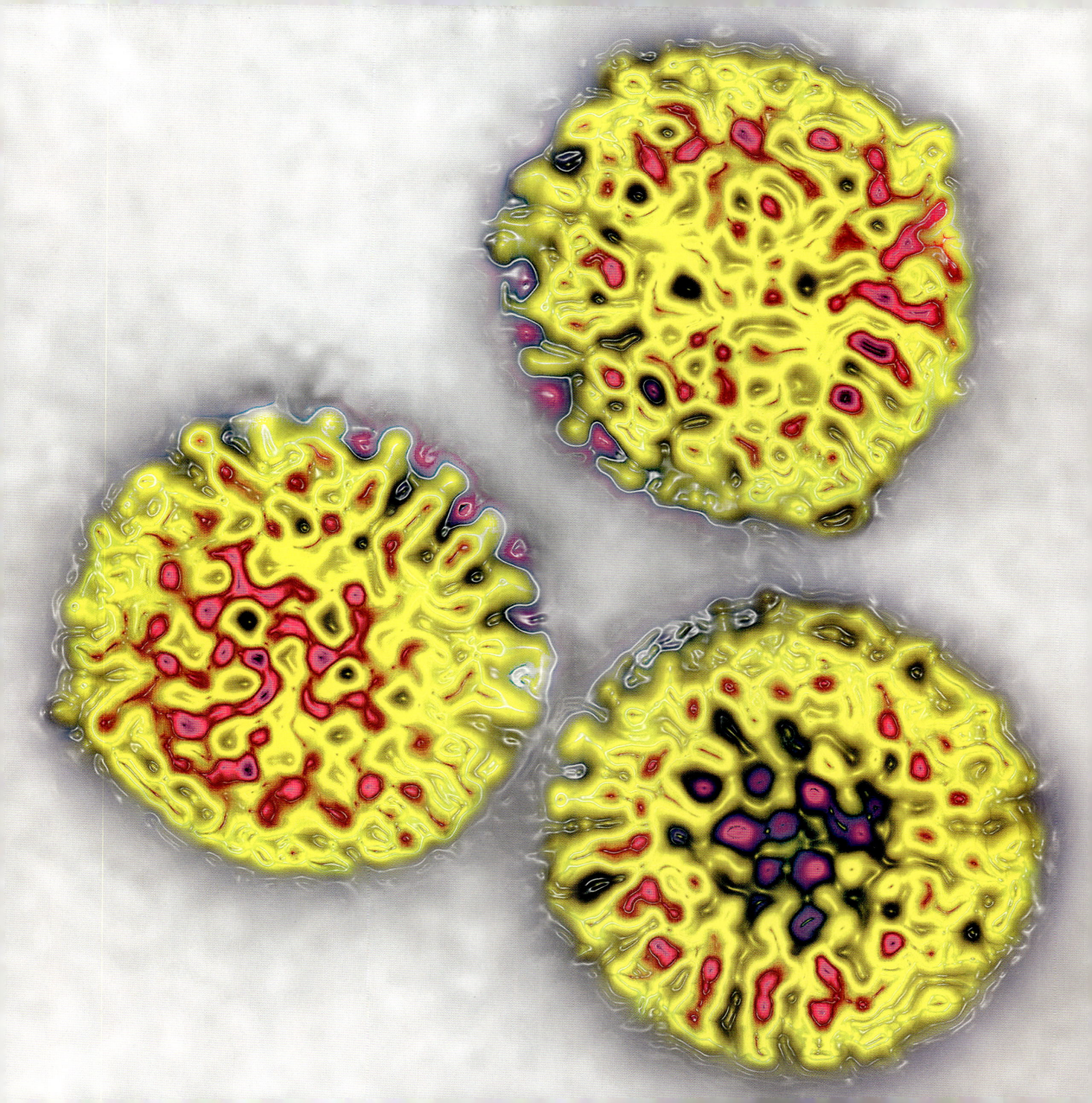

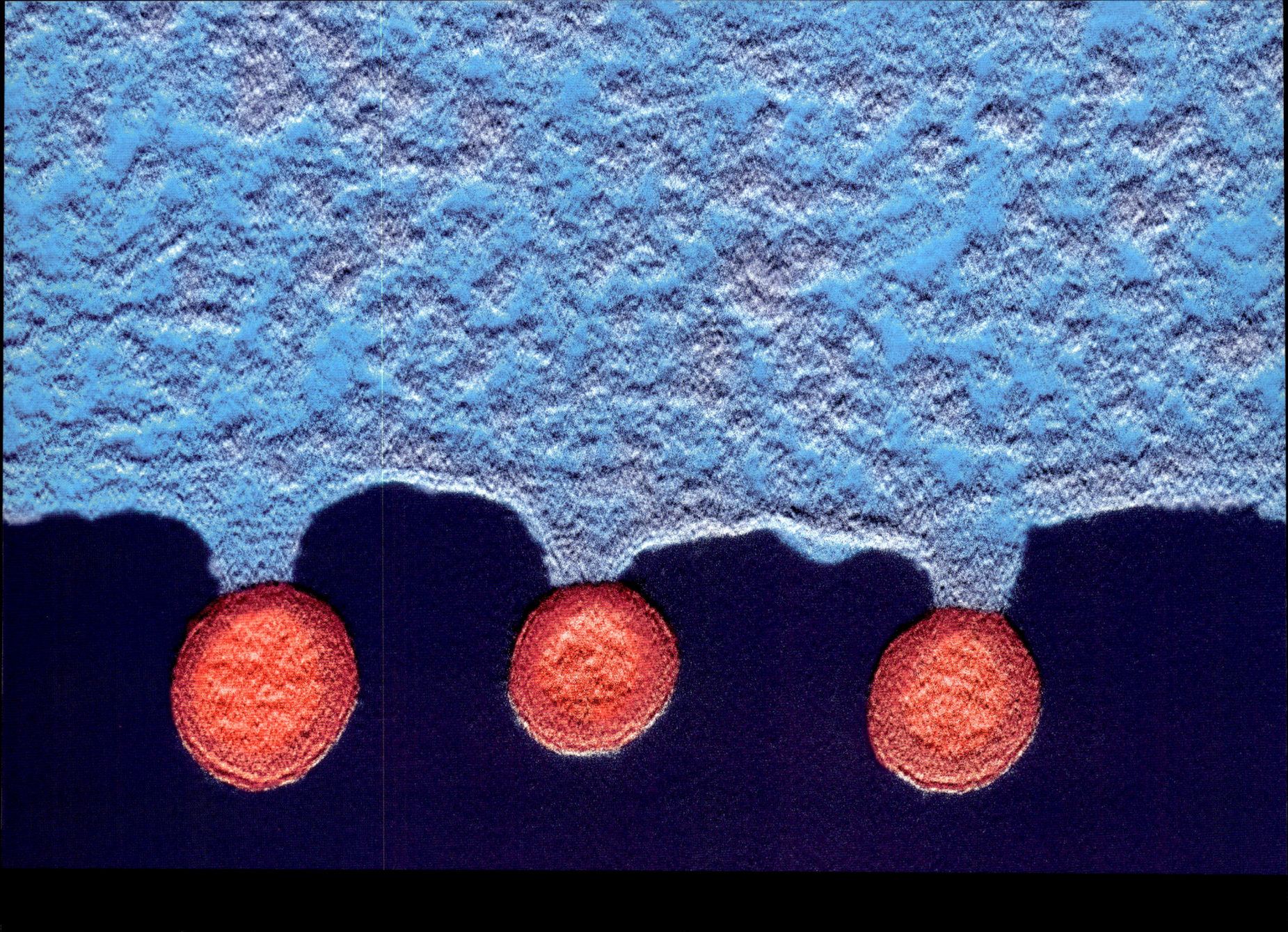

⊥ HIVに感染した細胞（透過型電子顕微鏡写真）

　HIV粒子（写真ではピンク）が感染した細胞（画像の下方の濃い青色）から飛び出そうとしているところ。HIVが攻撃するのは白血球のなかでも、リンパ球と呼ばれ、生体防御を担う特殊なものだ。感染したリンパ球は死滅するので、最終的にHIVは免疫系を破壊することになる。HIV感染の治療としては抗レトロウイルス薬のカクテル療法が行われるのが一般的だ。これにより、AIDSの進行を食い止めることが可能だ。（9万倍、表示画面幅10cm）

右 HIV粒子（透過型電子顕微鏡写真）

　依然としてHIVに有効なワクチンは開発されていないが、現在はAIDSを発症した人たちが症状の進行によって亡くなるのではなく、薬剤と食餌療法によって慢性疾患として共存することが可能になっている。感染経路は主として3つある。セックス、胎児期または授乳による母子感染、注射針の共有などによる血液感染だ。軽いキスをしたり便座を共用したりしてもHIVに感染するリスクはない。（21万倍、表示画面幅20cm）

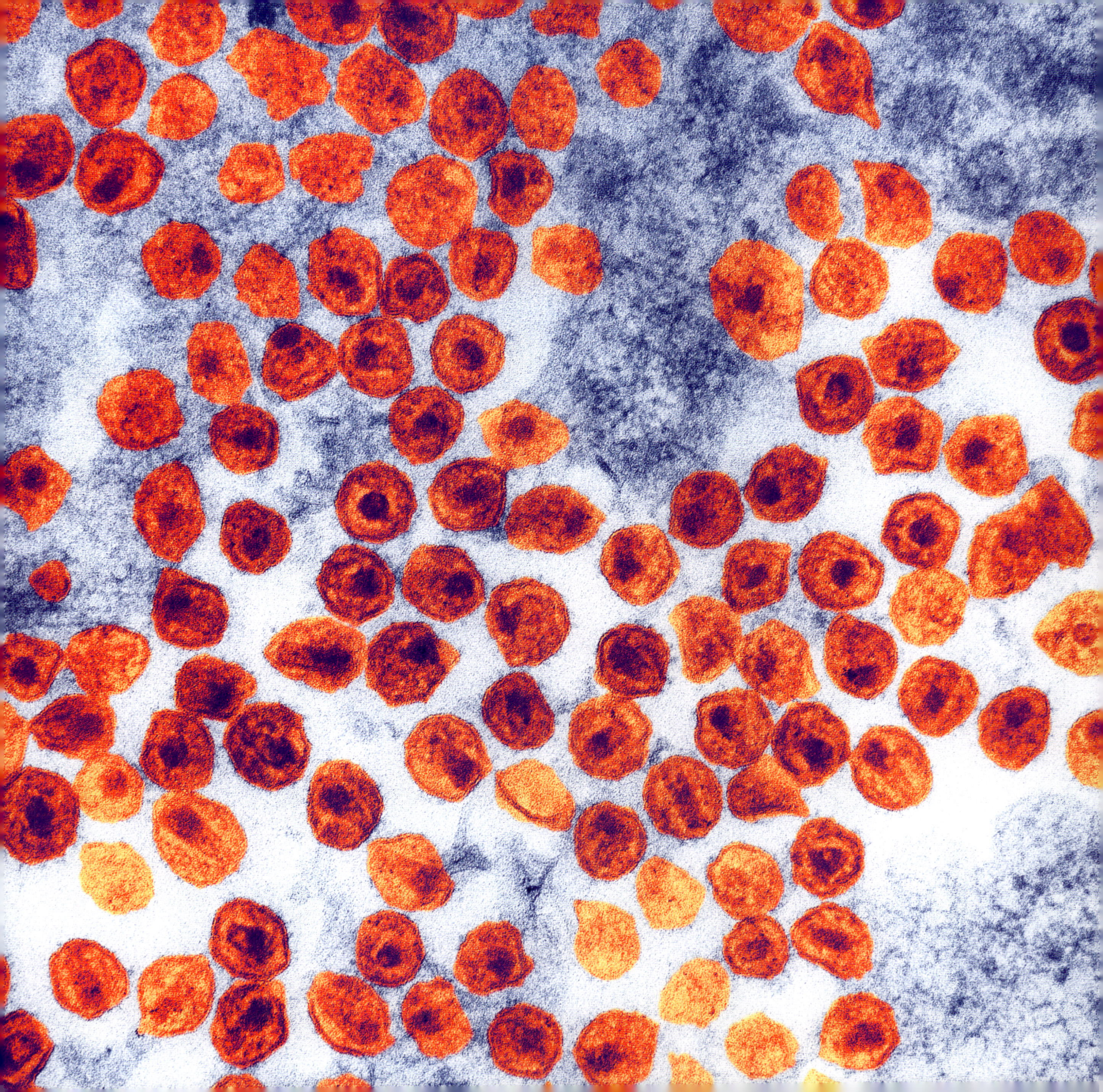

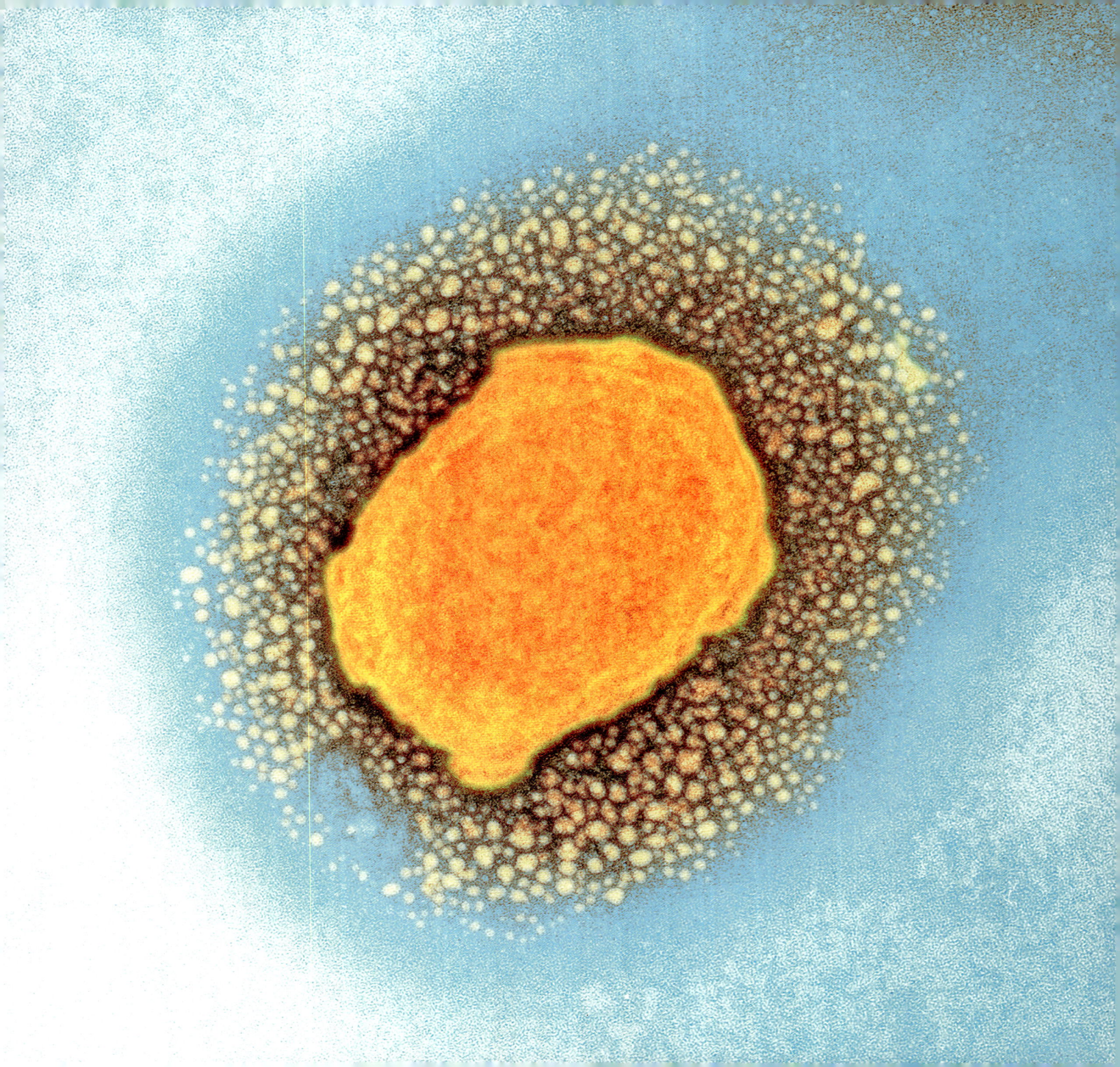

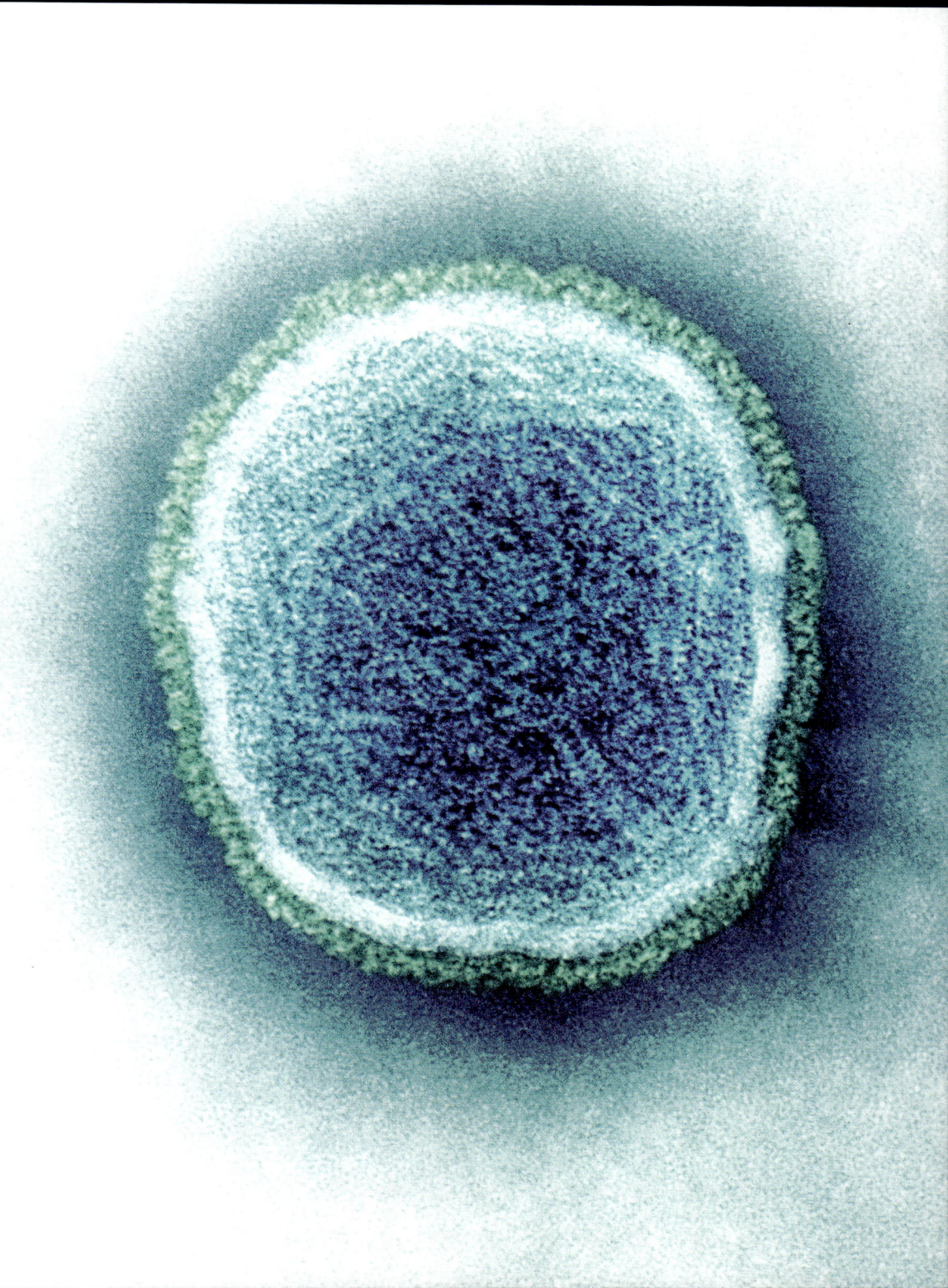

(左) サル痘ウイルスの粒子
（透過型電子顕微鏡写真）

　サル痘ウイルスは天然痘ウイルスとの近縁度はやや低いが、感染すると死に至ることもある。サル痘の症状は天然痘に似て、体全体に大量の病変が現れる。1958年のマカクザルでの症例が初の報告だが、ヒトでの初の症例は1970年となる。感染者に噛まれたり、感染者の体液に接触して伝染する。天然痘ワクチンが両者に有効とされるが、天然痘が撲滅されて以来、ワクチン接種が行われていないため、サル痘ウイルスに対する免疫は弱くなっている。（12万5000倍、表示画面の高さ10cm）

(右) ヒトパラインフルエンザウイルス
（多光子励起顕微鏡写真）

　パラインフルエンザは乳幼児の感染症としてはありふれたもので、耳やのど、胸に感染し、肺炎やクループ（訳注：ひどい咳が出る喉頭炎）を起こす。この写真は人工的に彩色しており、パラインフルエンザウイルスの粒子の主要な構成要素がはっきりと見える。中央に見える淡青色のらせん状のひもはウイルスのRNAで、遺伝物質だ。これらを取り巻く白色はタンパク質の外殻だ。その外側の青緑色はタンパク質の突起で、これが標的とする細胞を認識し、結合することでウイルスの感染が成立する。（2万500倍、表示画面の高さ10cm）

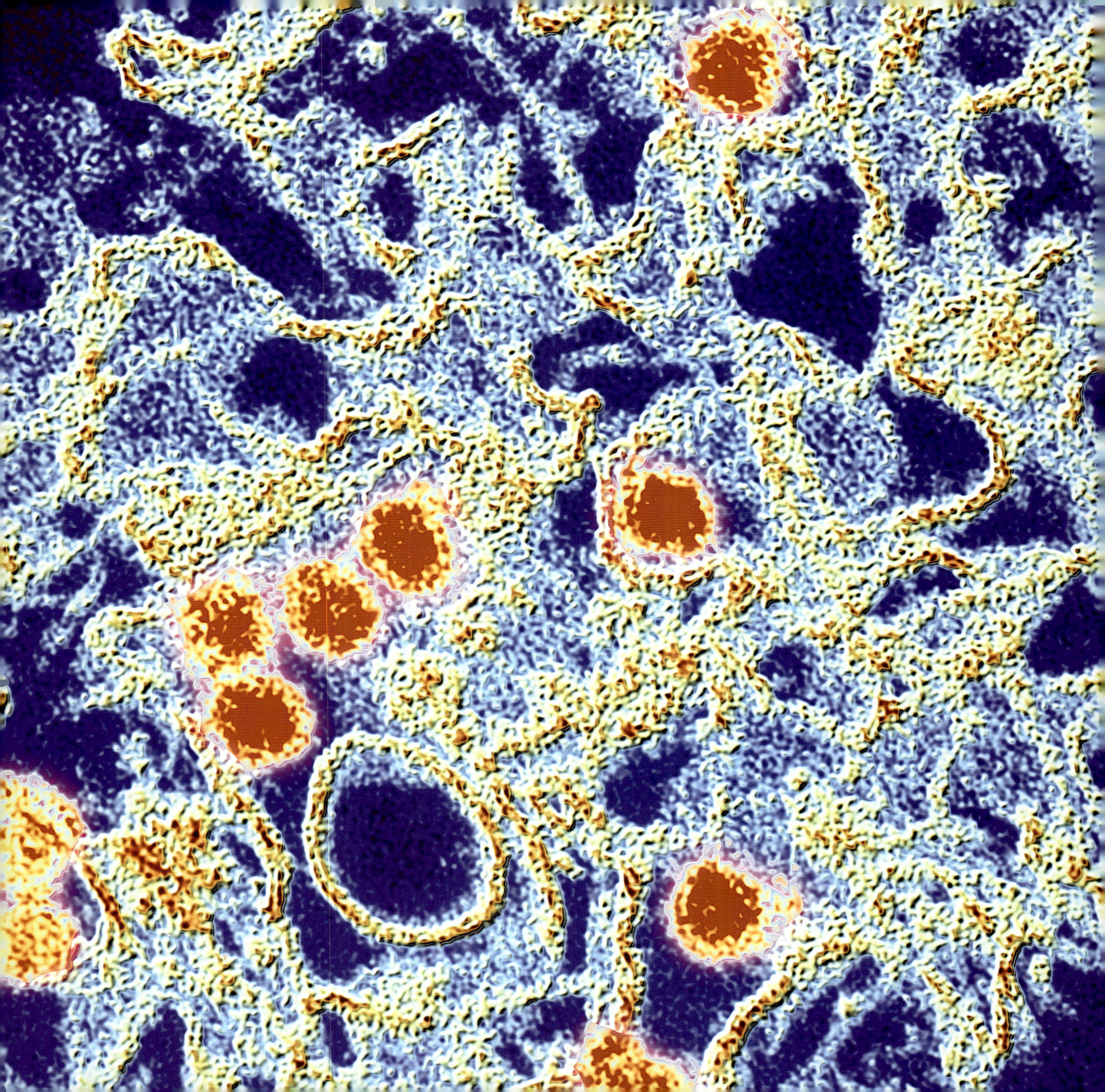

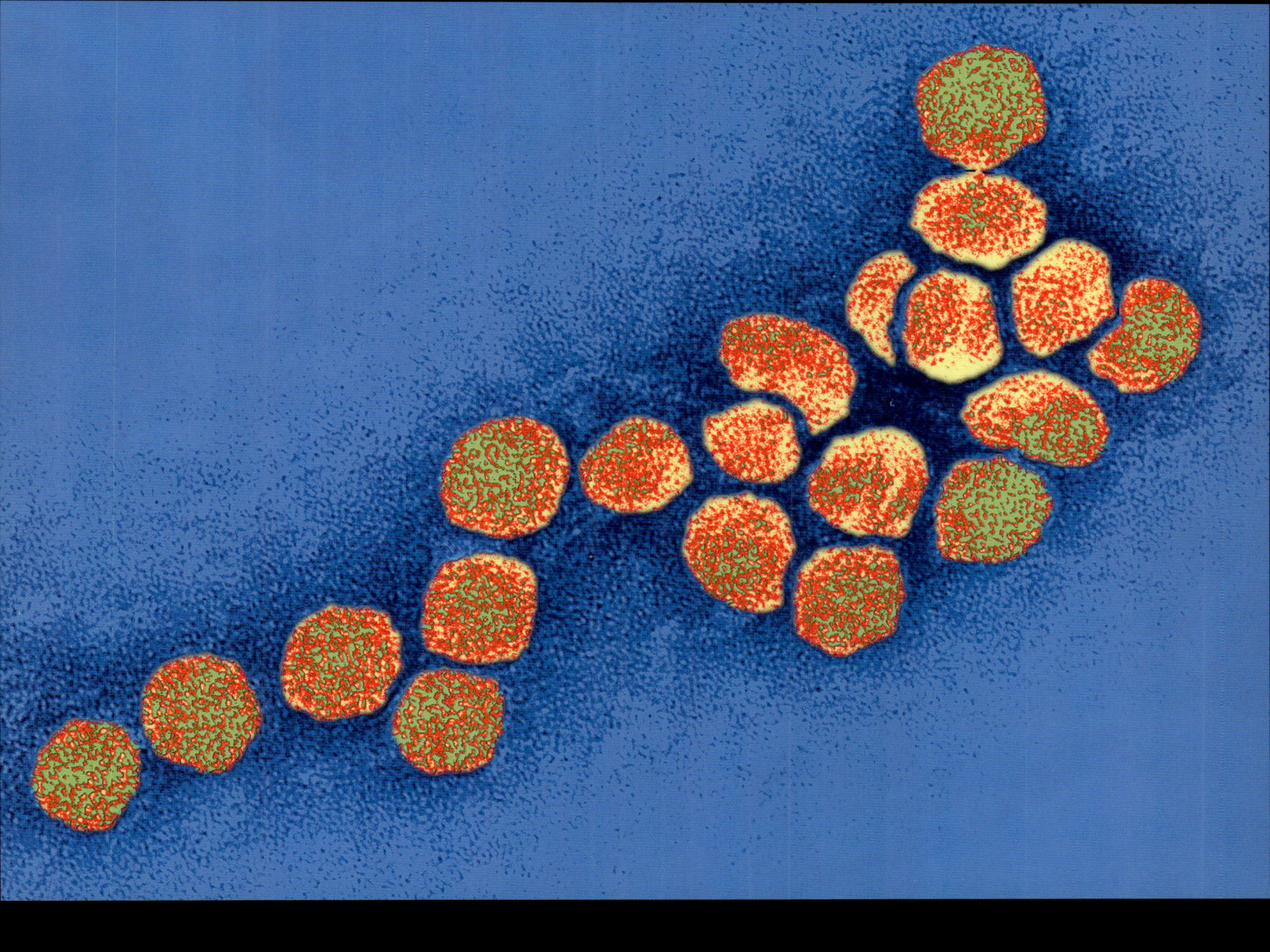

左 ジカウイルス（透過型電子顕微鏡写真）

　ジカウイルスが発見されたのは1950年代で、その名はウガンダの森に由来する。分布は赤道直下のアフリカとアジアの狭い地域に局限されていたが、蚊によって媒介されるため、太平洋を越えて2007年に南北アメリカに渡り、2015年には一時的な大流行となった。通常は激しい症状は見られず、発熱や発疹、関節痛が起こる程度だが、妊婦では胎児に感染すると重度の先天的欠損症が生じることがある。ワクチンの臨床試験が2016年に始まっている。（倍率不明）

上 ウエストナイルウイルス（フラビウイルスの一種）
**　（透過型電子顕微鏡写真）**

　フラビウイルス（flavivirus）という名前はラテン語で「黄色」を意味するflavusからきている。フラビウイルスが起こす病気の代表例は黄熱病だ。フラビウイルス科に含まれるウイルスはほかにジカウイルス、ウエストナイルウイルスがあり、いずれも蚊が媒介する。ウエストナイル熱は西ナイルやアフリカ以外の地域でも感染例がある。典型的な症状は、筋肉痛、発疹、頭痛、嘔吐だ。重篤な場合は、脳炎や髄膜炎（脳および脊髄を覆う保護膜に炎症が生じた状態）を起

D 型肝炎ウイルス（HDV）
（走査型電子顕微鏡写真）

　肝炎（肝臓の炎症）の原因はさま
ざまだ。過度の飲酒や毒物の摂取も
そうだが、最もありふれた原因は、
肝炎ウイルスへの感染だ。肝炎ウイ
ルスにはA、B、C、D、Eの5つの型
があり、どれかに感染すると肝炎を
発症する。D型肝炎には、すでにB
型肝炎にかかっている人のみが感染
し、この状態を重複感染という。ほ
とんどの人が完全に回復するが、慢
性化するとほぼ確実に肝不全や肝が
んに移行する。（285万倍、表示画面幅
10cm）

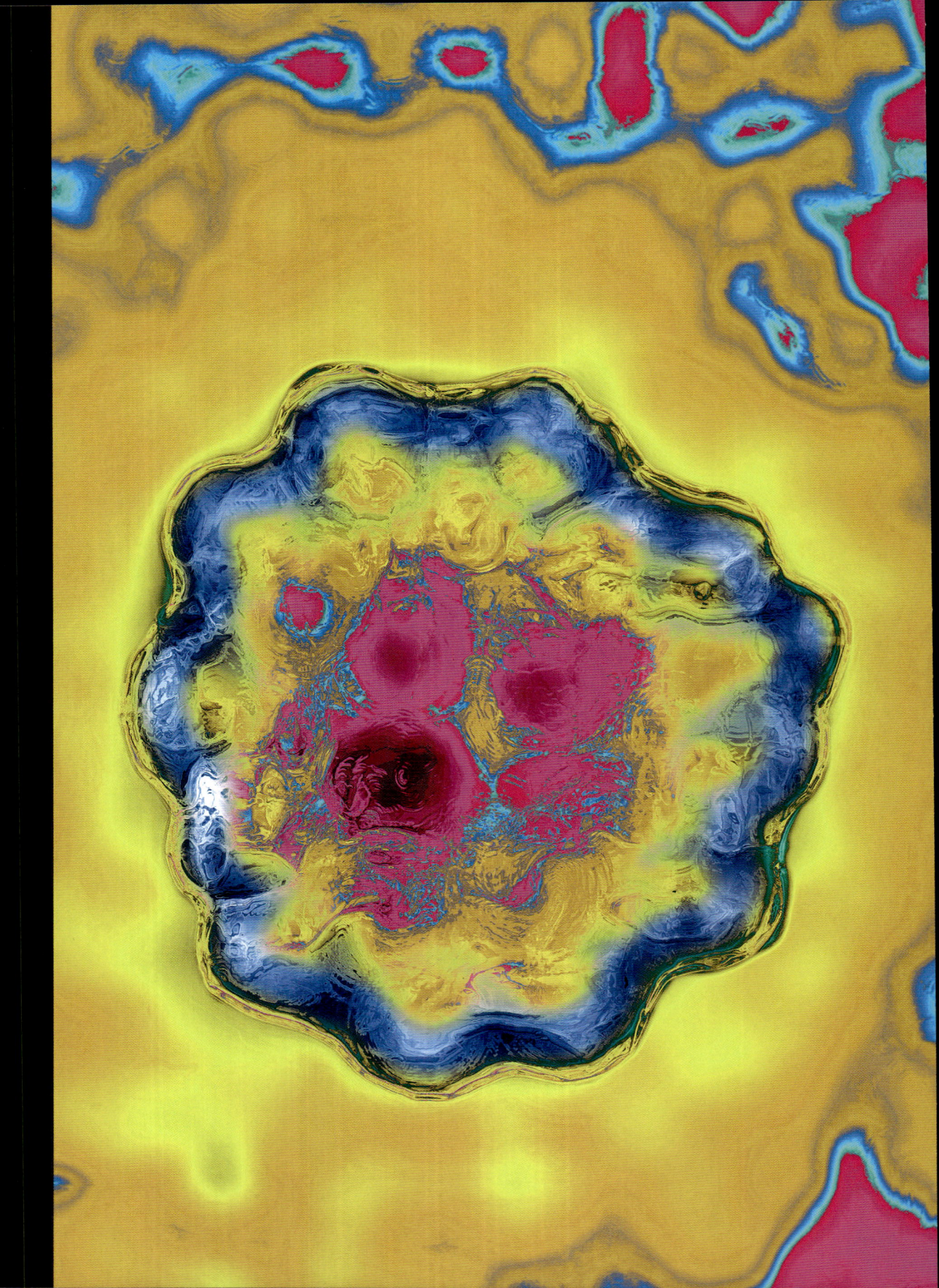

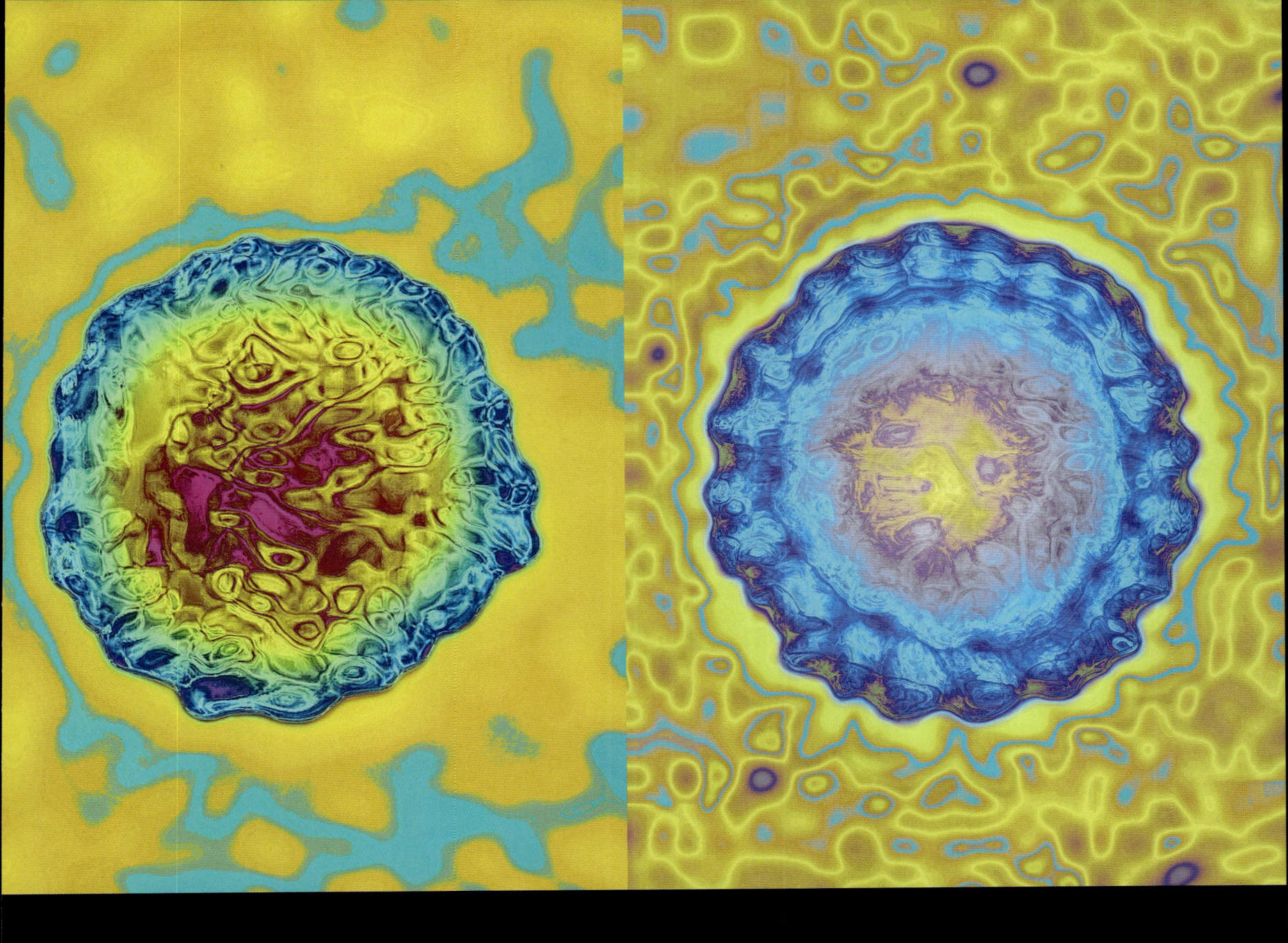

🄛 C 型肝炎ウイルス（HCV）（透過型電子顕微鏡写真）

　5種の肝炎ウイルスのうち、A型とE型は食物や水を通じて感染し、その他は感染した血液を介して肝臓に侵入する。麻薬常用者は汚染された注射針を共用するため、肝炎にかかるリスクが高い。A型とB型とD型はワクチン接種が可能だが、C型に対するワクチンはなく、感染すると慢性化する。慢性化した場合でも、長期の服薬により治癒するが、治療せずに放置すると肝臓移植でしか治せなくなる。（180万倍、表示画面幅10cm）

🄬 B 型肝炎ウイルス（HBV）（透過型電子顕微鏡写真）

　B型およびC型肝炎は汚染された血液との接触により発症する。B型は性感染症に数えられることが多い。胎児期に母子感染するケースもあり、生まれた子はほぼ確実に慢性肝炎の症状を示す。5歳を過ぎて母子感染することはまれだ。成人では、薬剤療法を行わずにB型肝炎の自然排除を待つ。薬によって症状を抑えることはできるが、ウイルスを除去する治療法はないからだ。（450万倍、表示画面幅10cm）

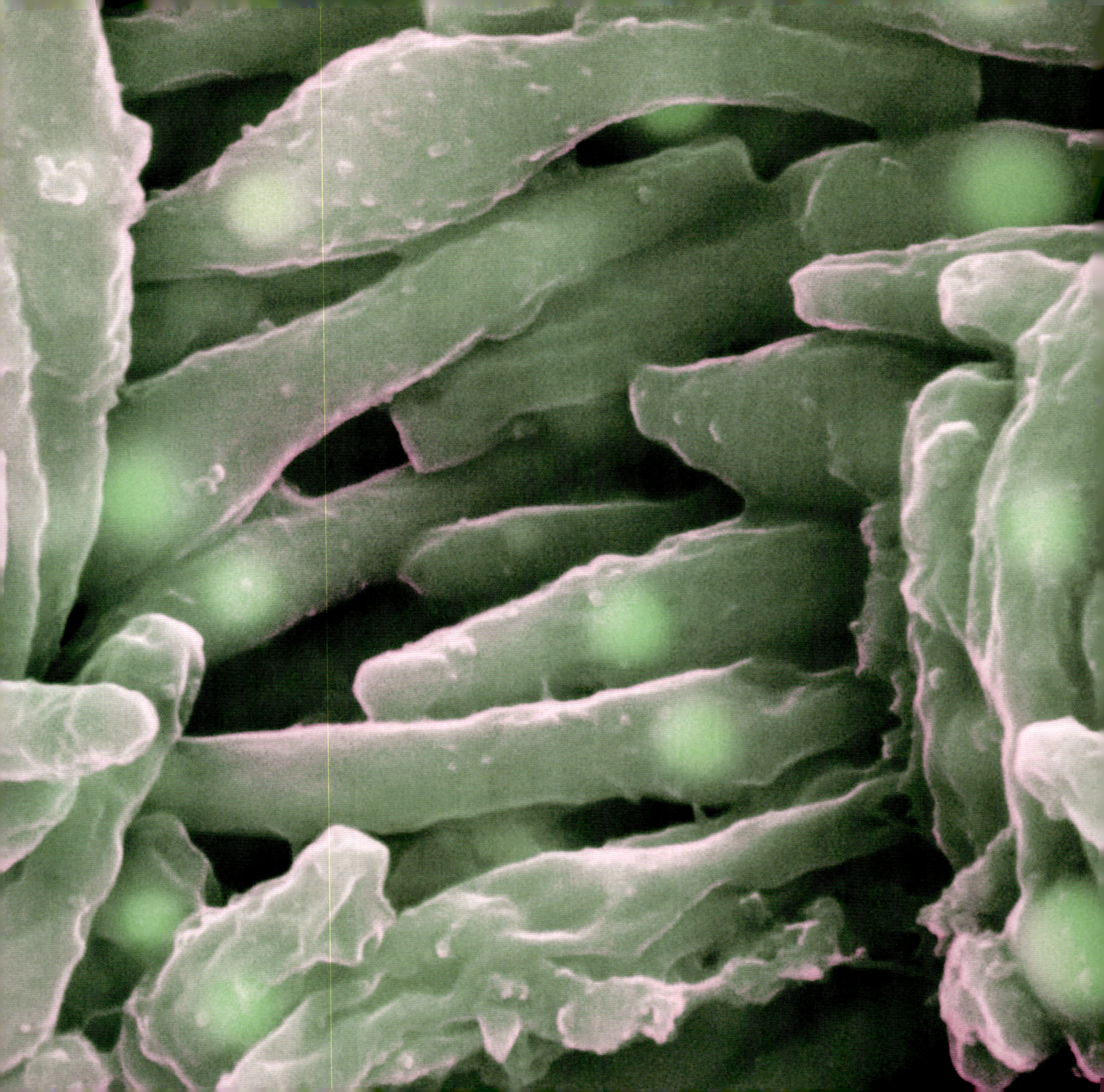

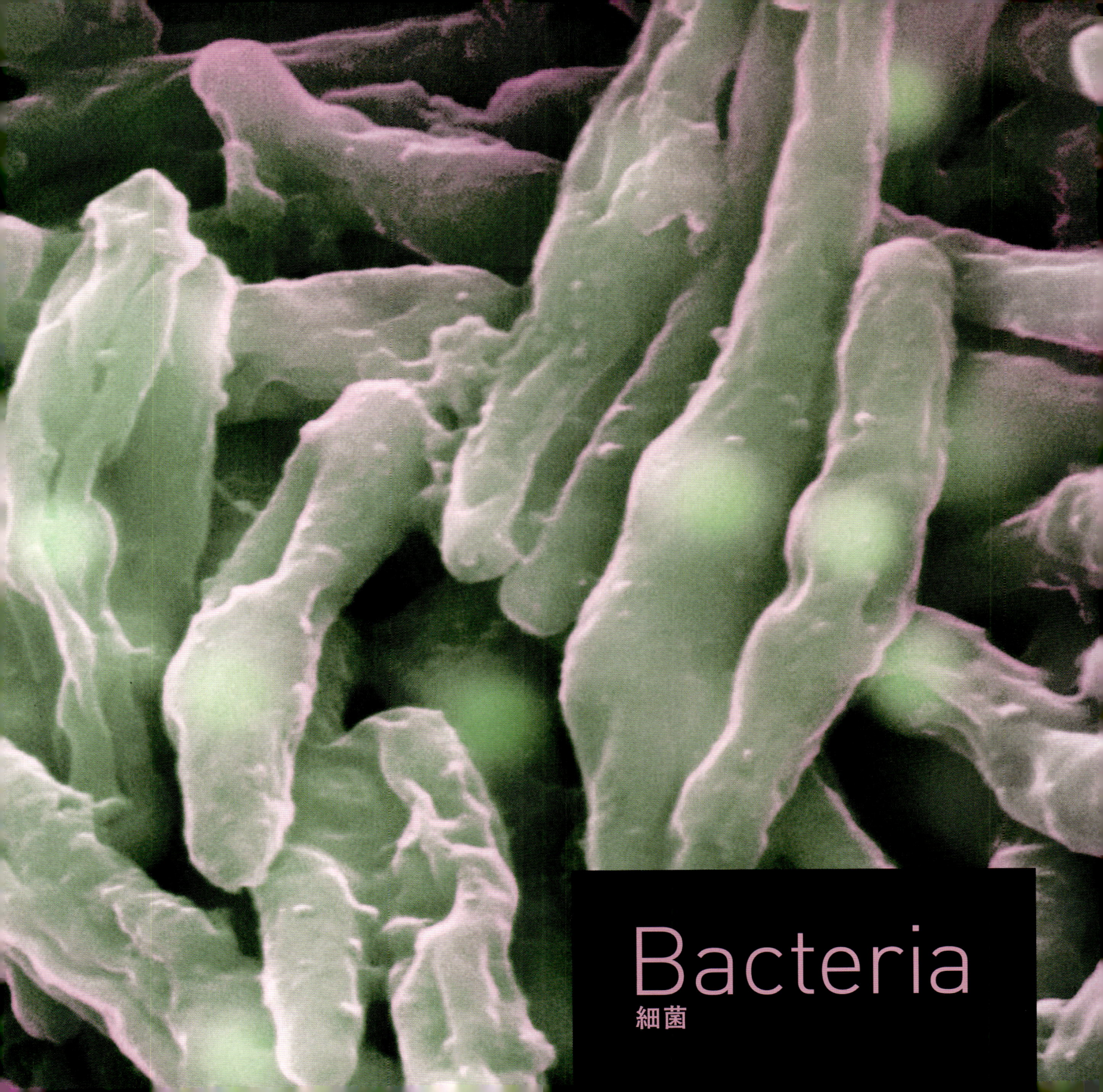

Bacteria

細菌

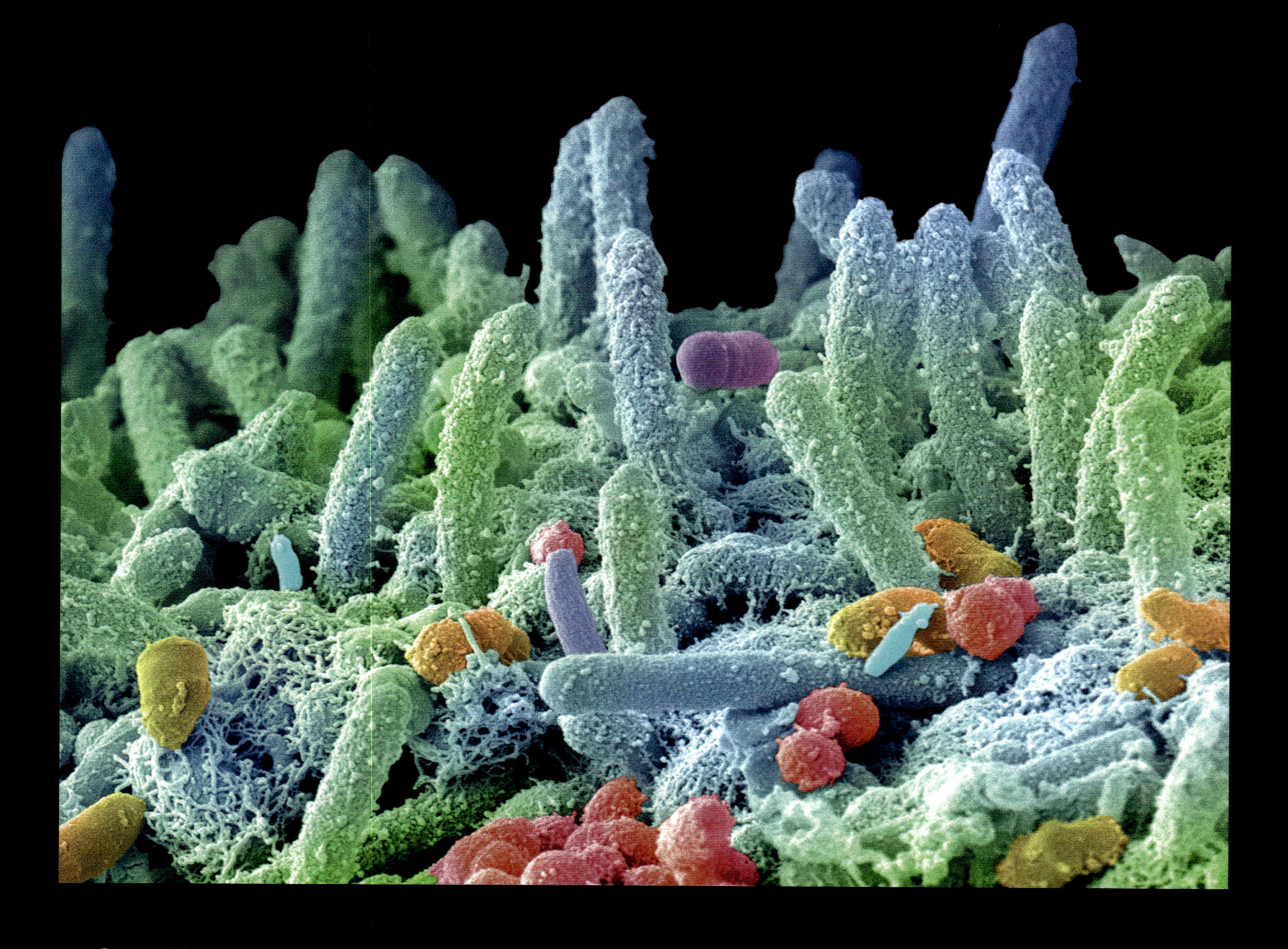

前ページ 結核菌（走査型電子顕微鏡写真）

　細菌は大きさも形もさまざまだ。前ページのような棒状の菌は専門用語では桿菌という。これは結核菌で、咳やくしゃみで拡散された菌を吸い込むと感染する。主な標的器官は肺だが、血流に乗って別の部位に感染することもある。肺では菌と死んだ組織からなる結節と呼ばれるイボができる。結核は、小児期にワクチン接種をすれば予防できるし、かかったときは抗生物質で治療できる。（1万3300倍、表示画面幅10cm）

（上）（右）口内細菌（走査型電子顕微鏡写真）

　これらの写真は人工的に彩色したものだが、さまざまな口内細菌が示されている。右の画像は頬の内側の表面を、上の画像は細部を観察している。体内にたくさんの細菌が見られるように、地球上に、つまり大地や海、土中や河川にも非常に多くの細菌が存在する。人類にとって有用な菌は多いが、不利益をもたらす菌には抗生物質が有効だ。（上：6500倍、表示画面の高さ10cm）（右：1万倍、表示画面幅10cm）

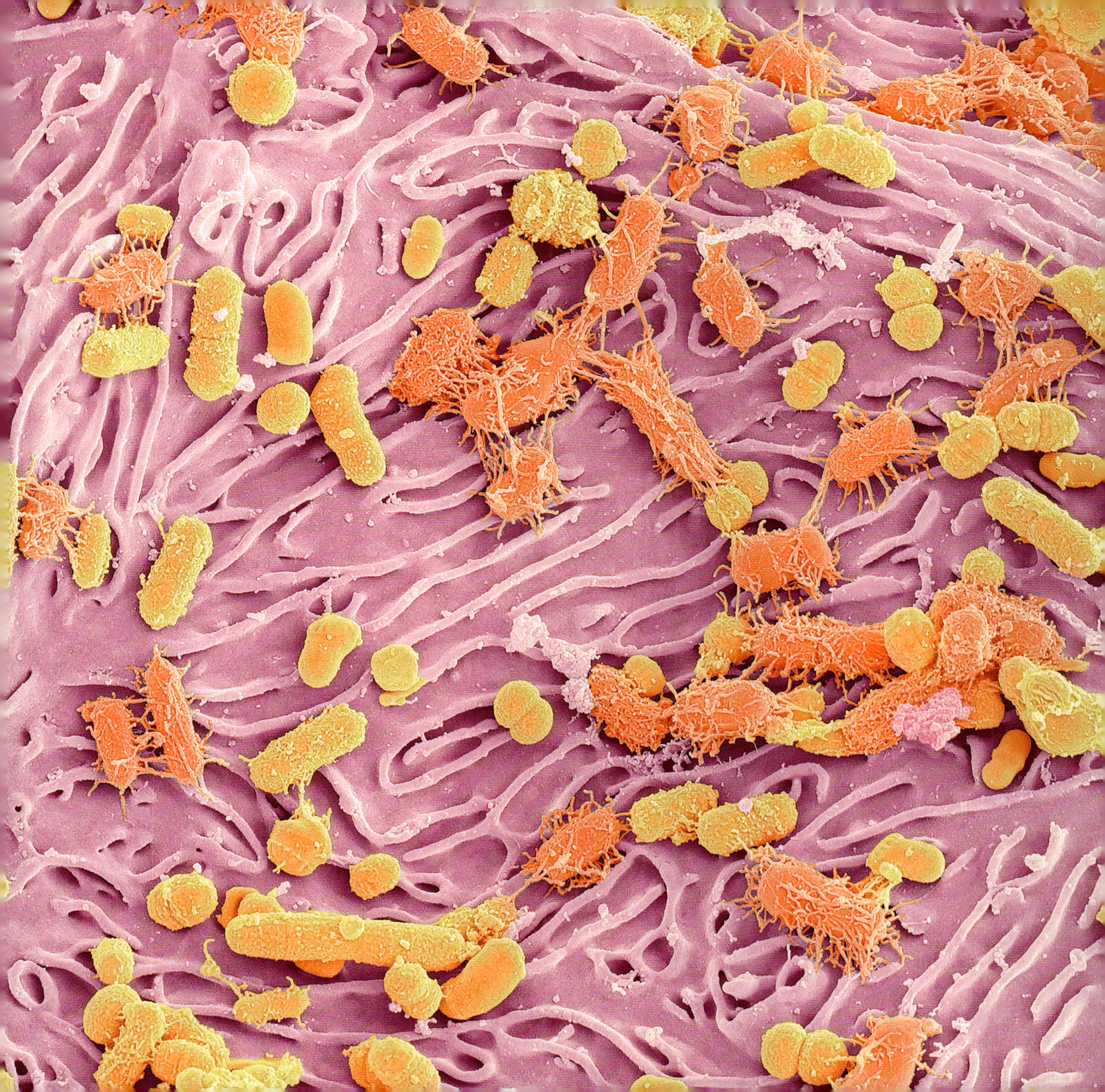

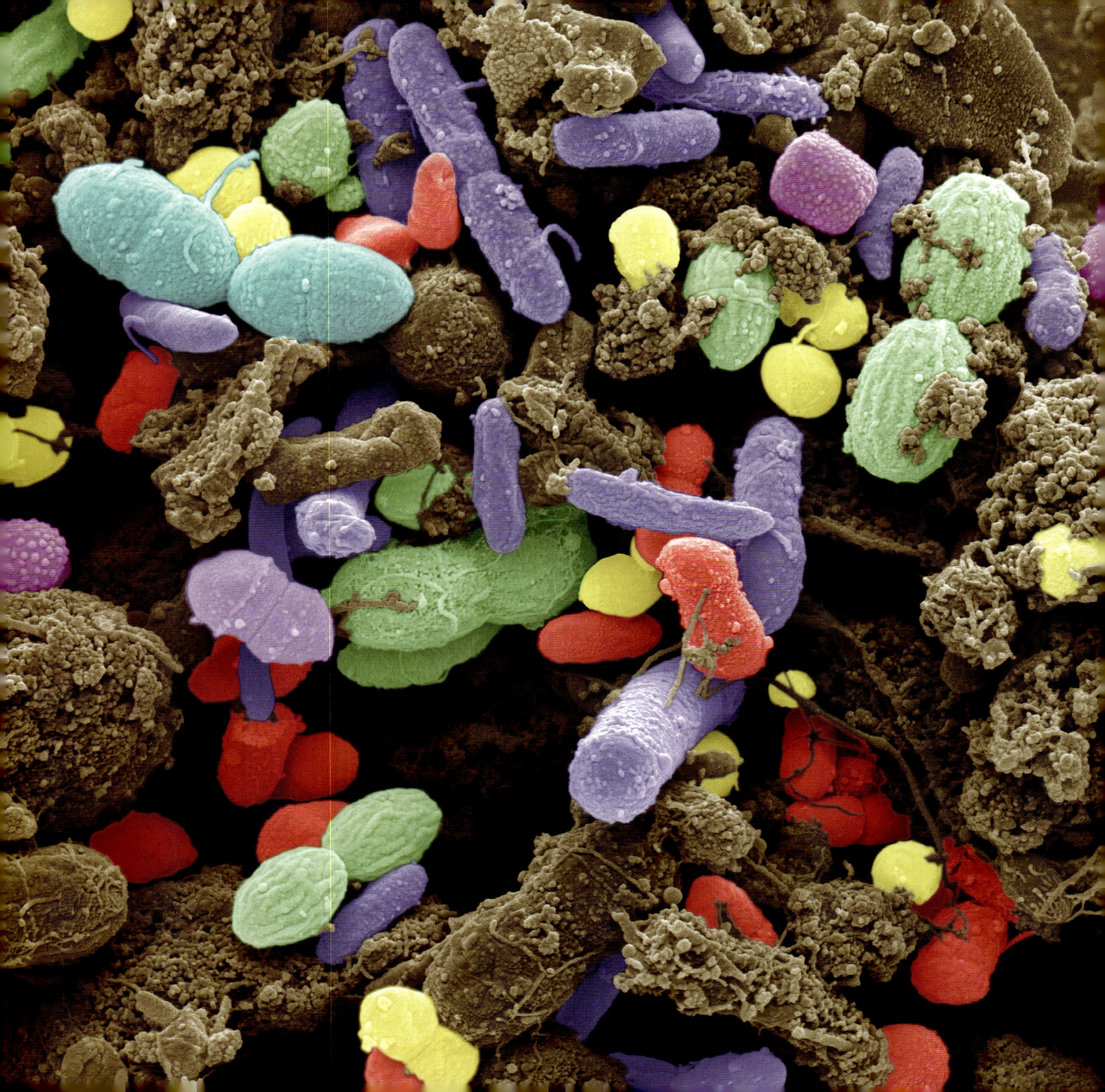

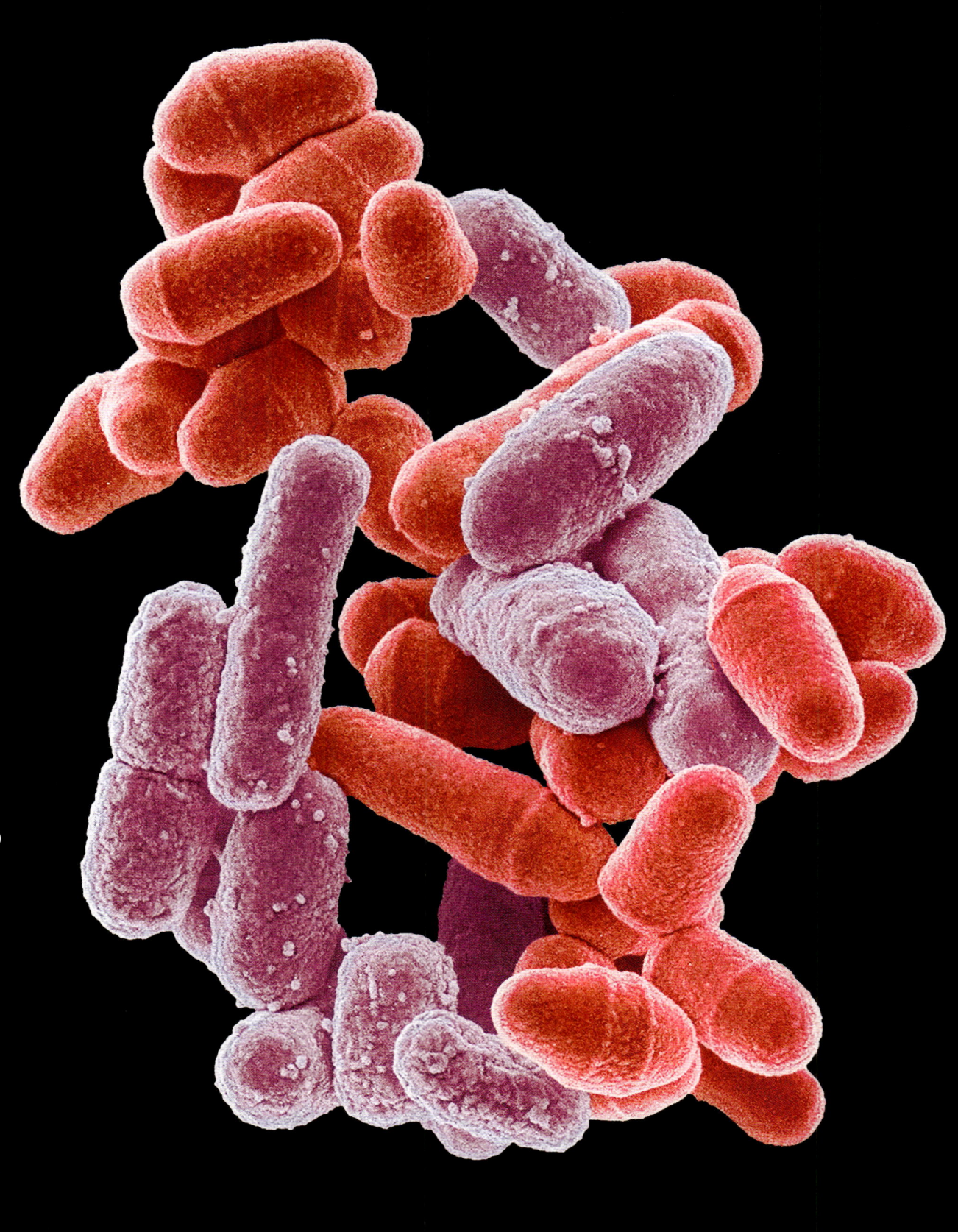

（左） **糞便中の細菌**
（走査型電子顕微鏡写真）

　ヒトの便の約50パーセント（乾燥物換算）は腸内細菌だ。ヒトの腸には消化吸収を助ける「よい」細菌がたくさん存在する。汚染された食物から腸に入ったサルモネラや大腸菌は深刻な病気を引き起こす。よい細菌も悪い細菌も便中に排泄されるので、排便後の衛生状態を良好にしておくことは病気の蔓延を防ぐうえで重要な手段だ。（8000倍、表示画面幅10cm）

（右） **細菌と真菌**（走査型電子顕微鏡写真）

　細菌と真菌は、共生と呼ばれる相互に有益な関係を構築しながら、しばしば自然界で共存する。この写真ではピンクの桿菌が細菌で、それより短い（写真では赤色）ものが真菌だ。食品製造者はこの共生関係を利用し、また、医療関係者の興味の対象にもなっている。たとえば、大腸菌やセラチア菌（ともに細菌）と *Candida tropicalis*（真菌）はクローン病の発症に関連が深い。これらの関連が解明されれば、よい治療法の発見につながるだろう。（6000倍、表示画面の高さ10cm）

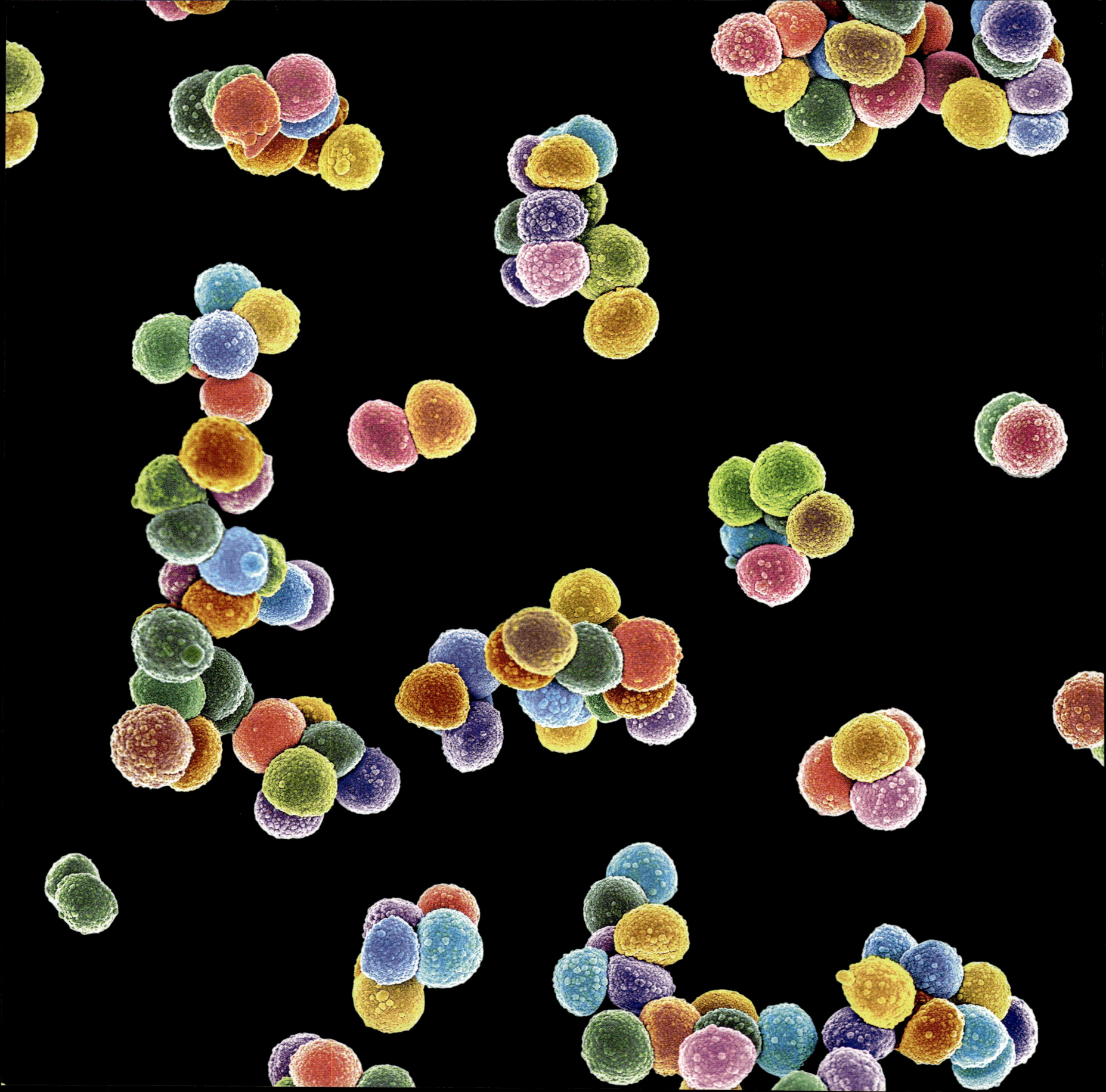

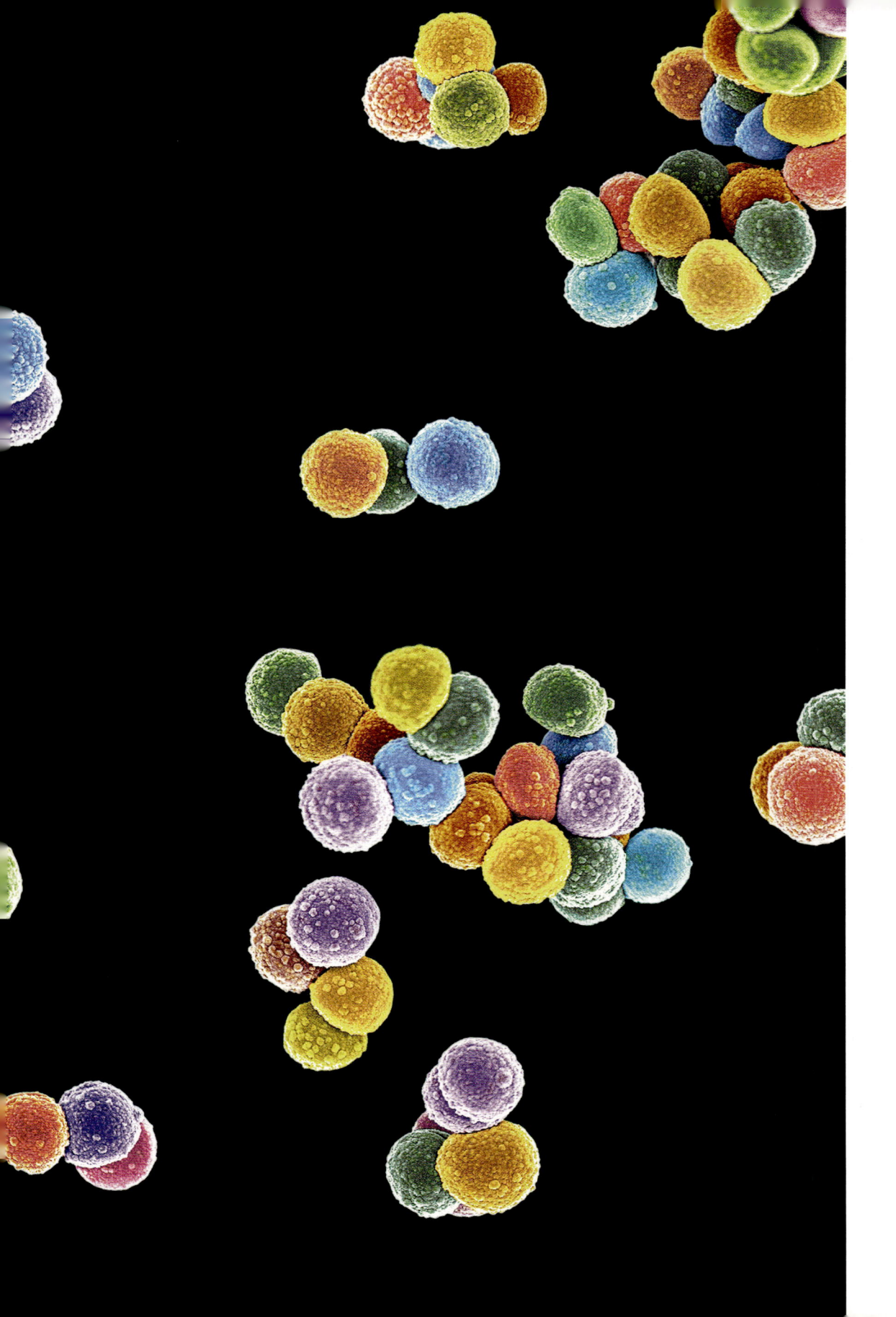

MRSA（メチシリン耐性黄色ブドウ球菌）
（走査型電子顕微鏡写真）

　MRSAはメチシリン耐性黄色ブドウ球菌（Methicillin-resistant *Staphylococcus aureus*）のことで、院内のスーパー耐性菌（訳注：ほとんどの抗生物質に対して耐性をもつ菌）として通っている。3人に1人がこの菌を保有しているが、健全な免疫系のおかげで悪影響を受けない。しかし、不幸なことに防御機構が弱っている人はこの菌の影響を受けやすい。特に外科手術後の回復期にある人やカテーテルなどの侵襲的な器具を挿入している人はそうだ。感染すると最初に皮膚にできものができて、ほかの部位に広がる。MRSAは抗生物質に強い耐性をもつ。（倍率不明）

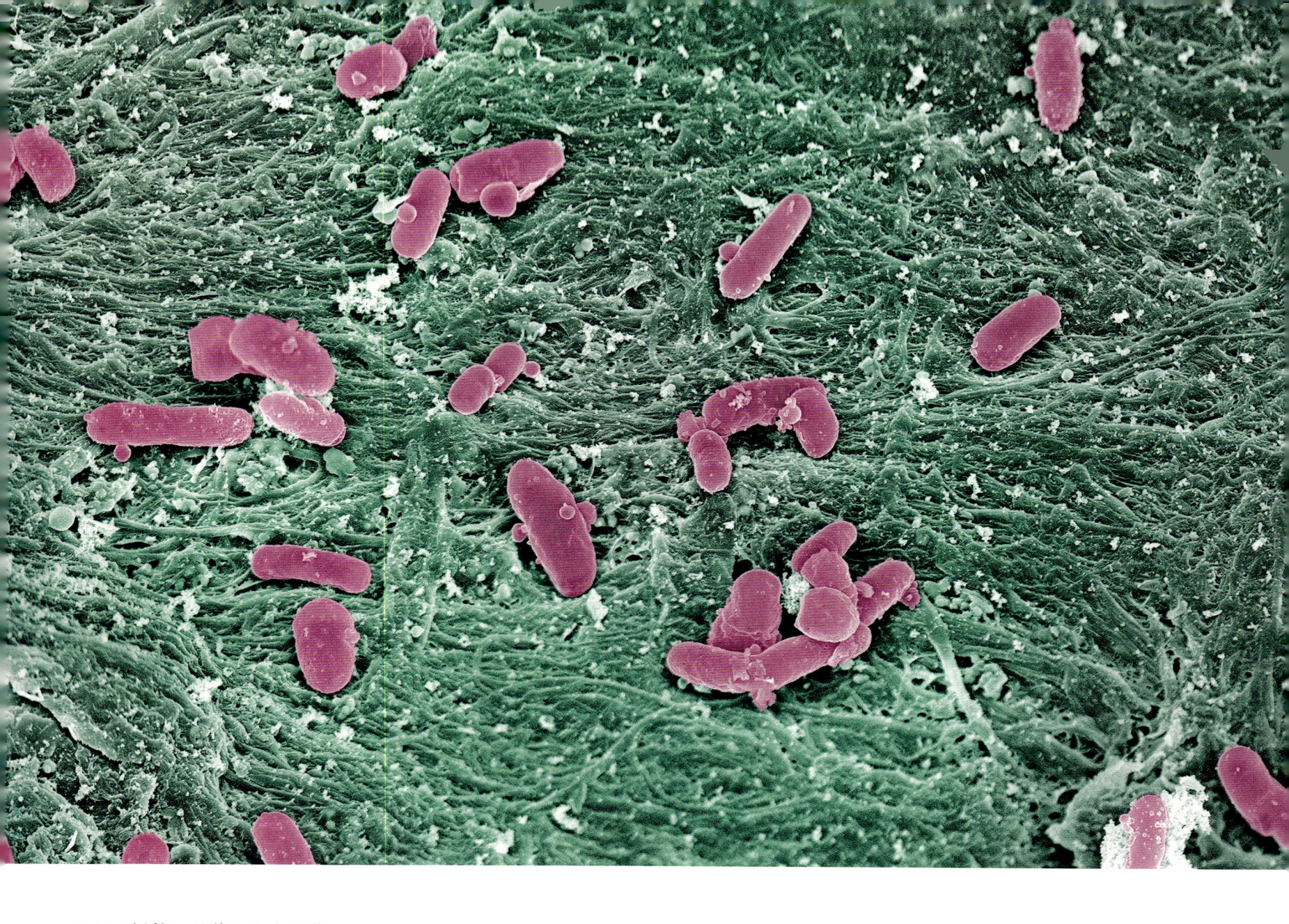

1ドル紙幣に付着した大腸菌

　緑色で示したのは1ドル紙幣の線維で、ここに付着する紫色の桿菌が大腸菌だ。大腸菌には多くの株があり、腸内に常在するものはほぼ無害で、ビタミンK2をつくり出したり、有害な細菌を排除する。しかし、汚染された食品とともに体内に入ってくる大腸菌の中には、ひどい下痢や発熱、尿路感染症を起こすものがある。水分補給と抗生物質の投与で治療可能だ。(倍率不明)

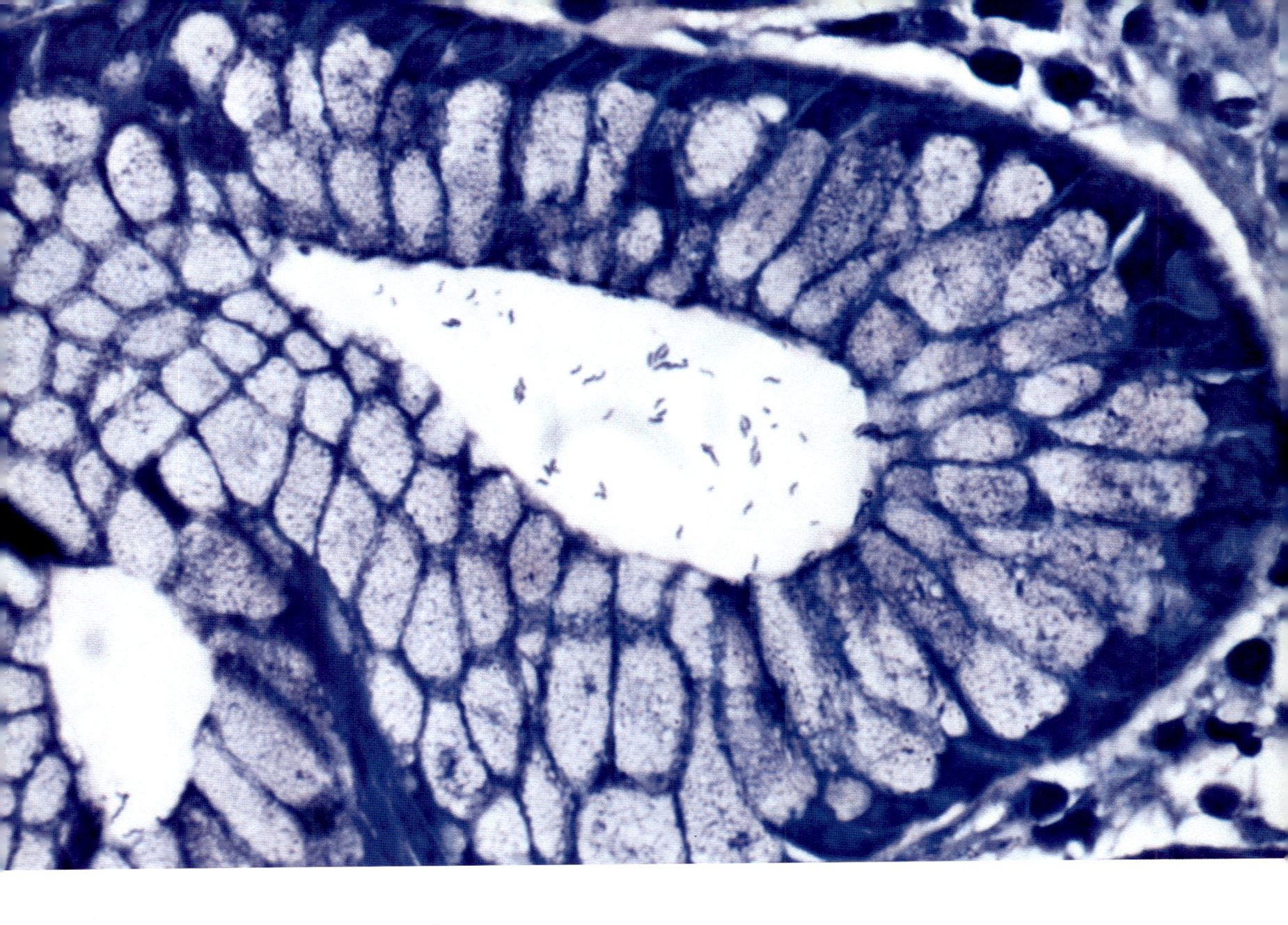

腺窩に見られるピロリ菌 *Helicobacter pylori*

　ピロリ菌が胃に存在していても、3人に2人は悪い影響が現れない。しかし、胃壁を守る耐酸性の粘膜をピロリ菌が攻撃すると、胃潰瘍になる。潰瘍は成人に現れやすいが、ピロリ菌は小児期に汚い水から取り入れてしまうことがほとんどだ。この写真では、胃粘膜のひだにできた空洞に見られる黒っぽい小さな点がピロリ菌だ。（倍率不明）

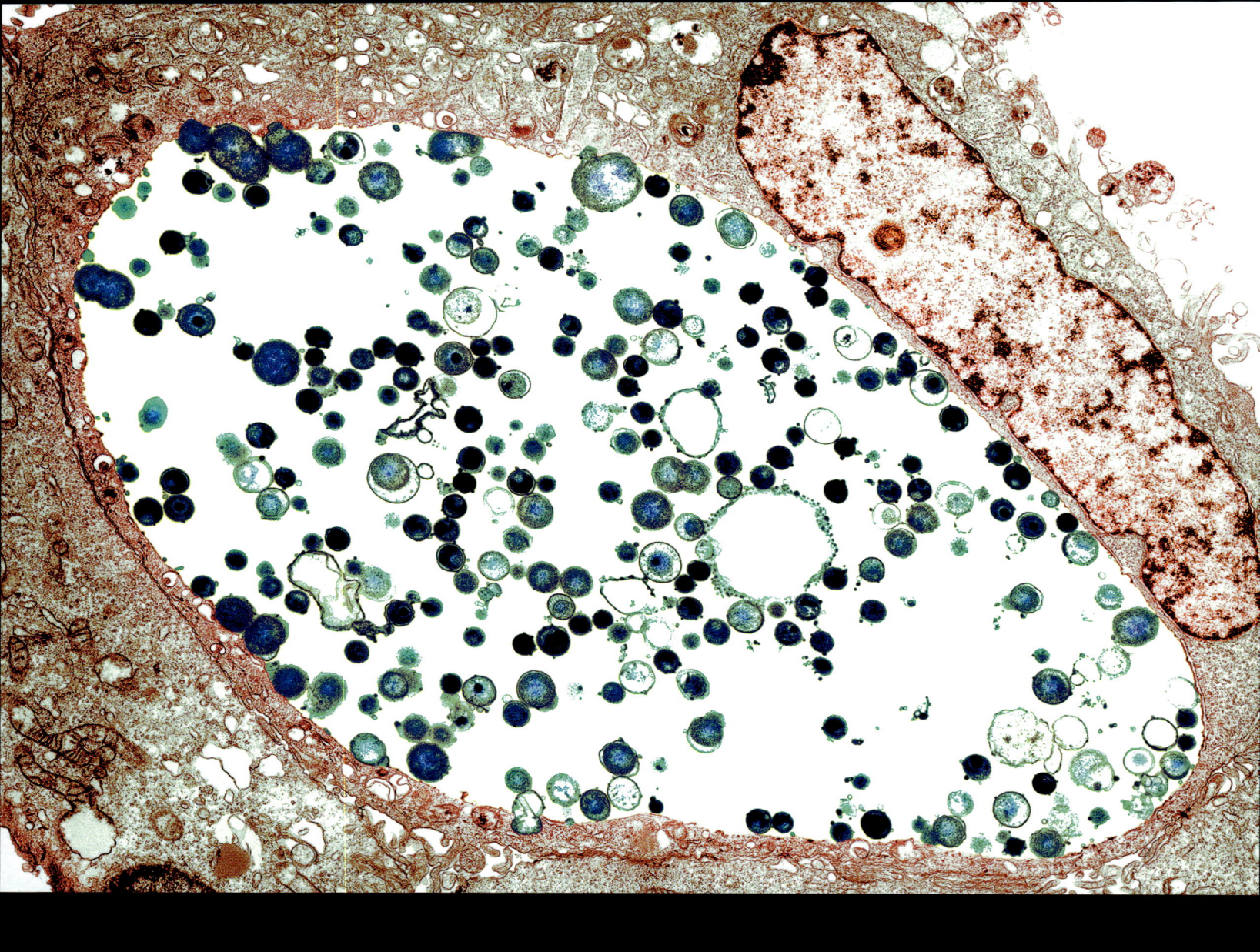

㊤ _Chlamydia trachomatis_（透過型電子顕微鏡写真）

　青い球体はクラミジアで、感染した細胞（写真では赤色）の内部での様子を示している。この細菌は栄養源を細胞のアミノ酸に依存している。クラミジアは性行為により感染する細菌で、性器や目、リンパ節に病変を引き起こす。抗生物質で容易に治療できるが、治療しないと失明することがある。感染者は女性に多く、男性の3倍で、25歳以下の女性には定期的な検診が推奨される。（2000倍、表示画面幅10cm）

㊨　淋菌（走査型電子顕微鏡写真）

　これはヒトの皮膚細胞（写真では緑色）上の淋菌（写真では赤色）だ。淋病は性行為によって感染する病気で、症状はクラミジア感染症に似て、性器の痛みや膿を生じる。淋病を英語ではclapというが、この病気を拾う場所である売春宿を意味するフランス語のスラング _le clapier_ からきている。検査せずに放置していると、体中に淋病が広がり、関節や心臓の弁に炎症を起こす。（倍率不明）

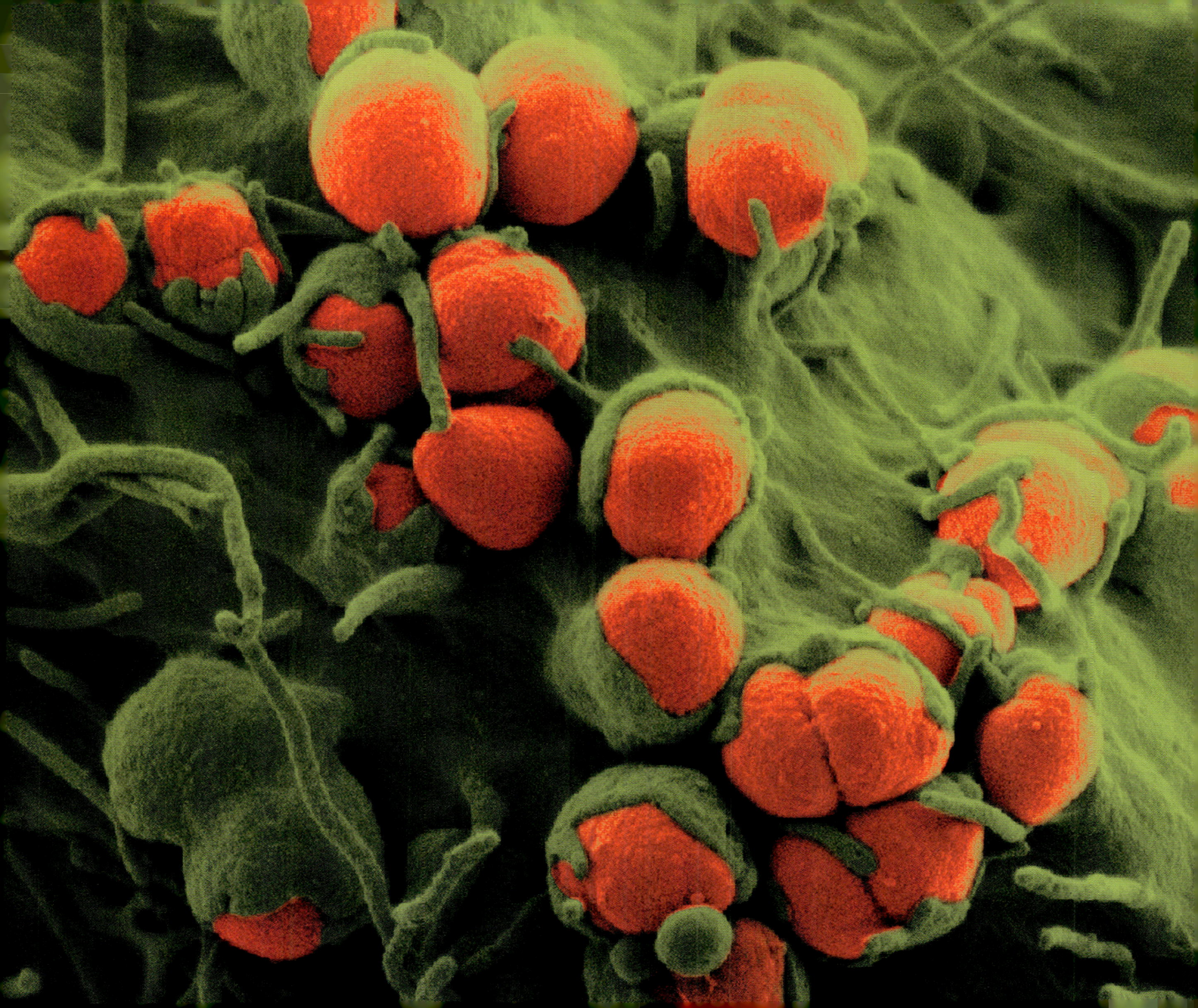

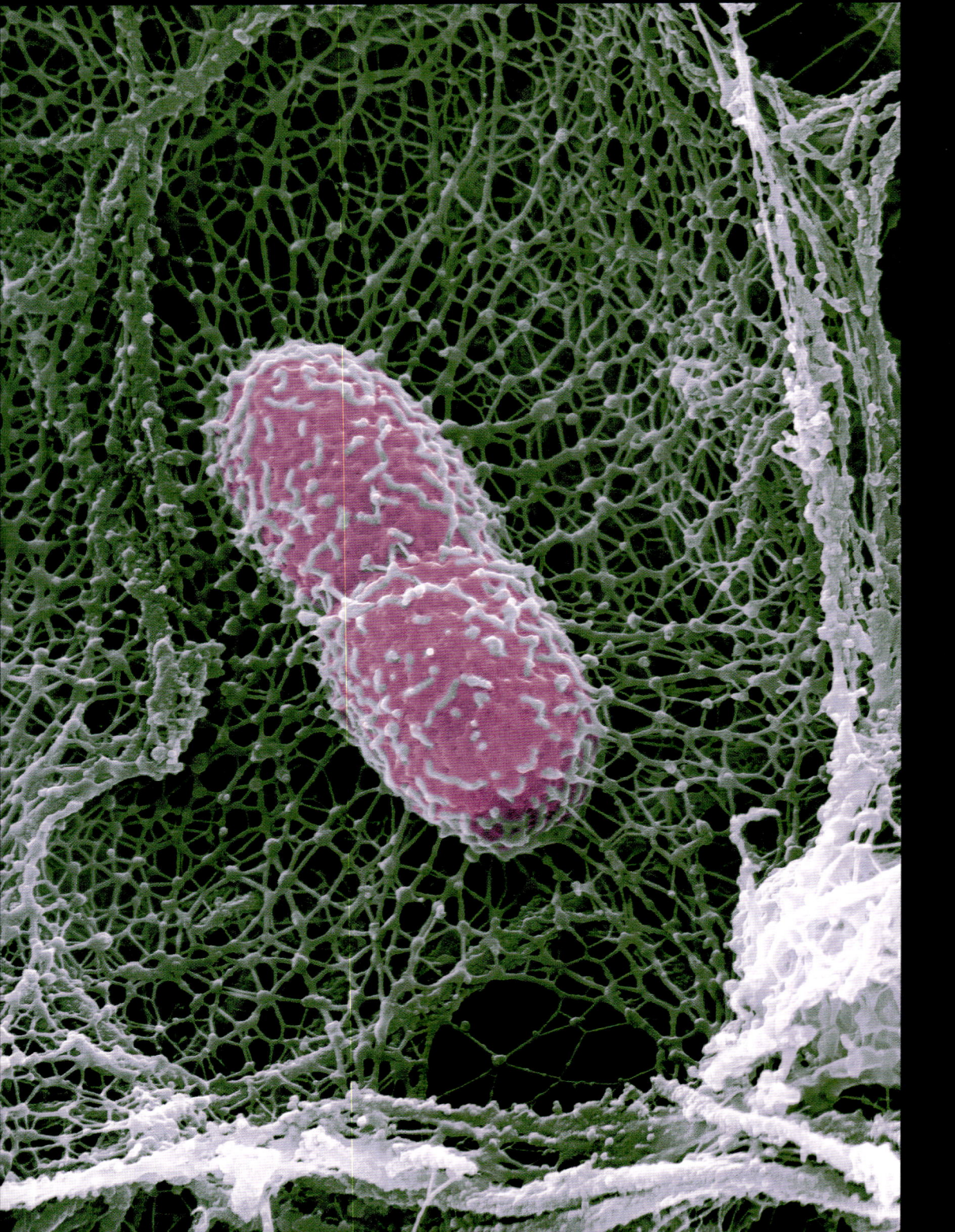

肺炎桿菌 *Klebsiella pneumoniae*
（走査型電子顕微鏡写真）

　肺炎桿菌は免疫系の弱った人に肺炎を起こす。しかし、この写真では体のもつ防御機構が細菌に対してよく働いているところが撮影されている。マウスの肺組織を肺炎桿菌（写真ではピンク）が攻撃している。免疫系で最も数の多い細胞である好中球は、DNAやRNA、そしてタンパク質を編み合わせたネット（写真では緑色）で侵略者を捕らえて殺すのだ。（倍率不明）

表皮ブドウ球菌
Staphylococcus epidermidis
（走査型電子顕微鏡写真）

　ブドウ球菌属には40種以上が属しており、これはその1つ。名前が意味するところは「ブドウの房」（*Staphylococcus*）と「表皮」（*epidermidis*）だ。同属の細菌にはMRSAがあるが、表皮ブドウ球菌は皮膚に常在し、通常は無害だ。しかし、免疫が低下したり、カテーテルなどの医療機器を挿入して傷口が開いている場合などは表皮ブドウ球菌に感染しやすくなる。表皮ブドウ球菌は樹脂に付着するバイオフィルムを形成する能力が高く、ほかの細菌がこれに付着する。（5800倍、表示画面幅6cm）

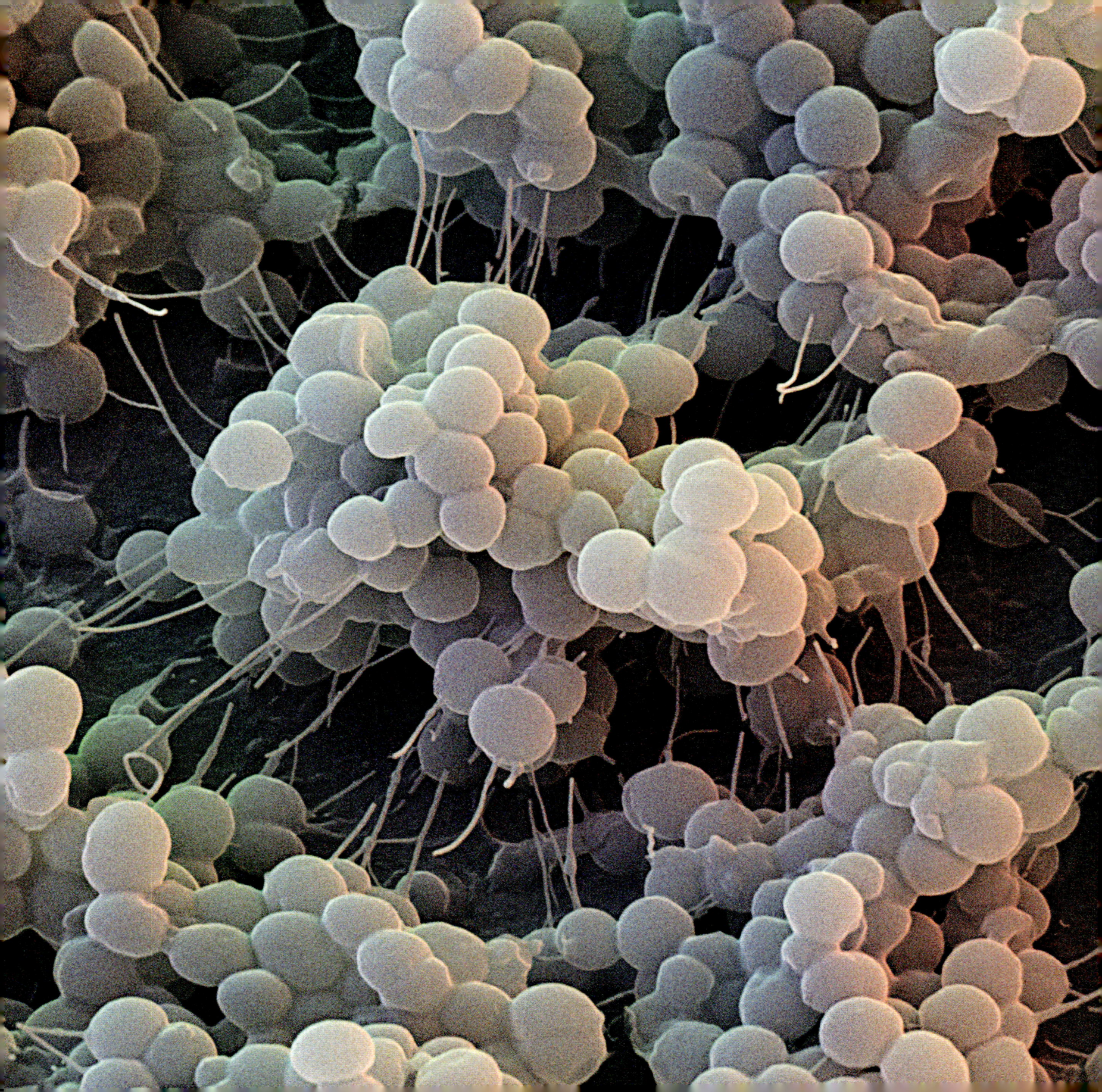

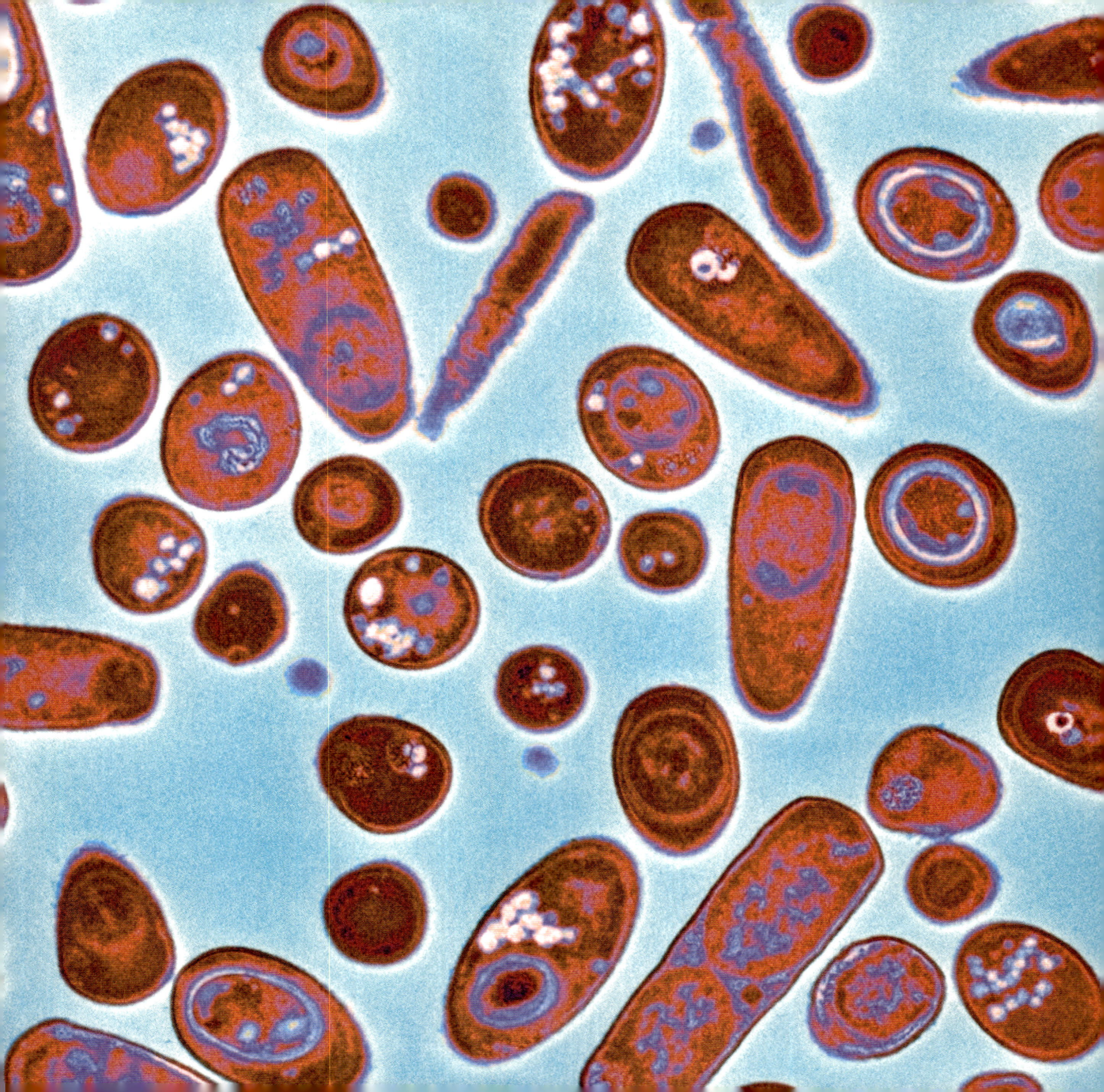

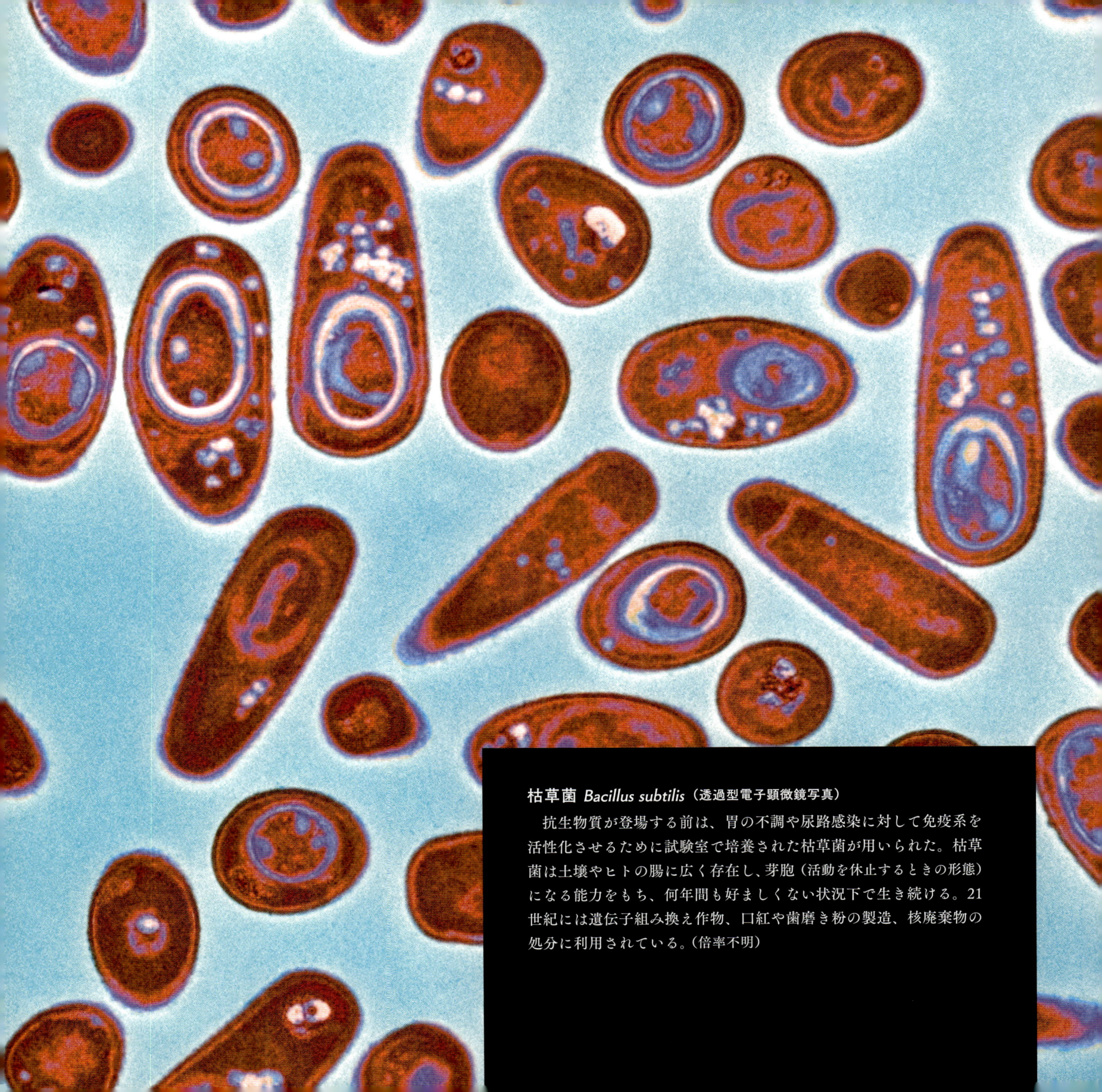

枯草菌 *Bacillus subtilis*（透過型電子顕微鏡写真）
　抗生物質が登場する前は、胃の不調や尿路感染に対して免疫系を活性化させるために試験室で培養された枯草菌が用いられた。枯草菌は土壌やヒトの腸に広く存在し、芽胞（活動を休止するときの形態）になる能力をもち、何年間も好ましくない状況下で生き続ける。21世紀には遺伝子組み換え作物、口紅や歯磨き粉の製造、核廃棄物の処分に利用されている。（倍率不明）

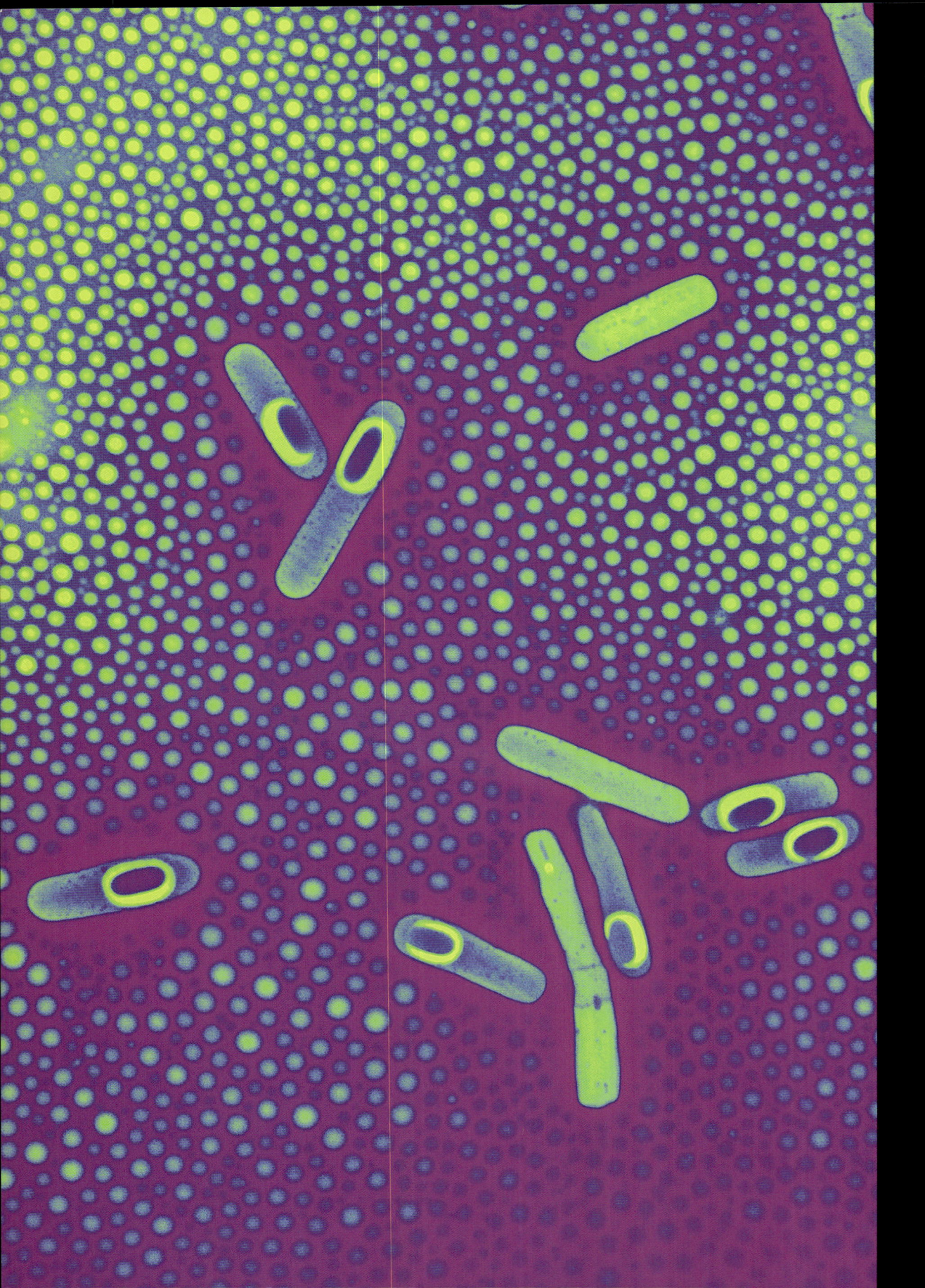

左 右 ディフィシル菌
Clostridium difficile
（透過型電子顕微鏡写真）

　健康な腸にはディフィシル菌（ここでは2種の画像を示す）を含め、多くの細菌がバランスよく存在する。抗生物質（別の感染症治療のために処方されたものなど）を服用するとこのバランスがくずれる。抗生物質はほかの細菌まで殺してしまうので、抗生物質に耐性をもつディフィシル菌が幅を利かすようになる。結果として腸の炎症が起き激しい下痢を伴って、重篤な場合は死に至る。左側の写真で見られる細菌内部の紫色のスポットは芽胞で、清潔でない場所でなら数週間生きることができる。（左：2500倍、　表示画面の高さ10cm）（右：3万2000倍、表示画面の高さ10cm）

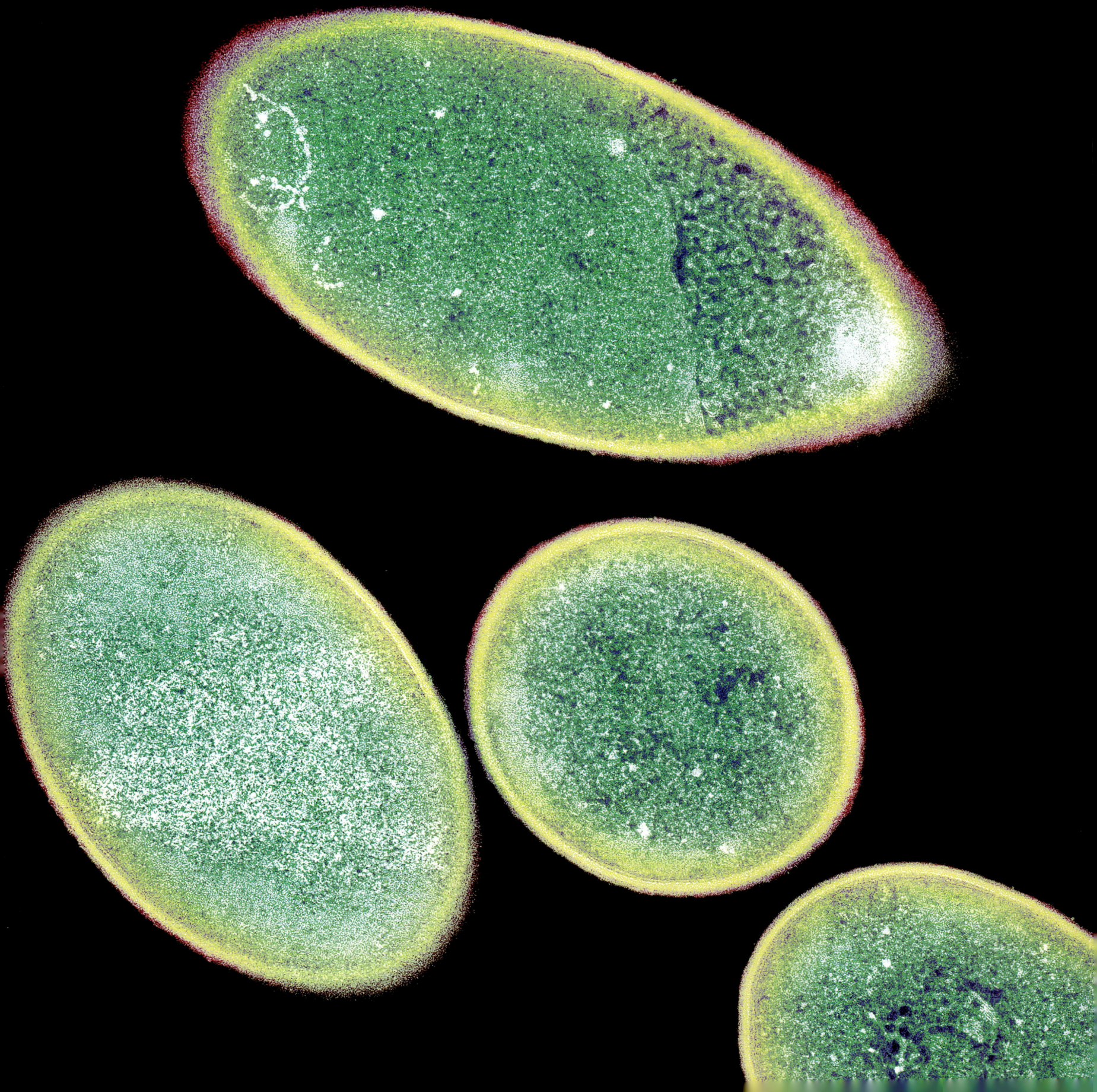

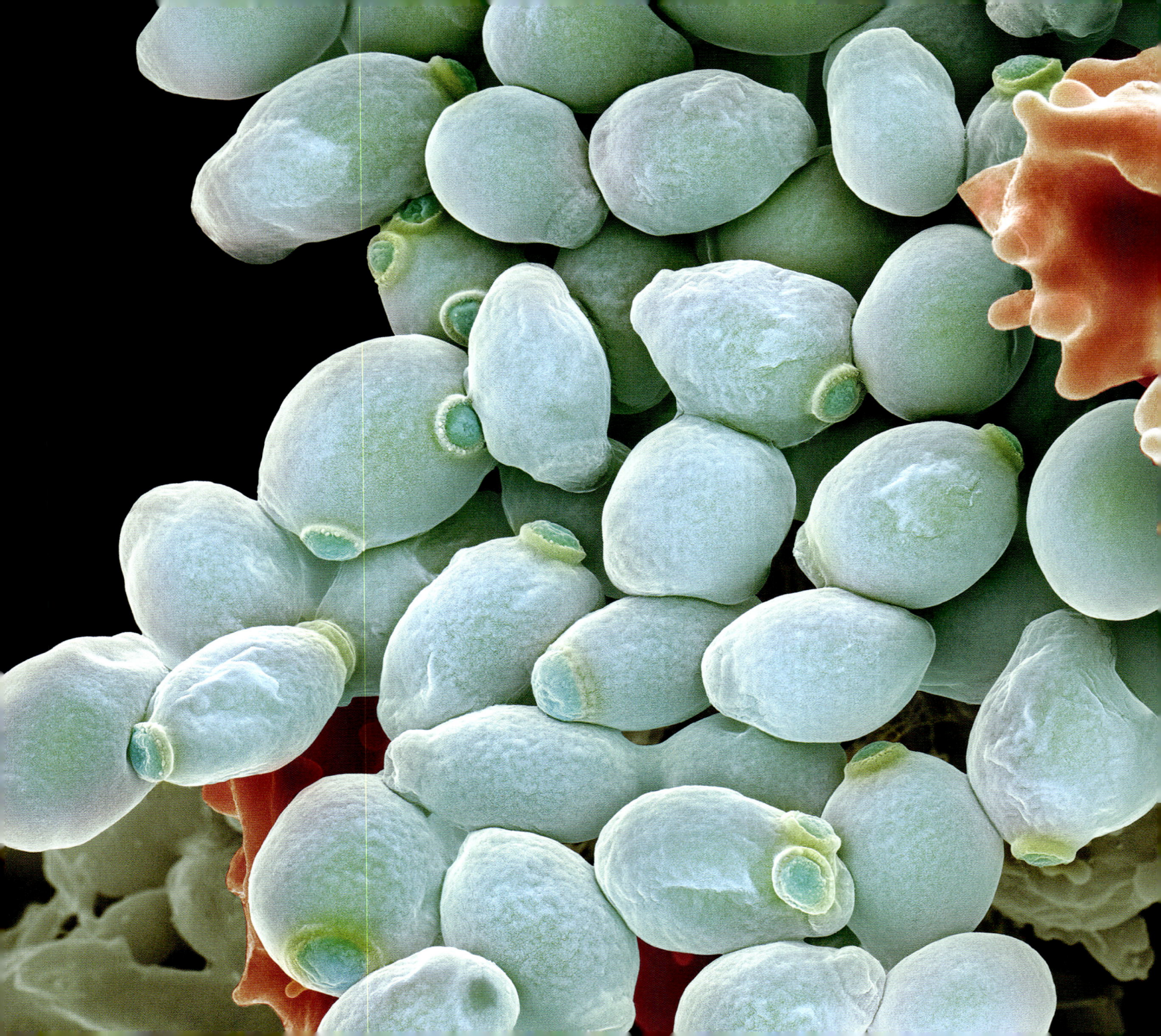

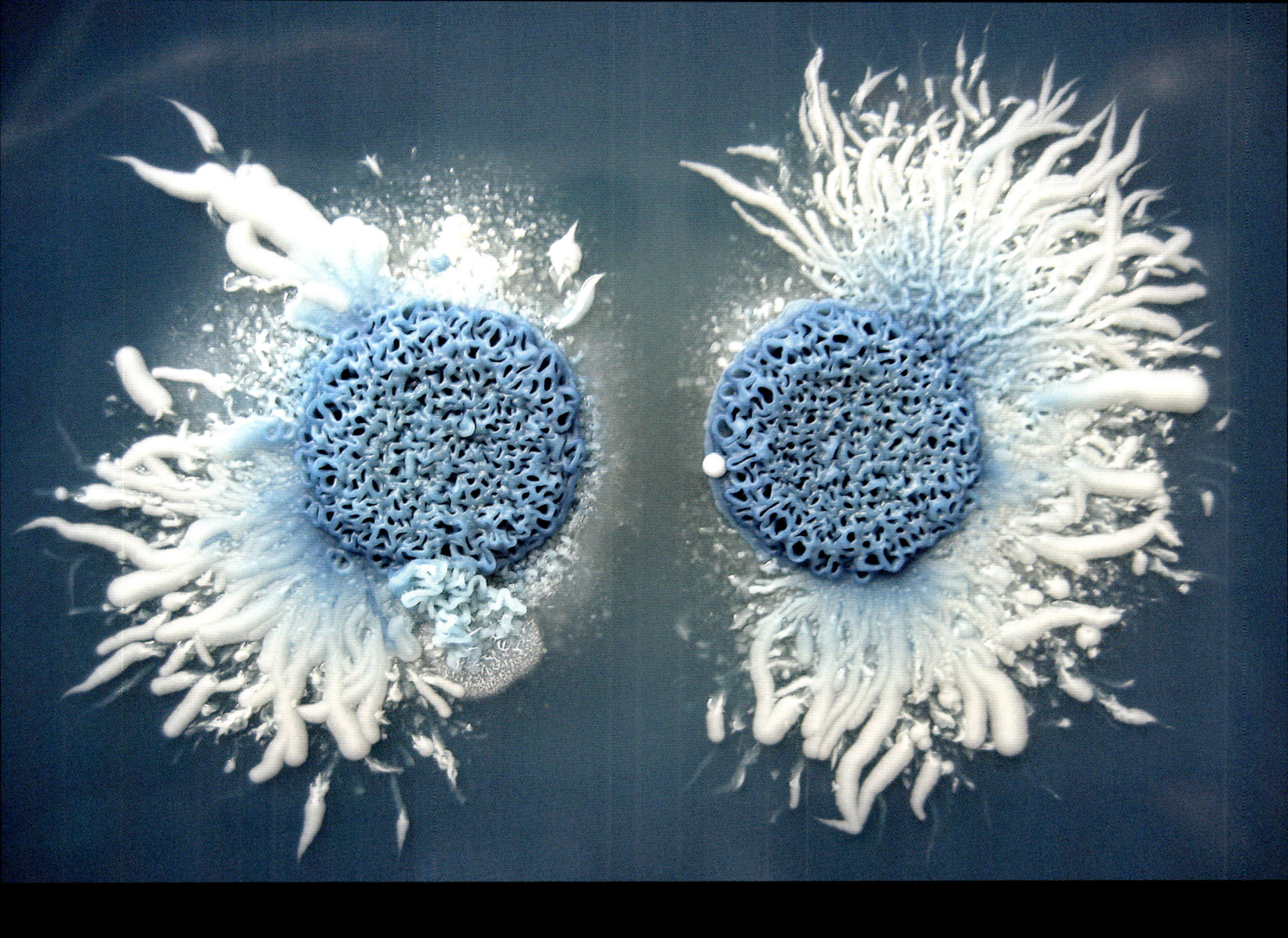

左 *Candida albicans*（走査型電子顕微鏡写真）

　Candida albicans は真菌で、多くの人に常在し、悪い影響は及ぼさない。抗生物質を長期に服用したり、免疫系が弱っていたりすると、この菌の増加を促進することになり、口内カンジダ症や膣カンジダ症、おむつかぶれを起こす。過剰に成長すると菌の性質が変化し、ふつうは単細胞の真菌が多細胞になり、抗菌剤や抗生物質に耐性をもつようになる。この写真は、尿路感染症を患う人から採取した尿のサンプルで見つかった *Candida albicans* を撮影したものだ。（4000倍、表示画面幅10cm）

上 *Candida albicans*（マクロ撮影）

　試験室で培養した *Candida albicans* の2つのコロニーを撮影した。海藻から得られるカンテンで調製した培地で生育し、通常は鈍い緑色を呈する。*Candida albicans* は周囲のpHを上げるように働く。つまり酸性度を下げてアルカリ度を高めるので、生育の過程でカンテンは青色になる。コロニーからの白色の突出物は栄養を求めてカンテンに入り込むが、隣のコロニーには手を伸ばさない。（倍率不明）

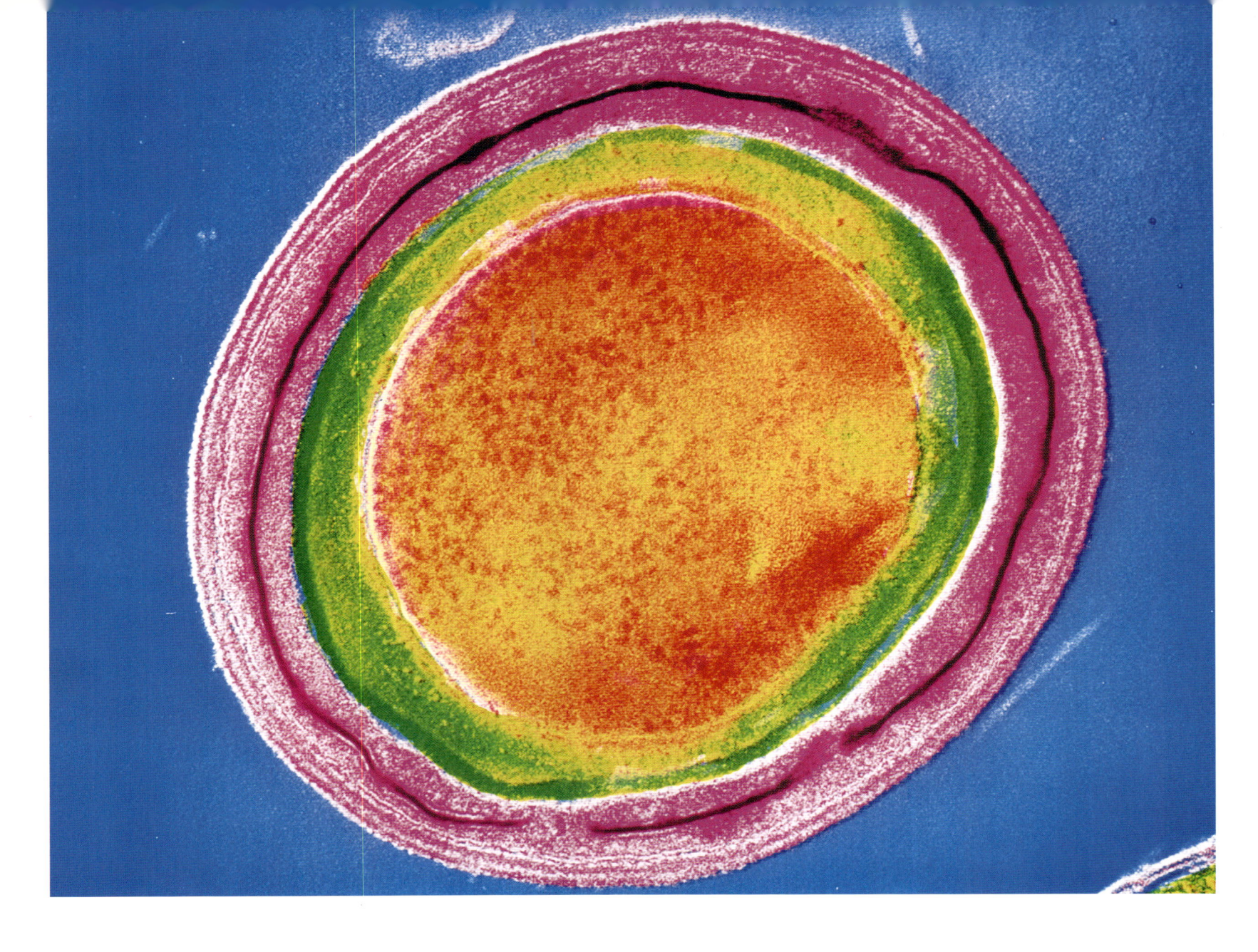

⊕ 破傷風菌 *Clostridium tetani* の芽胞（透過型電子顕微鏡写真）

　芽胞の状態に移行できる細菌は多い。芽胞は、発芽に適した状態になるまで冬眠して自身を守るようなものだ。これは破傷風菌の芽胞（写真ではオレンジ色と緑色）で、多層の膜（紫色）に包まれて土壌や腸に存在する。傷口から侵入してこなければ害はないが、破傷風を発症すると、開口障害や体の痛みを生じ、筋肉のけいれんを起こして死に至ることがある。ワクチン接種により予防できる。（1万2150倍、表示画面幅10cm）

⊕ 百日咳菌 *Bordetella pertussis*（透過型電子顕微鏡写真）

　百日咳菌の横断面。それぞれの菌の中央付近の黄色の部分は細菌のDNAで、細胞壁に囲まれている。百日咳では、咳の終わりに息を吸い込むとき、独特のゼーゼーという音がする。百日咳は空気感染し、新生児、特に早産児で致死率が高い。ワクチンで効果的に予防できるが、感染後に抗生物質を投与してもうまく治療できない。（9000倍、表示画面幅6cm）

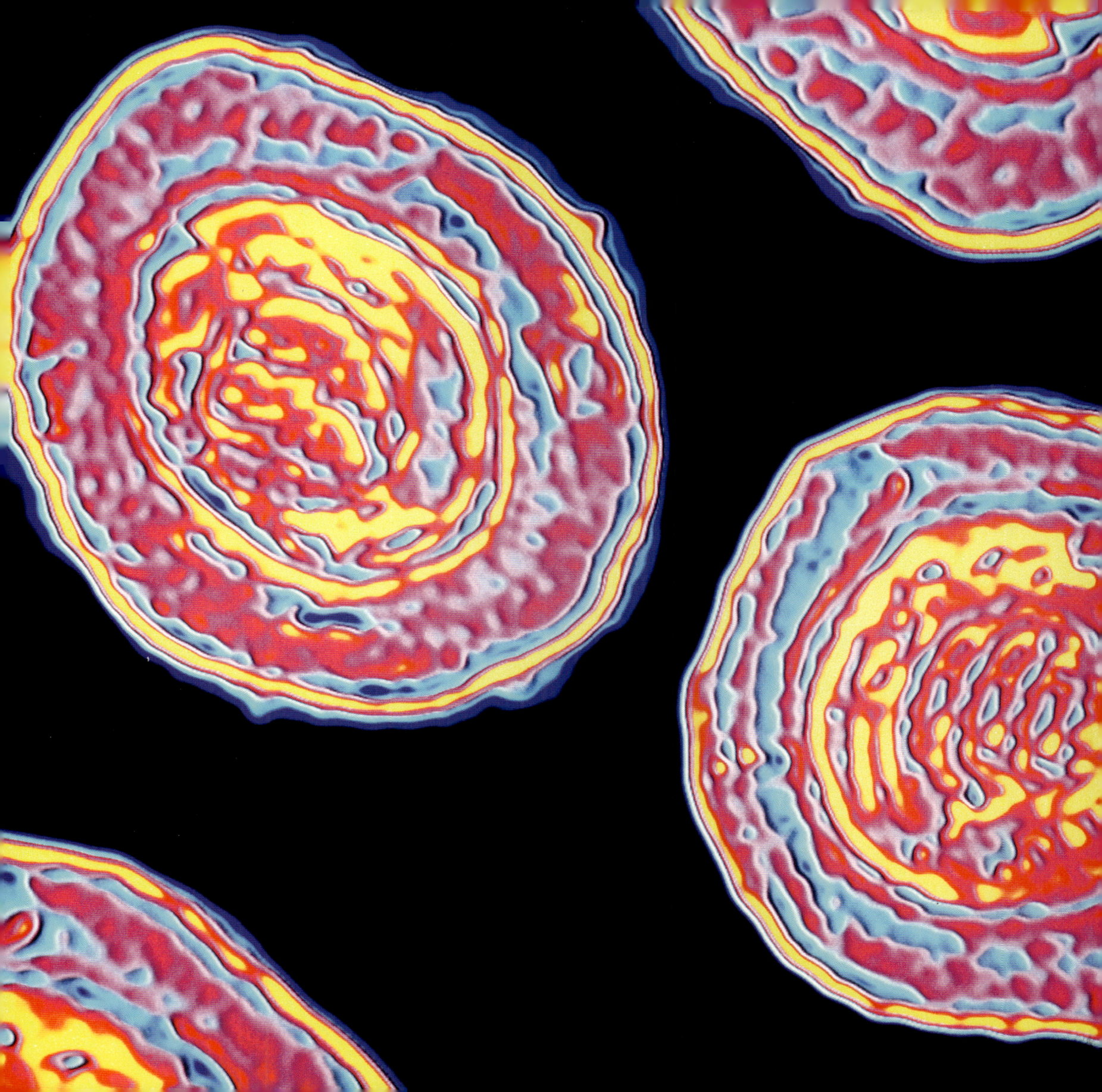

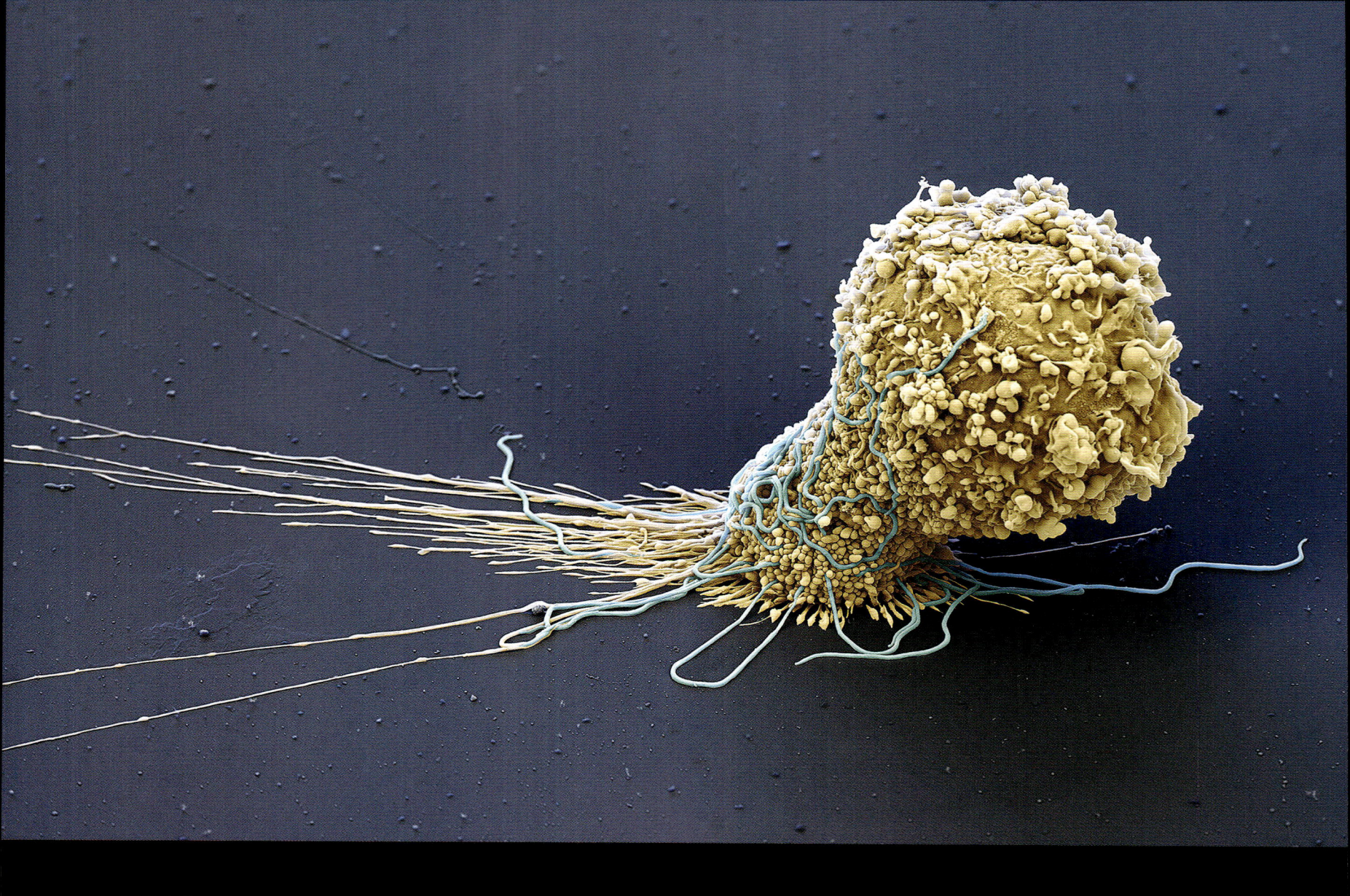

⊥ 細菌を飲み込もうとしているマクロファージ
（走査型電子顕微鏡写真）

　マクロファージは細菌に対抗する白血球だ。その役割は、血中に入った有害な細菌を見つけ出して破壊することだ。これは、マクロファージ（写真では黄色）が長い繊維を利用してボレリア *Borrelia* 属の菌（写真では青色）を捕らえて引き寄せようとしているところだ。*Borrelia burgdorferi* をはじめとするライム病ボレリアはダニやシラミから伝染し、ライム病を起こす。マクロファージは細菌を捕らえて、これを飲み込み、細菌による危害を無効にする。（2080倍、表示画面幅10cm）

右 白血球に取り込まれる MRSA （走査型電子顕微鏡写真）

　表面がでこぼこした黄色の球体はMRSA（メチシリン耐性黄色ブドウ球菌）。MRSAは手術後の回復期にある患者やAIDSを発症した人などの弱った免疫系を攻撃する。この菌は抗生物質に強い耐性をもつが、健康な免疫系にはかなわない。写真は食作用の過程を撮影したもので、MRSAが白血球に捕らえられて飲み込まれる様子を示している。白血球は免疫系の前線を担う。（倍率不明）

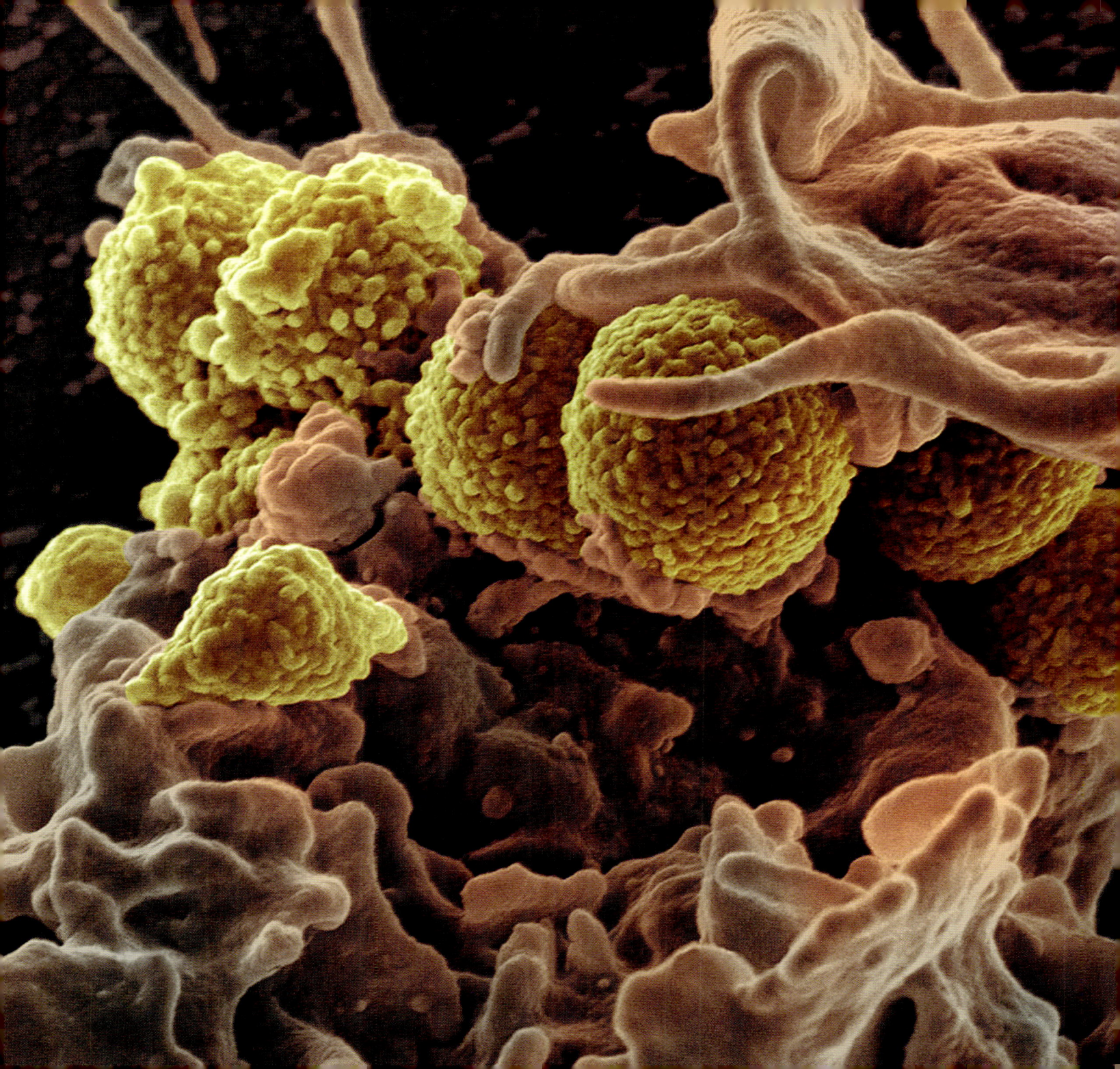

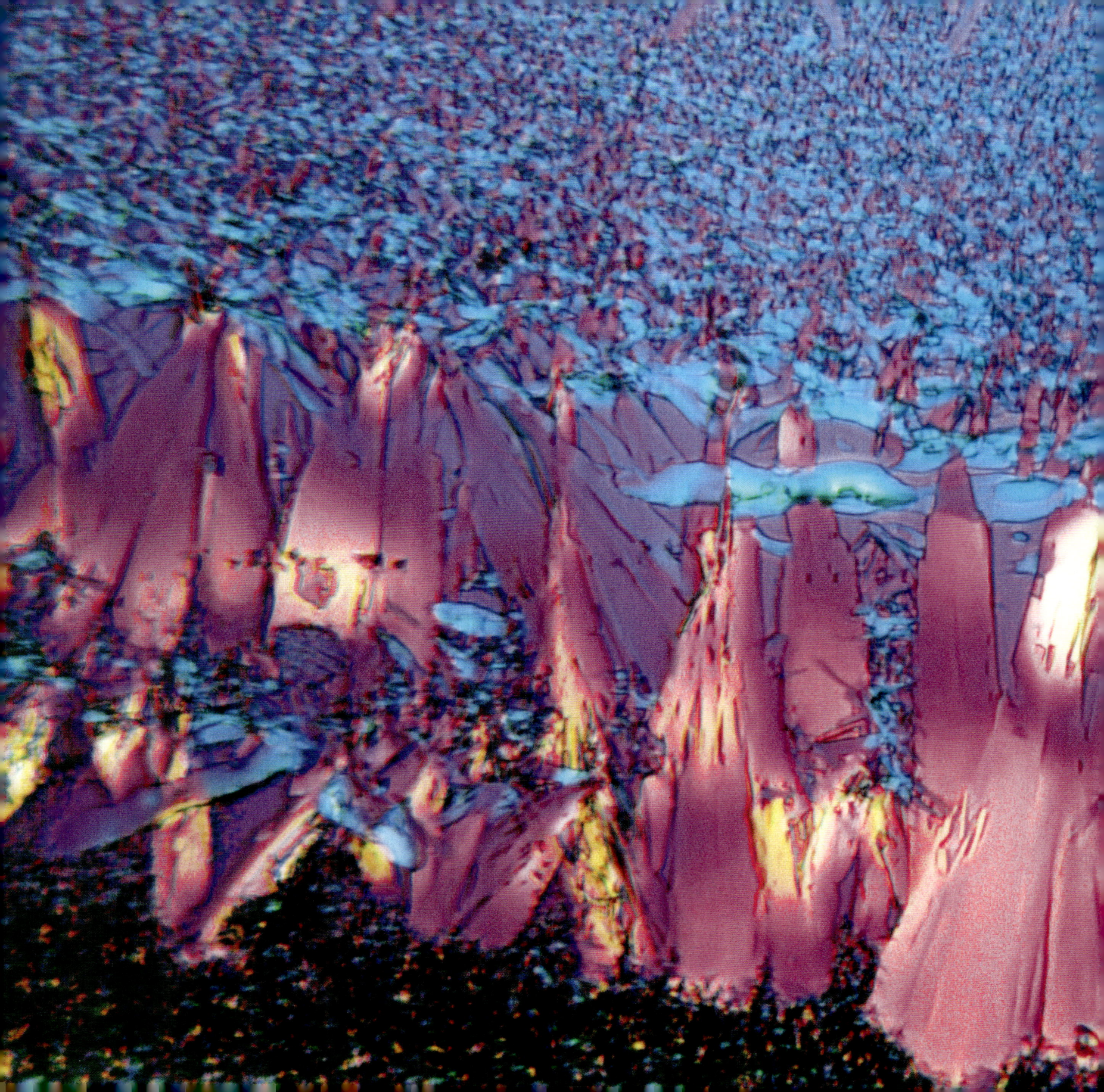

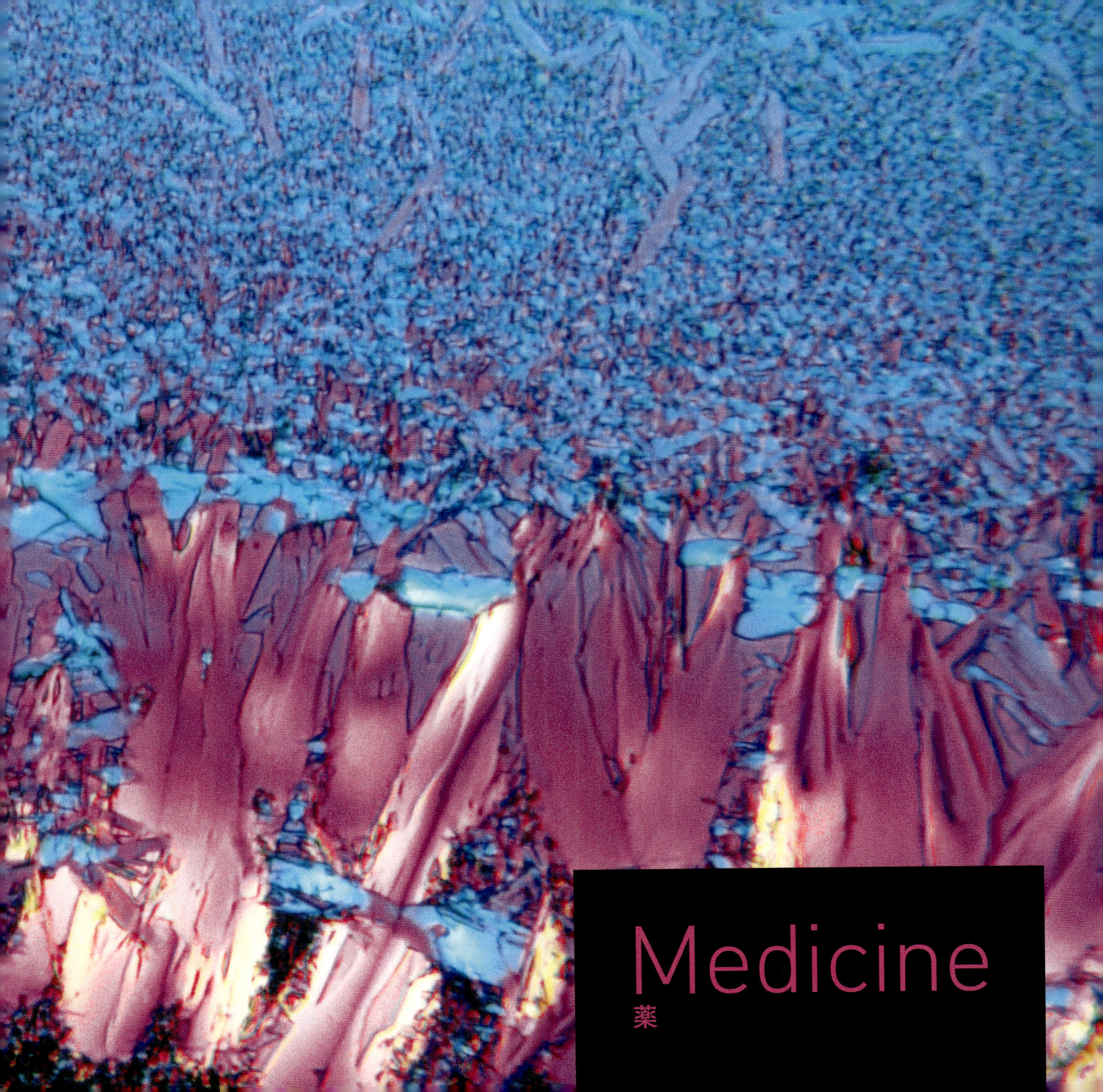

Medicine

薬

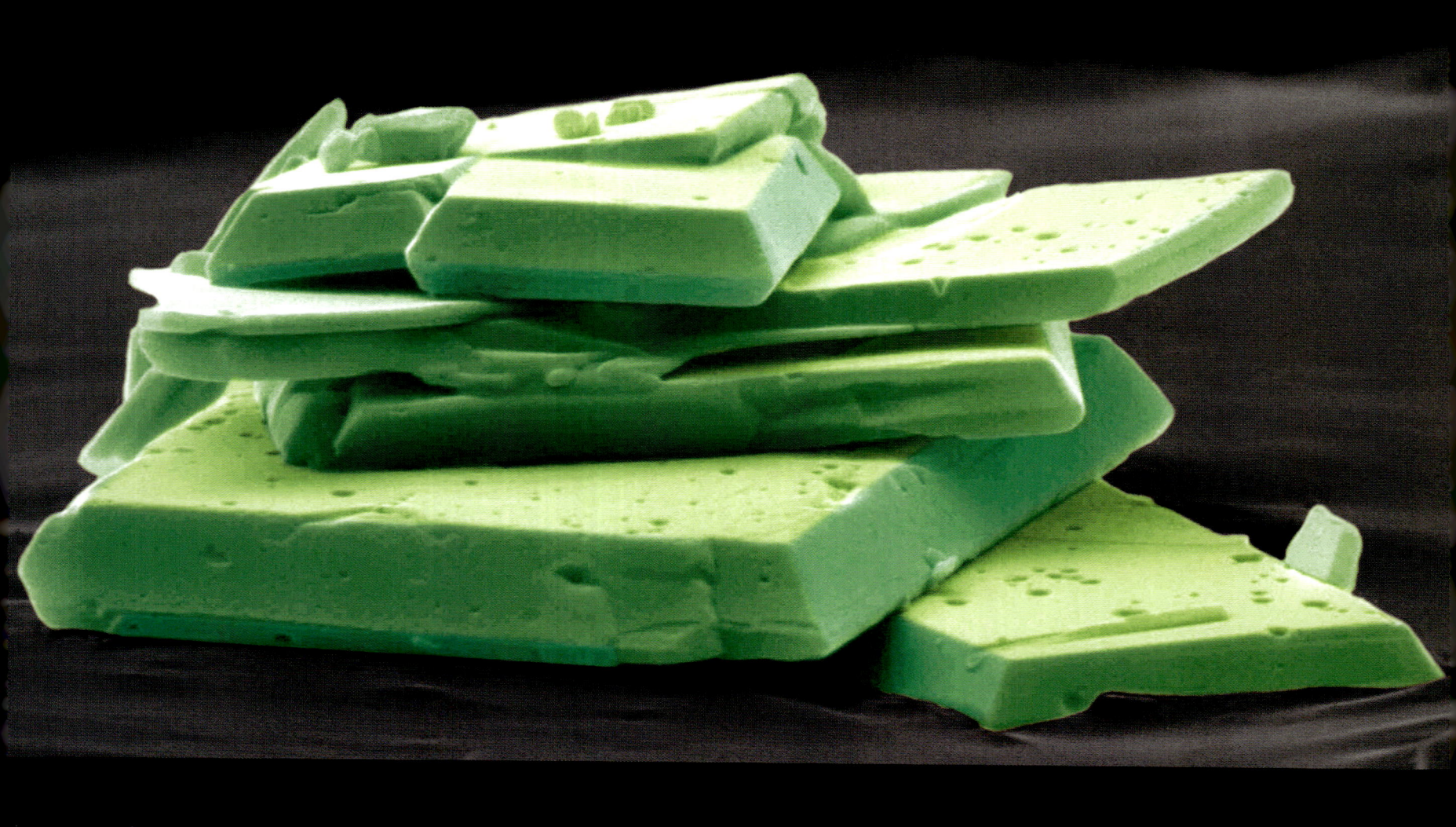

前ページ ペニシリン（偏光顕微鏡写真）

　ペニシリンは最も早くに発見された抗生物質で、感染性のブドウ球菌やレンサ球菌と戦うために利用される。初めて医療に用いられたのは、1928年にアレクサンダー・フレミング博士によって発見されてから14年後のことだった。元々はペニシリウム属の真菌が産生する物質であるが、現在では大量に化学合成される医薬品の1つである。しかし、ペニシリン系抗生物質の使用が増加するにつれ、細菌の抵抗性も高くなっている。（70倍、表示画面幅10cm）

上 ベクロメタゾンの結晶（走査型電子顕微鏡写真）

　体が受けたストレスに反応して副腎でつくられるステロイドホルモンをコルチコイドというが、ベクロメタゾンは合成されたコルチコイドで、ぜんそく患者が肺の炎症をやわらげるために使用する経口噴霧剤に含まれる活性成分だ。大きくなった鼻ポリープを小さくするために用いるスプレー式点鼻薬にも含まれている。鼻に大きなポリープがあると、鼻に入った菌がとどまりやすく、感染が長引くことがある。（倍率不明）

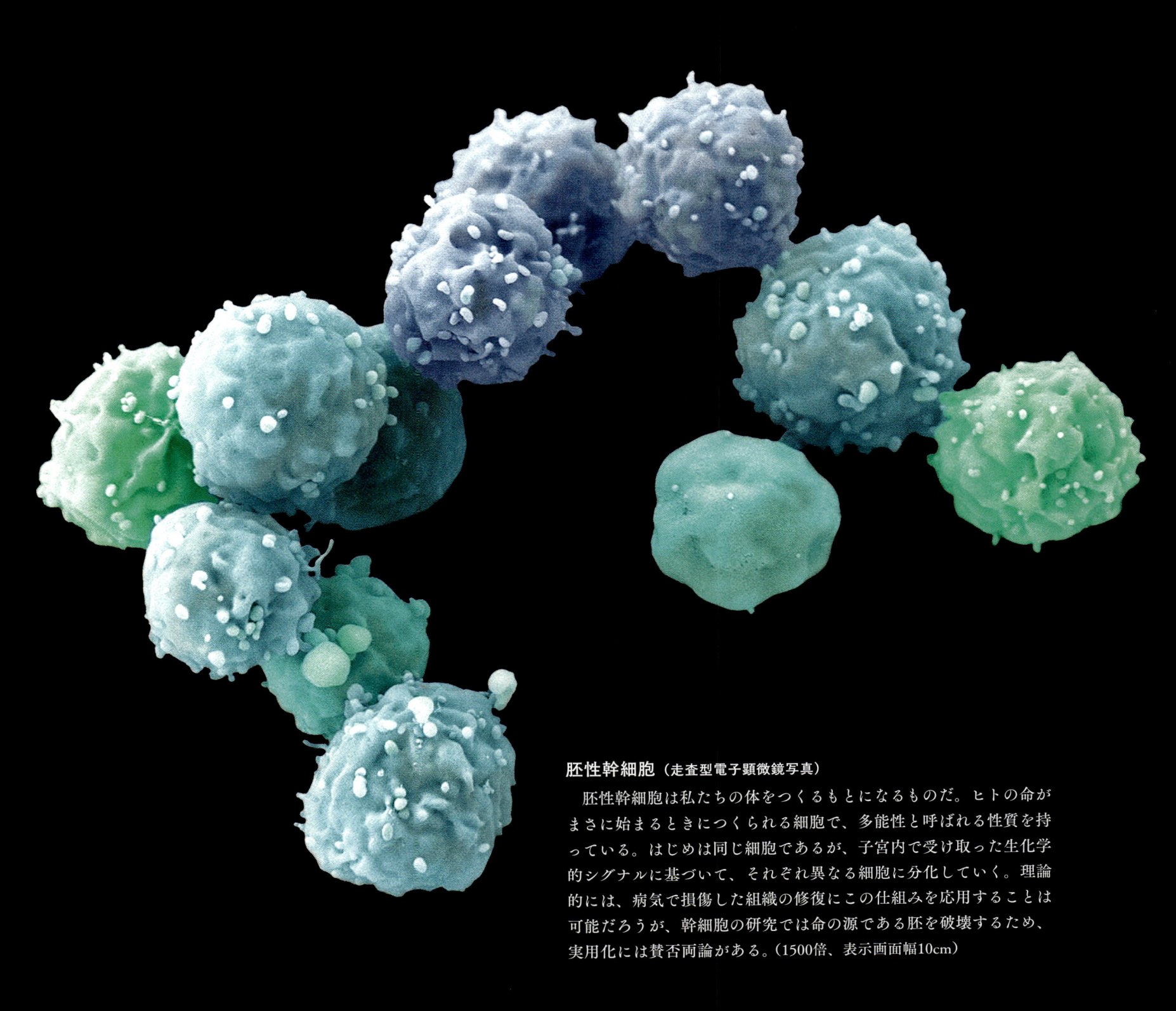

胚性幹細胞（走査型電子顕微鏡写真）

　胚性幹細胞は私たちの体をつくるもとになるものだ。ヒトの命が
まさに始まるときにつくられる細胞で、多能性と呼ばれる性質を持
っている。はじめは同じ細胞であるが、子宮内で受け取った生化学
的シグナルに基づいて、それぞれ異なる細胞に分化していく。理論
的には、病気で損傷した組織の修復にこの仕組みを応用することは
可能だろうが、幹細胞の研究では命の源である胚を破壊するため、
実用化には賛否両論がある。（1500倍、表示画面幅10cm）

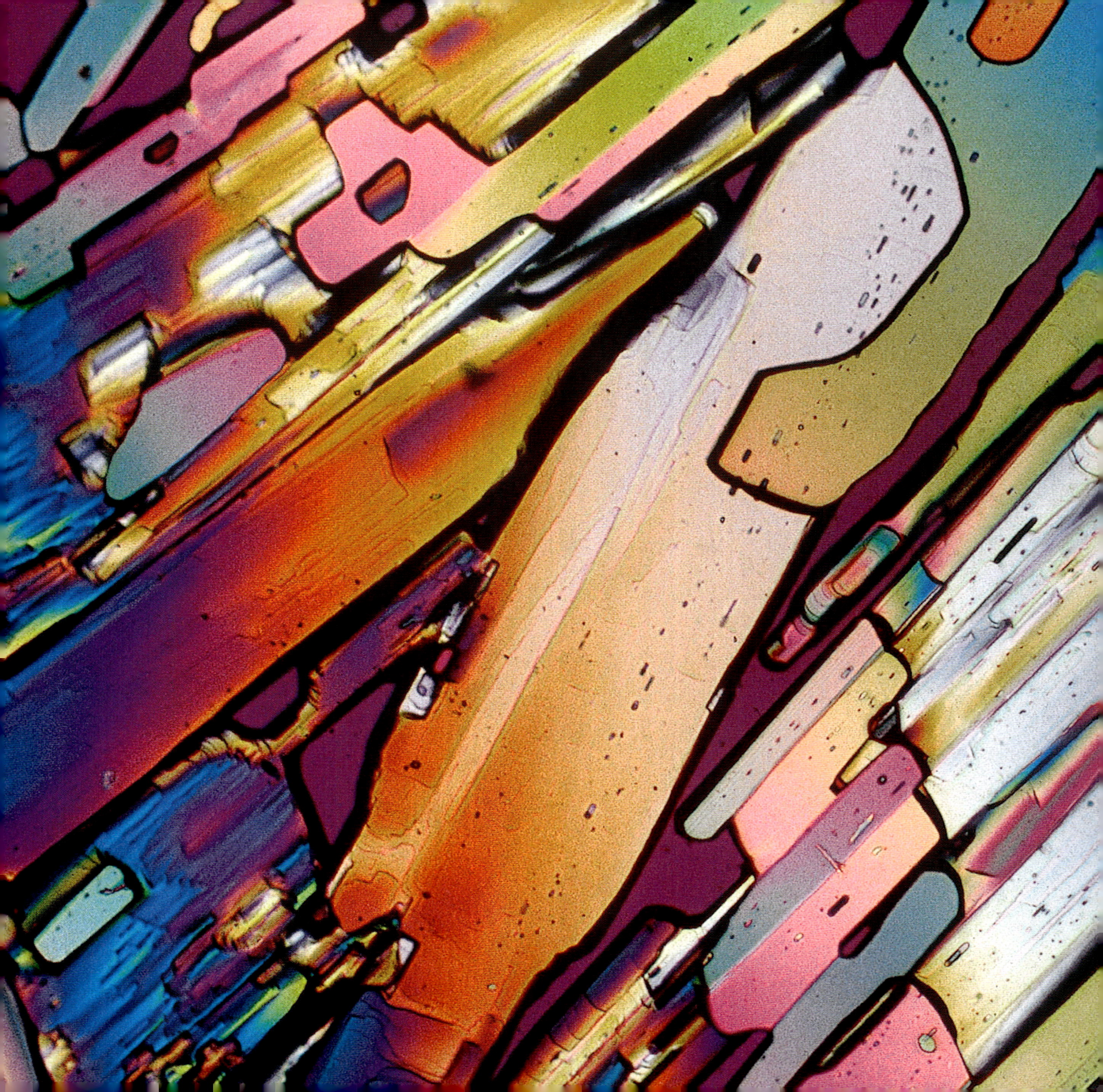

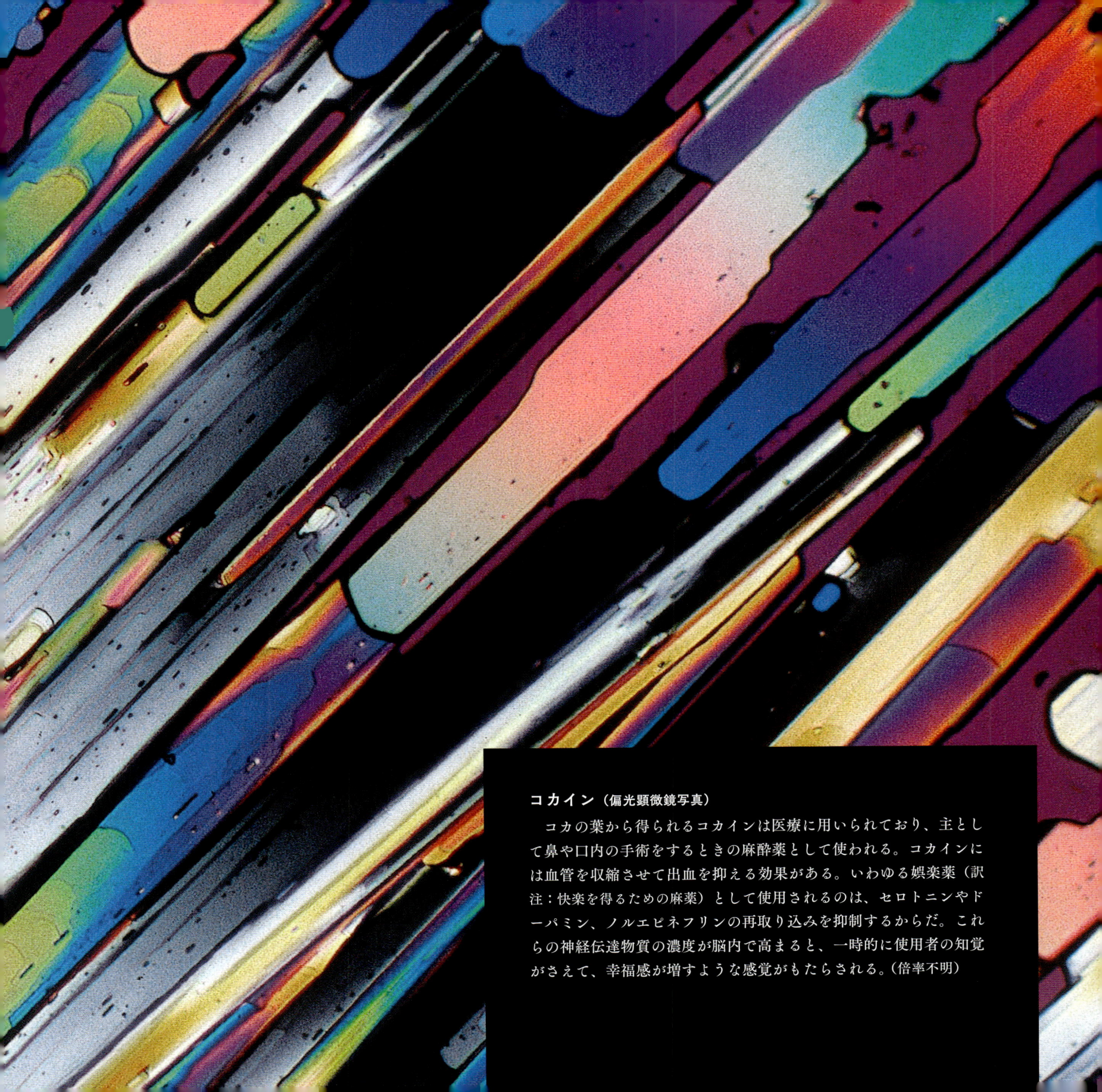

コカイン（偏光顕微鏡写真）
　コカの葉から得られるコカインは医療に用いられており、主として鼻や口内の手術をするときの麻酔薬として使われる。コカインには血管を収縮させて出血を抑える効果がある。いわゆる娯楽薬（訳注：快楽を得るための麻薬）として使用されるのは、セロトニンやドーパミン、ノルエピネフリンの再取り込みを抑制するからだ。これらの神経伝達物質の濃度が脳内で高まると、一時的に使用者の知覚がさえて、幸福感が増すような感覚がもたらされる。（倍率不明）

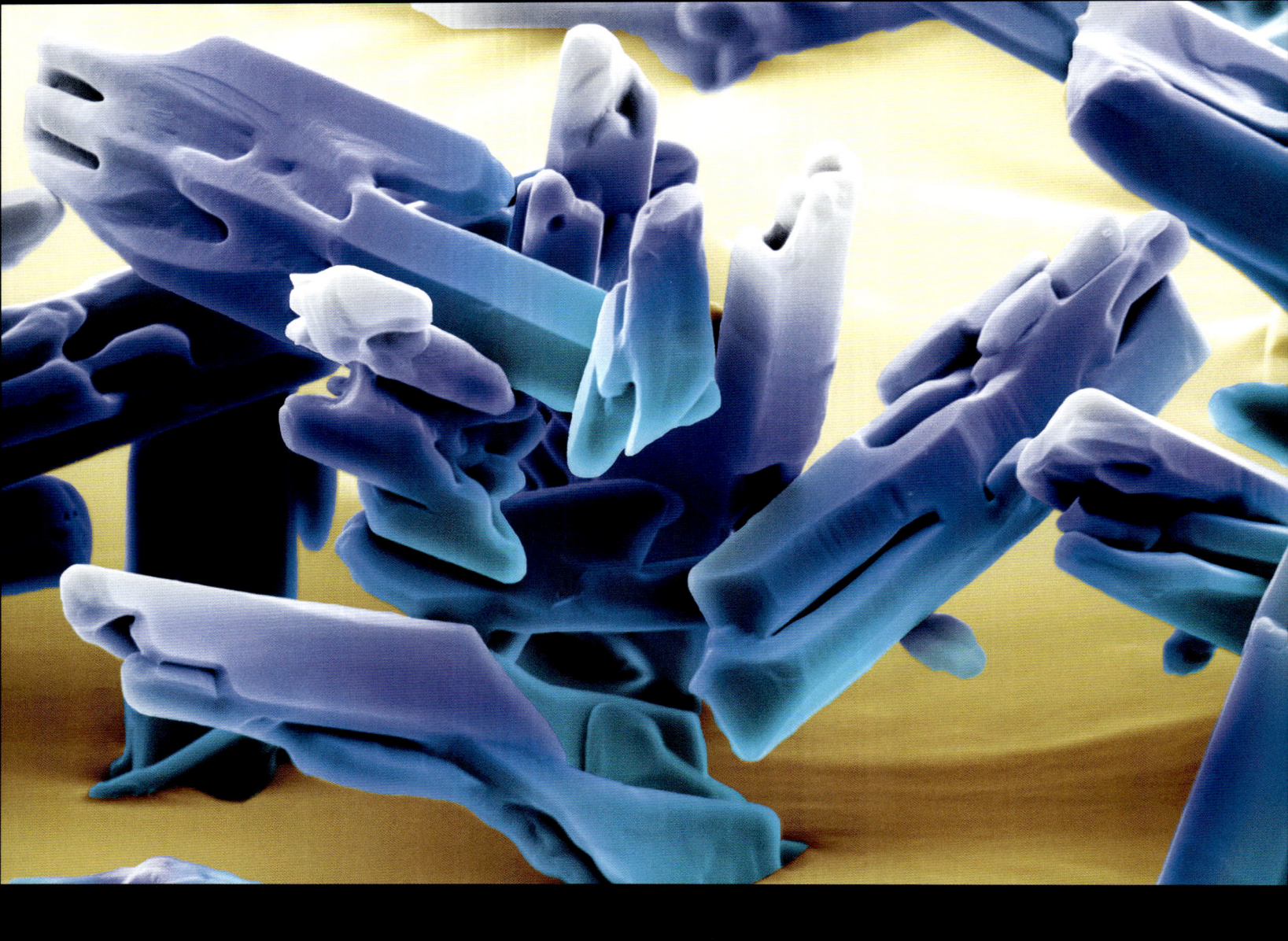

㊤ **モルヒネの結晶**（走査型電子顕微鏡写真）

　娯楽という誤った目的でモルヒネを使用すると、この世のものとは思えない多幸感が生じるが、コカインと同様に、体はモルヒネに耐性と依存性ができ、ますます多くの量を必要とするようになる。医療上、モルヒネは依然として非常に価値があり、エンドルフィン（体内で生じる止痛効果のある物質）が結合する神経系の受容体に直接作用する。心臓発作後の痛みや陣痛を軽減するために用いられる。（倍率不明）

㊨ **オキシトシンの結晶**（偏光顕微鏡写真）

　オキシトシンは女性の機能に必要なホルモンで、体内でつくられる。視床下部でつくられ、下垂体から分泌される。オキシトシンは社会性に関係の深いホルモン、つまり、誰かに愛を感じたり、性行動を起こしたくなったり、母と子の関係だけではなくグループのつながりを強くしたいといった気持ちになるように働くホルモンだ。生理学的には、出産に大きくかかわっているホルモンで、胎児の脳にシグナルを送り、子宮収縮を起こしたり、乳汁分泌を促したりする。合成オキシトシンは陣痛促進、胎盤剥離、乳汁生産促進に用いられる。（倍率不明）

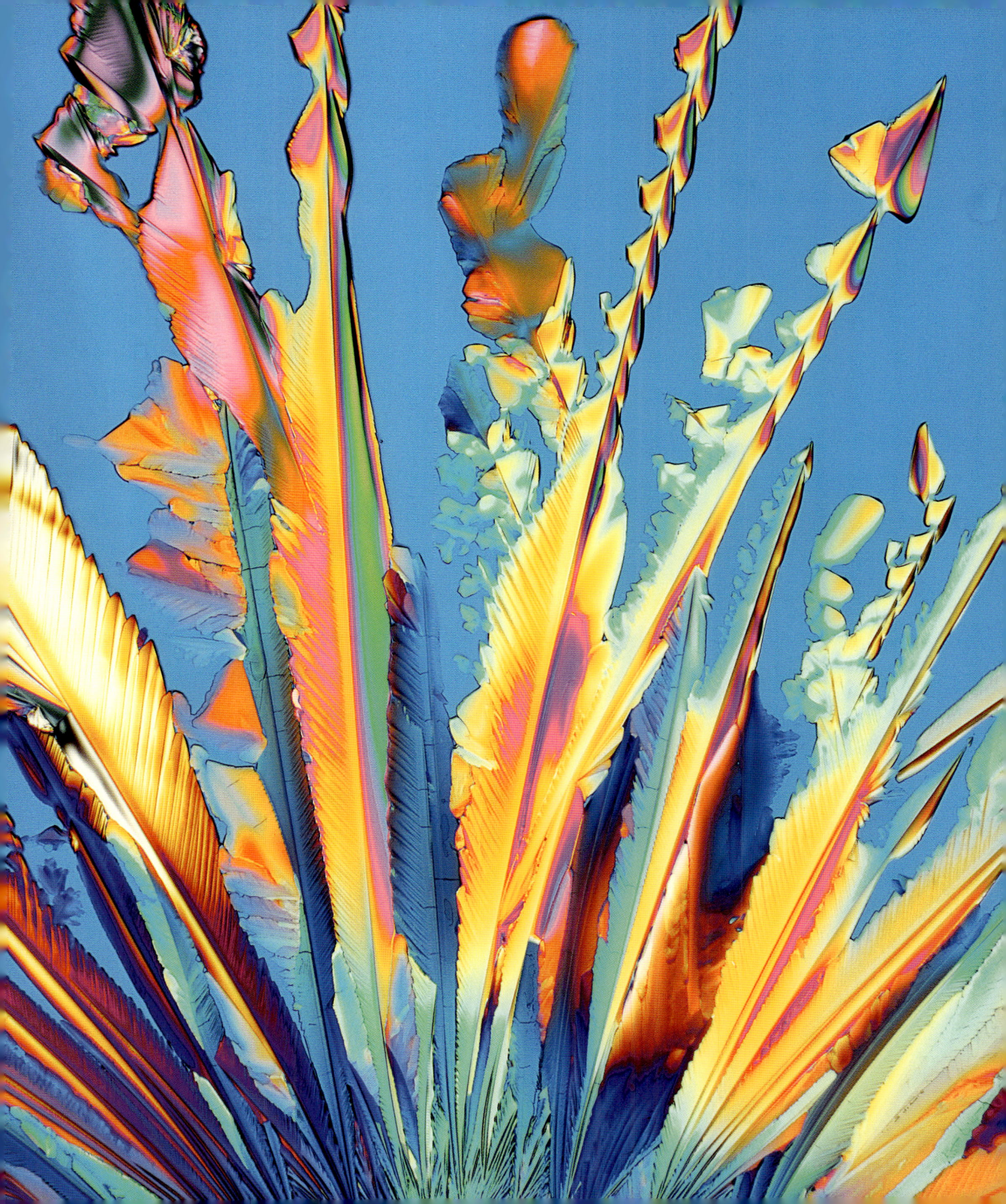

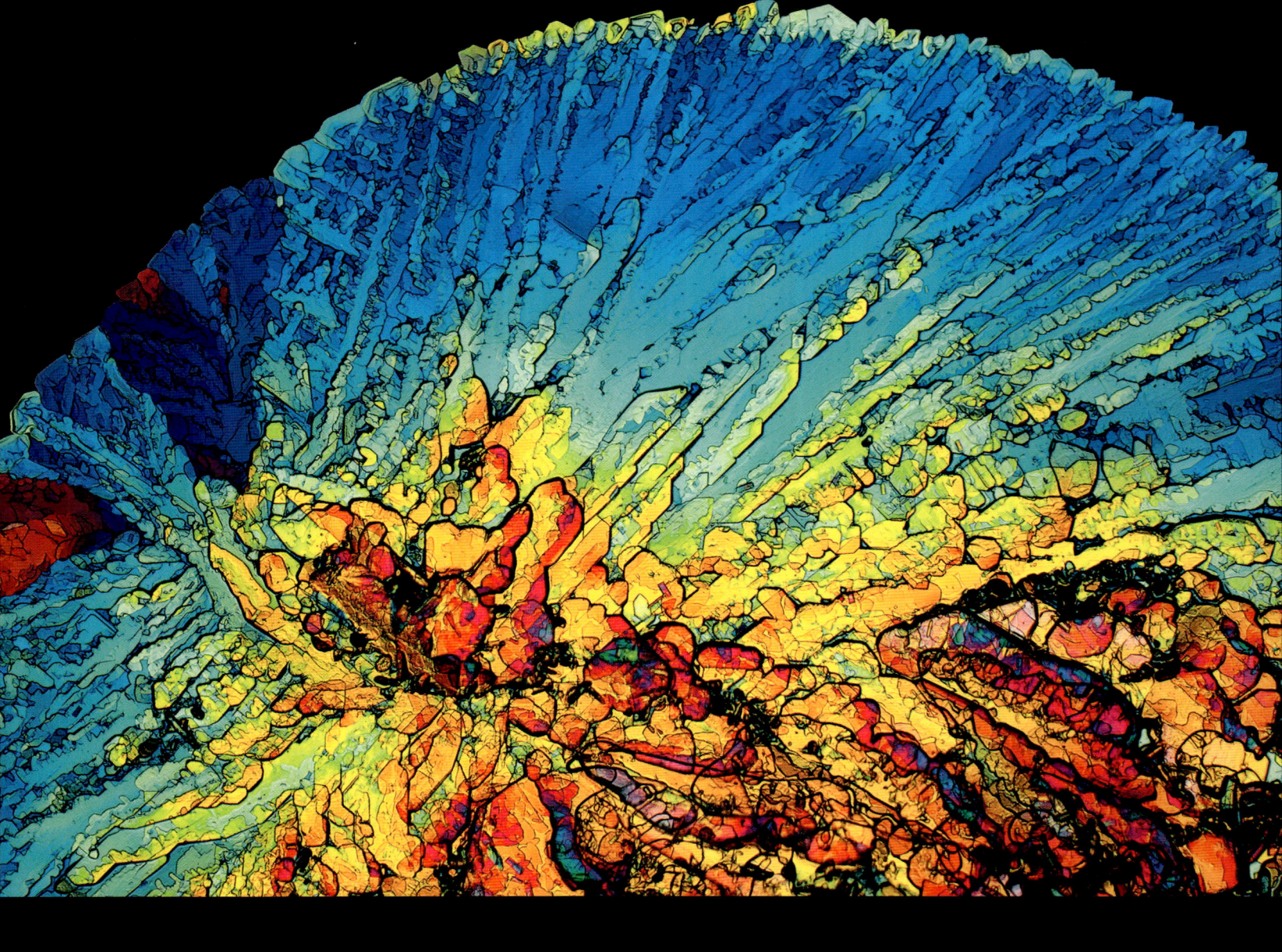

㊤㊨ インスリンの結晶（偏光顕微鏡写真）

　インスリンは膵臓でつくられるペプチドで、血糖値をコントロールする働きがある。インスリンが欠乏すると血中にブドウ糖が蓄積し、その結果、糖尿病になる。糖尿病はインスリンの注射で治療する。注射用のインスリンはブタまたはウシの膵臓から得られ、極度の高カリウム血症の治療にも利用される。高カリウム血症により、動悸や筋力低下を起こすことがある。（倍率不明）

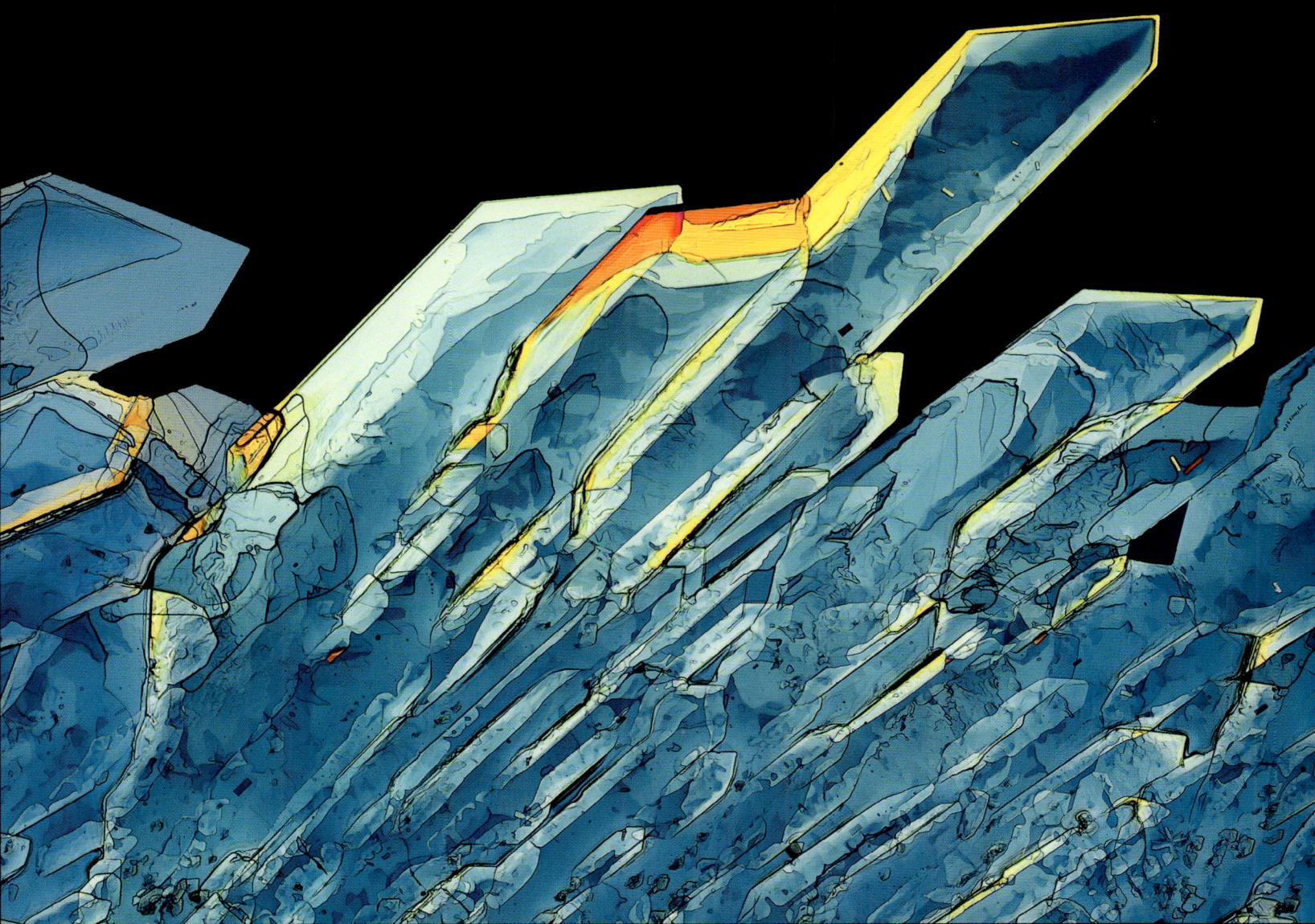

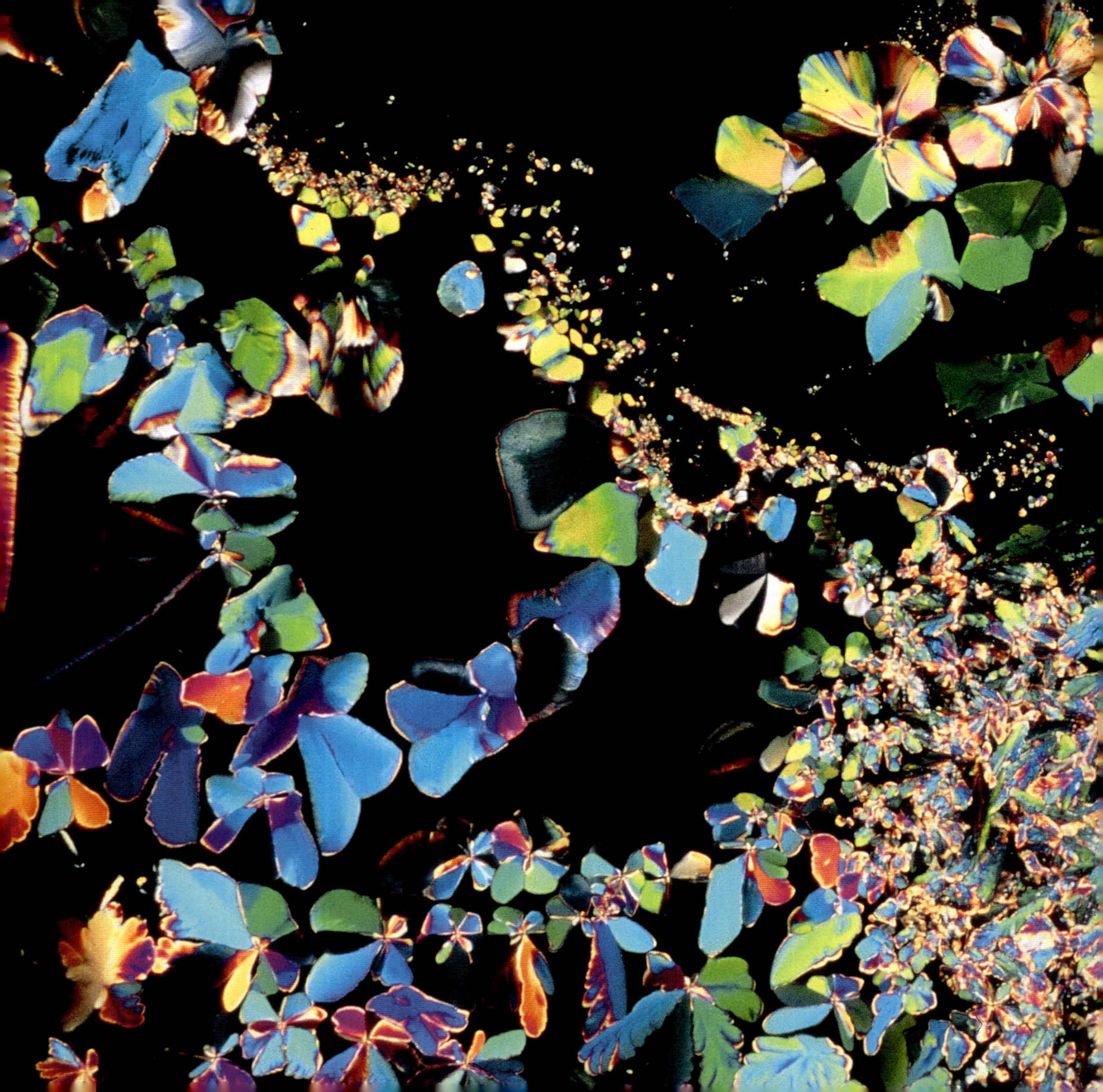

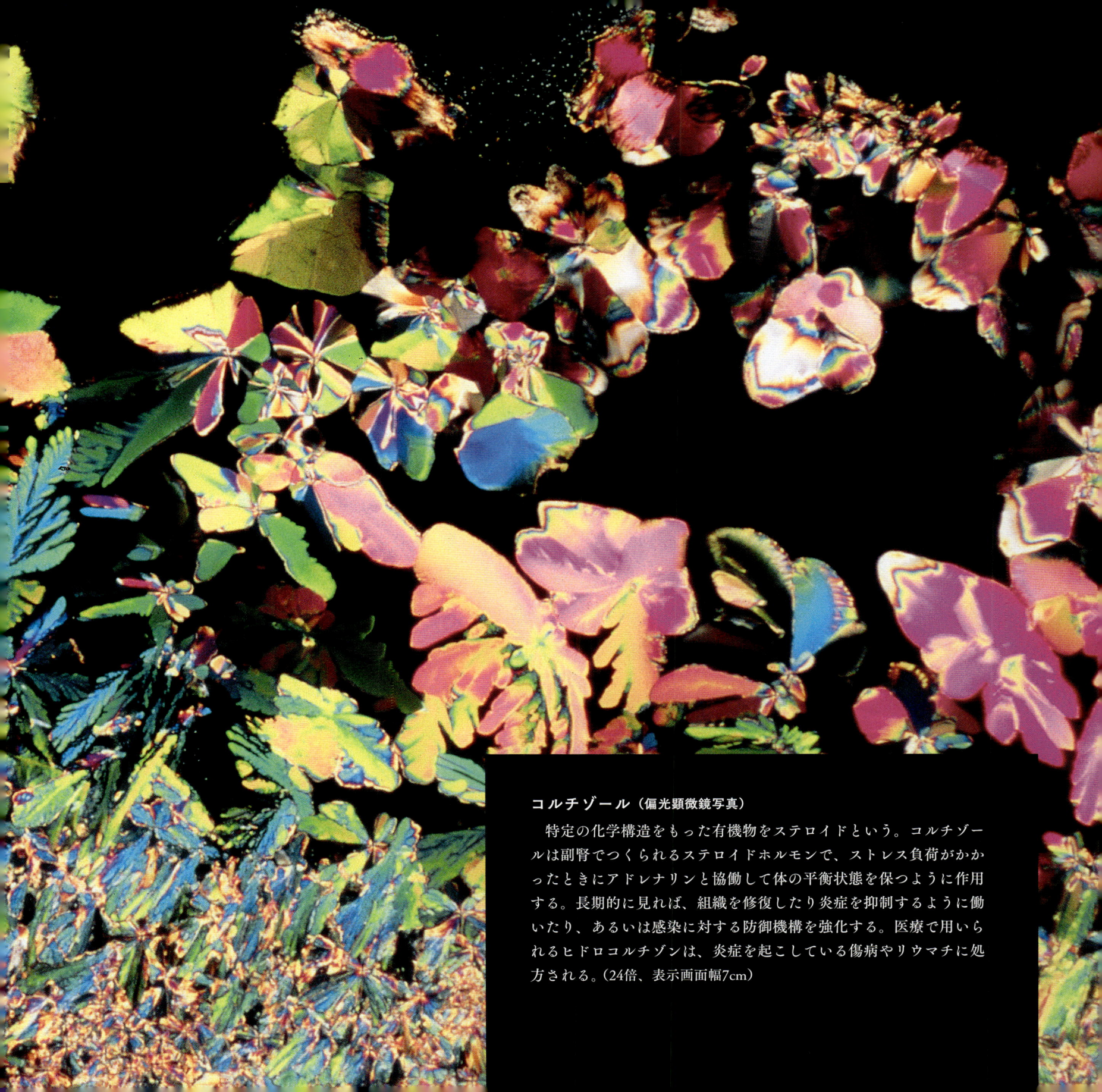

コルチゾール（偏光顕微鏡写真）

　特定の化学構造をもった有機物をステロイドという。コルチゾールは副腎でつくられるステロイドホルモンで、ストレス負荷がかかったときにアドレナリンと協働して体の平衡状態を保つように作用する。長期的に見れば、組織を修復したり炎症を抑制するように働いたり、あるいは感染に対する防御機構を強化する。医療で用いられるヒドロコルチゾンは、炎症を起こしている傷病やリウマチに処方される。（24倍、表示画面幅7cm）

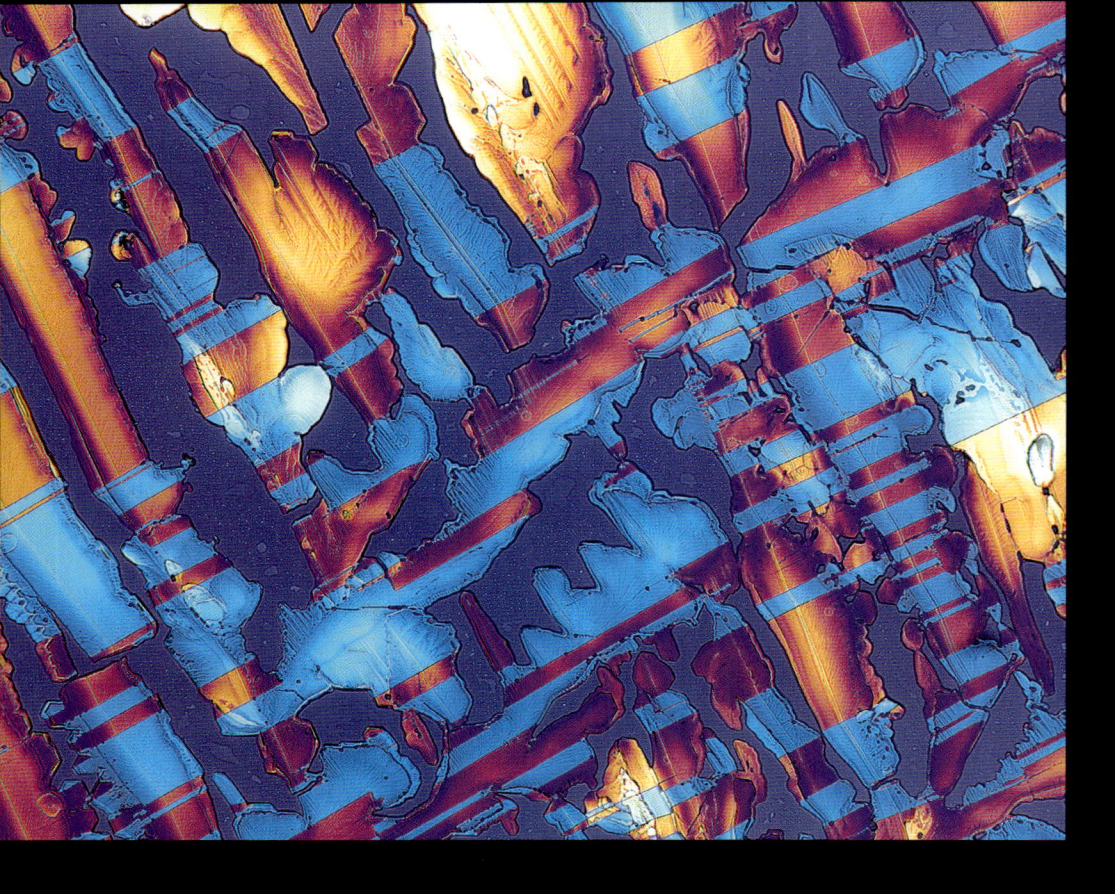

（上）テストステロン（偏光顕微鏡写真）

テストステロンはいわゆる男らしさを形成するホルモンで、体内でつくられる。テストステロンが5α-レダクターゼという酵素の作用を受けると5α-ジヒドロテストステロン（DHTと略記される。右側の写真参照）となり、さらに強力なホルモン作用を示す。テストステロンは男性にも女性にも存在するが、男性の生産量と消費量は女性の20倍で、男性器の発達のほか、筋肉質な体型や毛深さに大きくかかわっている。医療で使われるテストステロンは、このホルモンの生産量が少ないときに補完するために処方される。（上：100倍、表示画面幅7cm）（右：倍率不明）

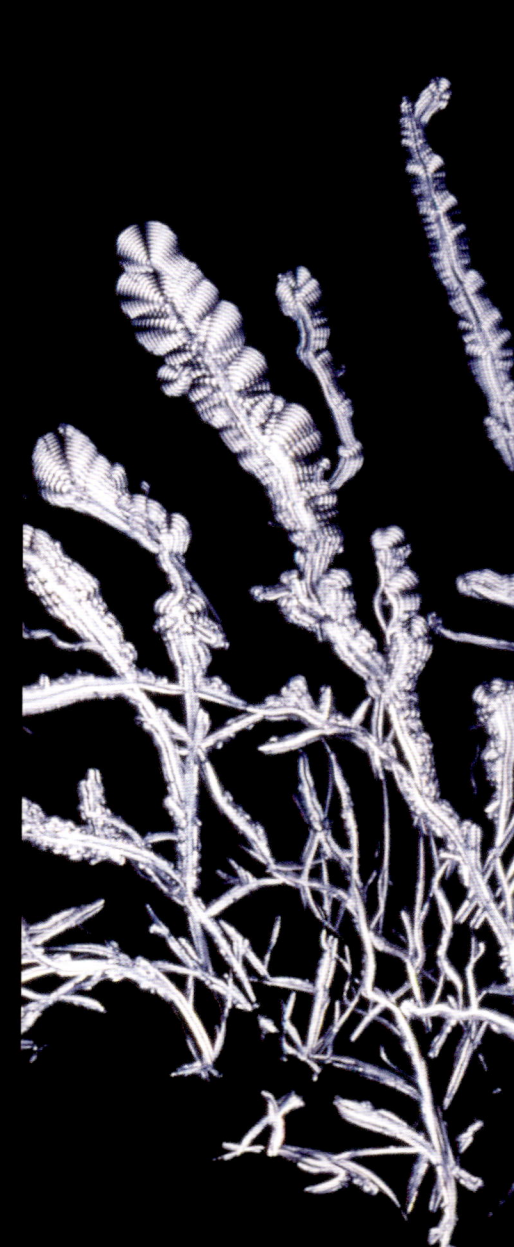

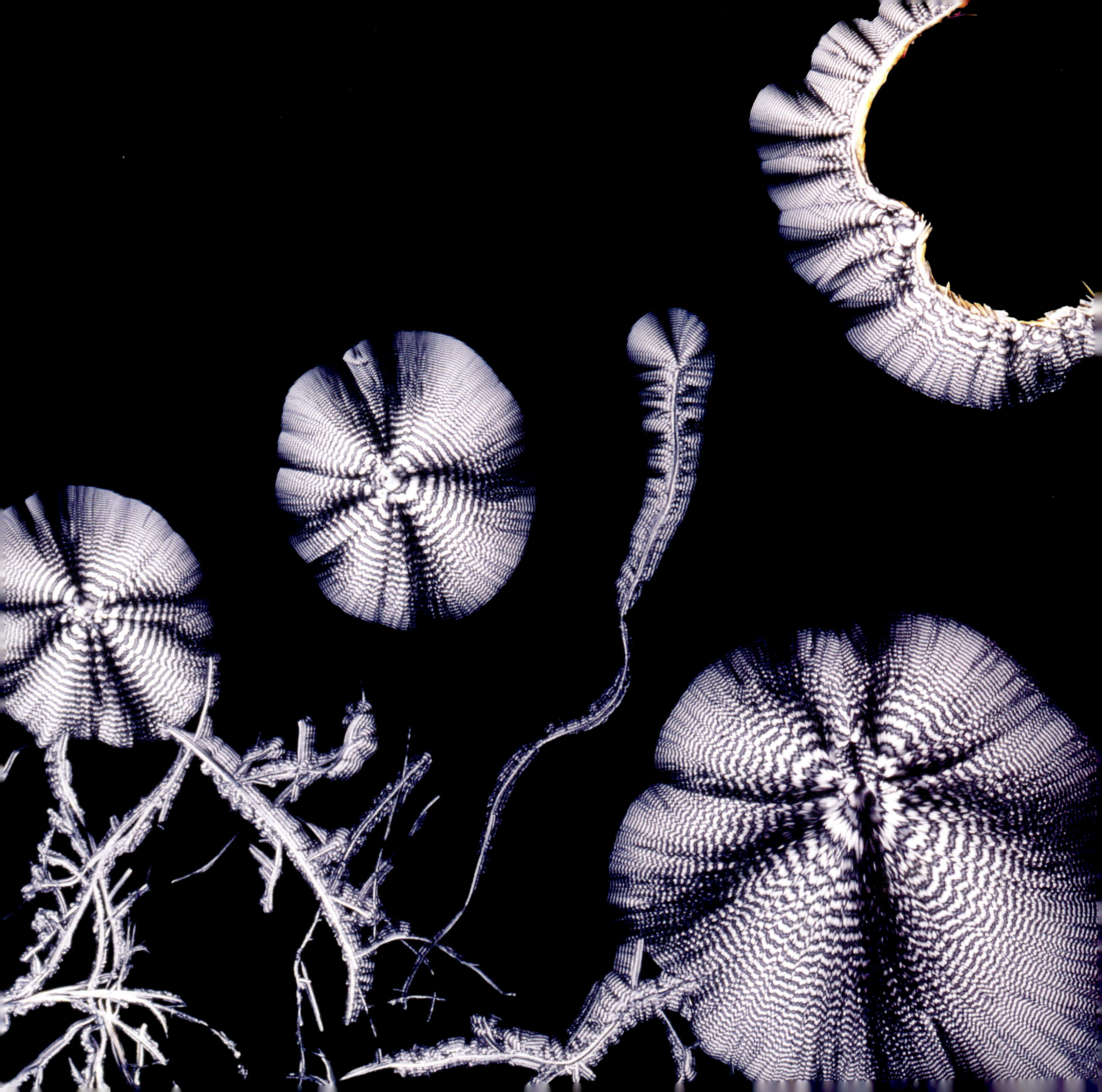

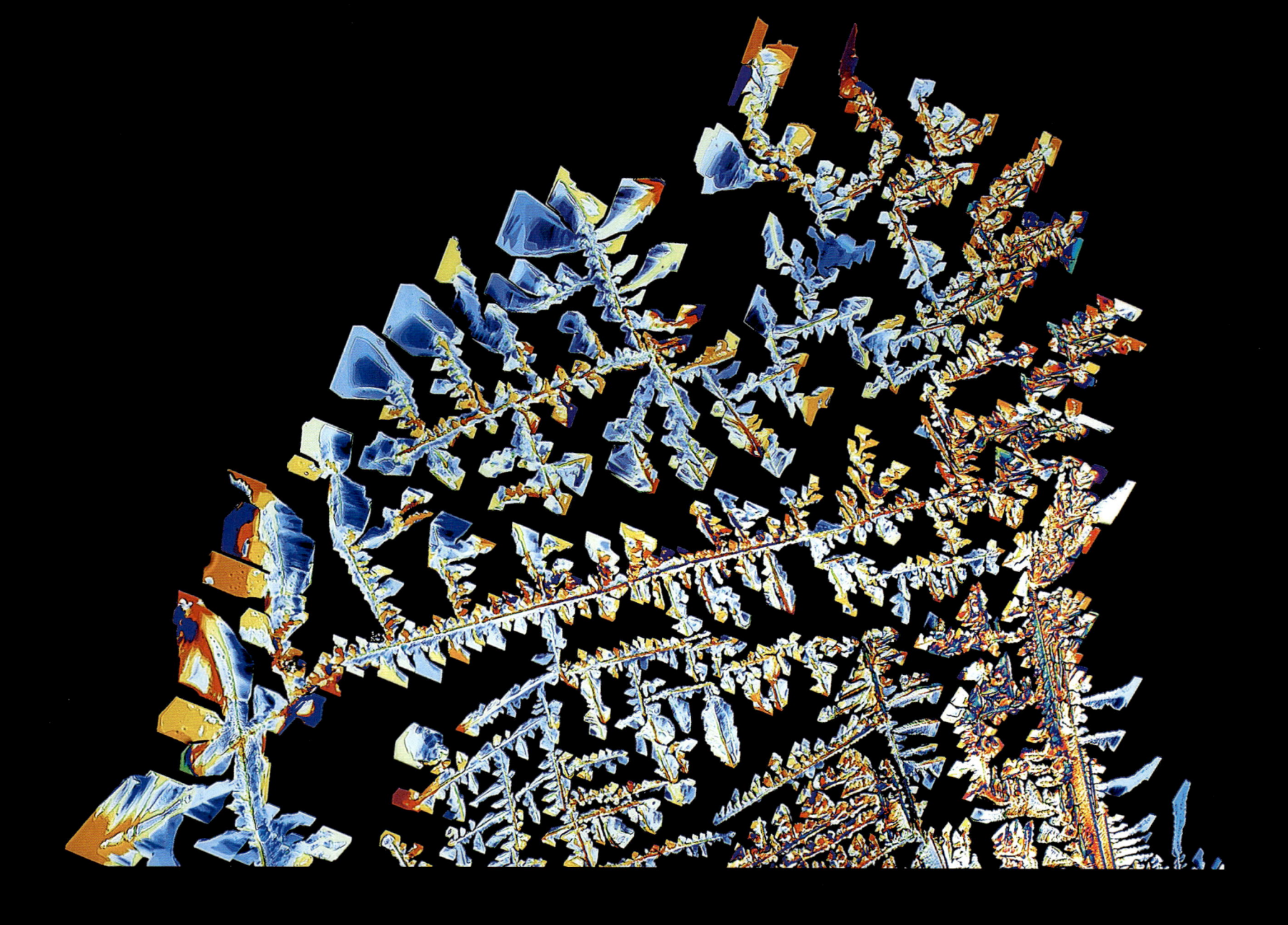

⊕ ⊕ 女性ホルモン（偏光顕微鏡写真）

エストラジオールはいわゆる女性らしさを形成するホルモンで、体内でつくられる。エストロゲンの中で最も効力のあるホルモンで、女性器の発達のほかにも女性らしくなることに寄与している。医療では、閉経期のホルモン置換療法に用いられたり、男性から女性へ性転換手術をした人に用いられ、乳がんや前立腺がんの治療にも使われてきた。エストラジオールは、相反した用途であるが、避妊にも不妊治療にも適応がある。（上：倍率不明）（右：倍率不明）

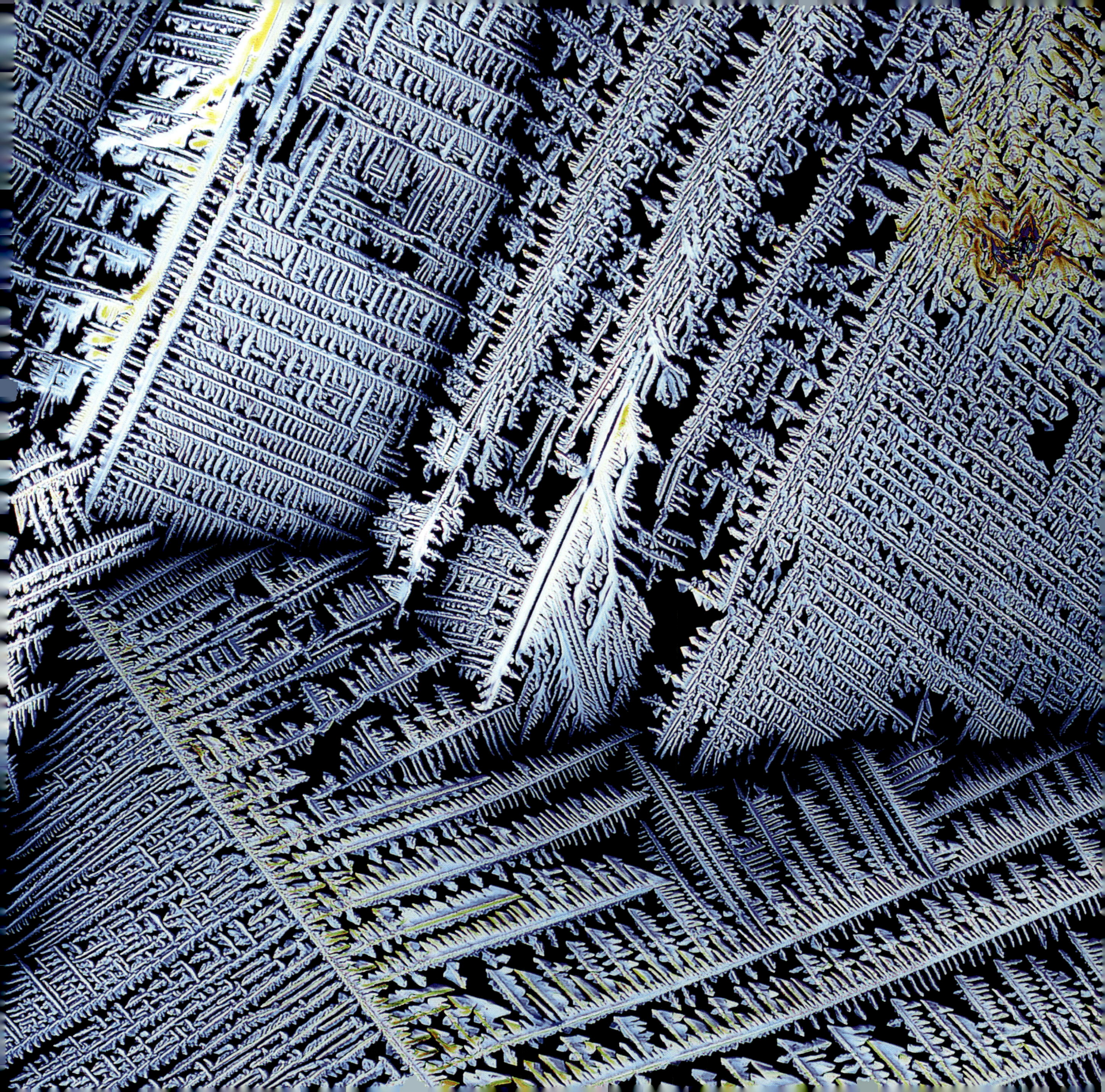

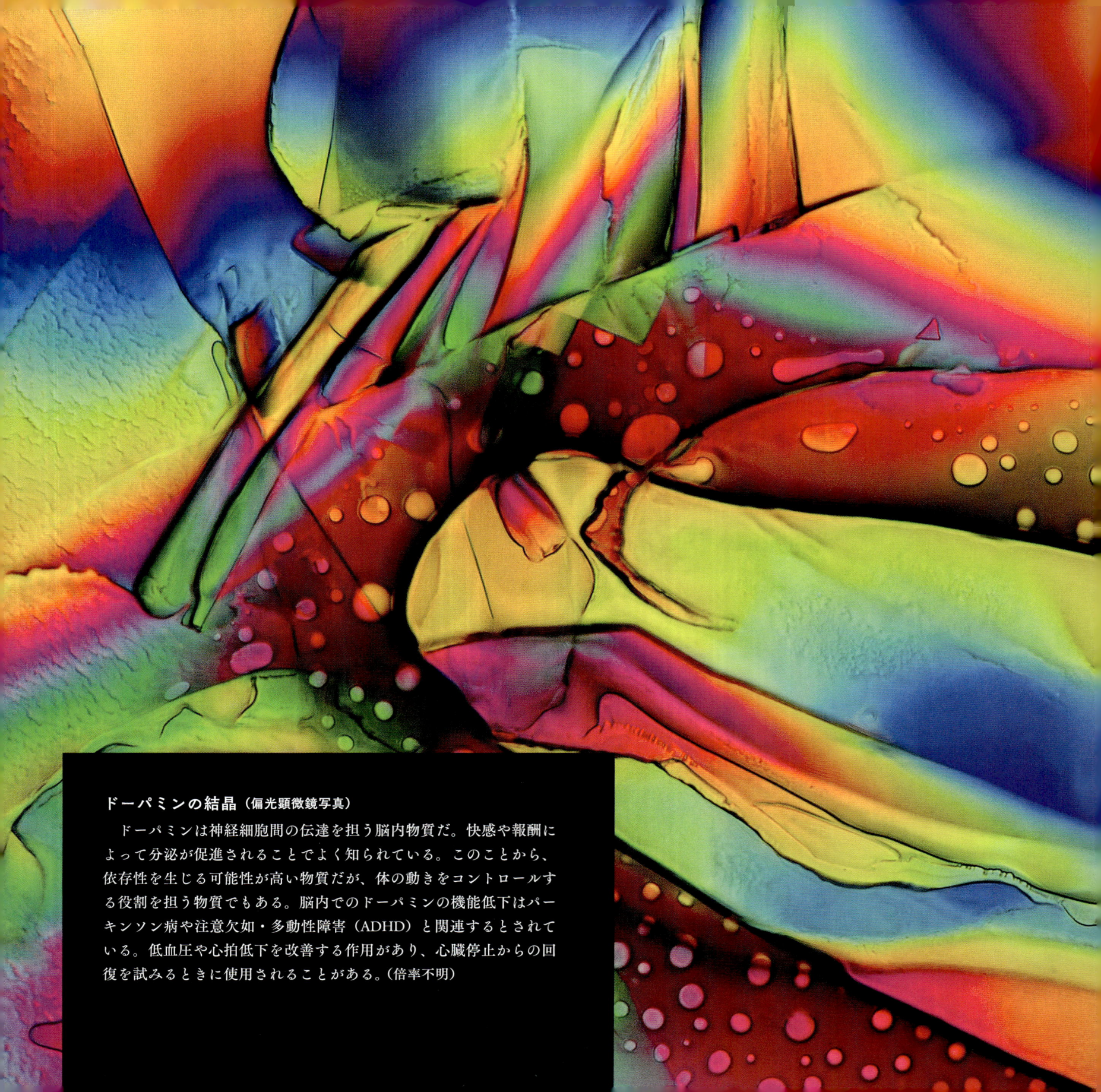

ドーパミンの結晶（偏光顕微鏡写真）

　ドーパミンは神経細胞間の伝達を担う脳内物質だ。快感や報酬によって分泌が促進されることでよく知られている。このことから、依存性を生じる可能性が高い物質だが、体の動きをコントロールする役割を担う物質でもある。脳内でのドーパミンの機能低下はパーキンソン病や注意欠如・多動性障害（ADHD）と関連するとされている。低血圧や心拍低下を改善する作用があり、心臓停止からの回復を試みるときに使用されることがある。（倍率不明）

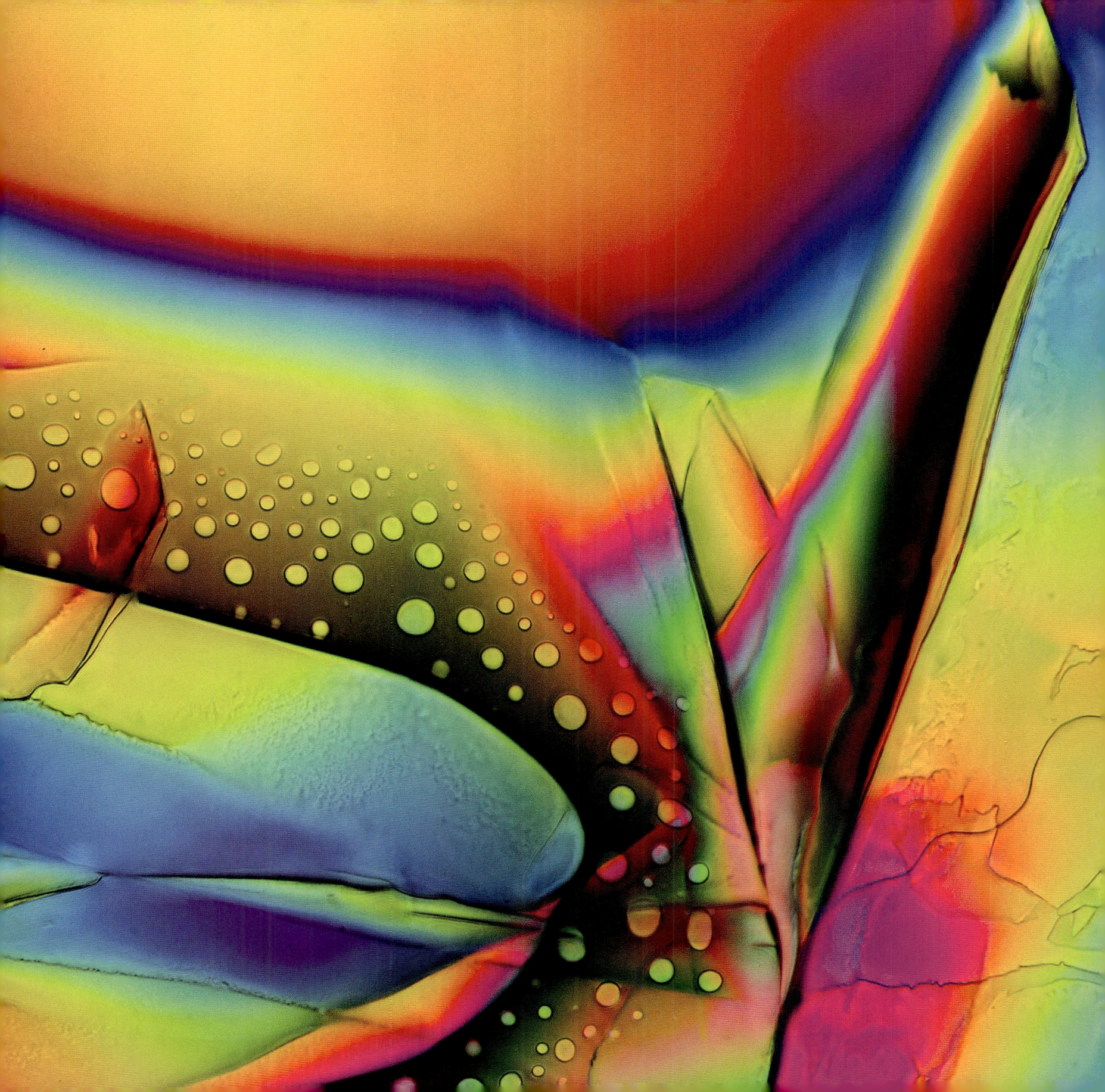

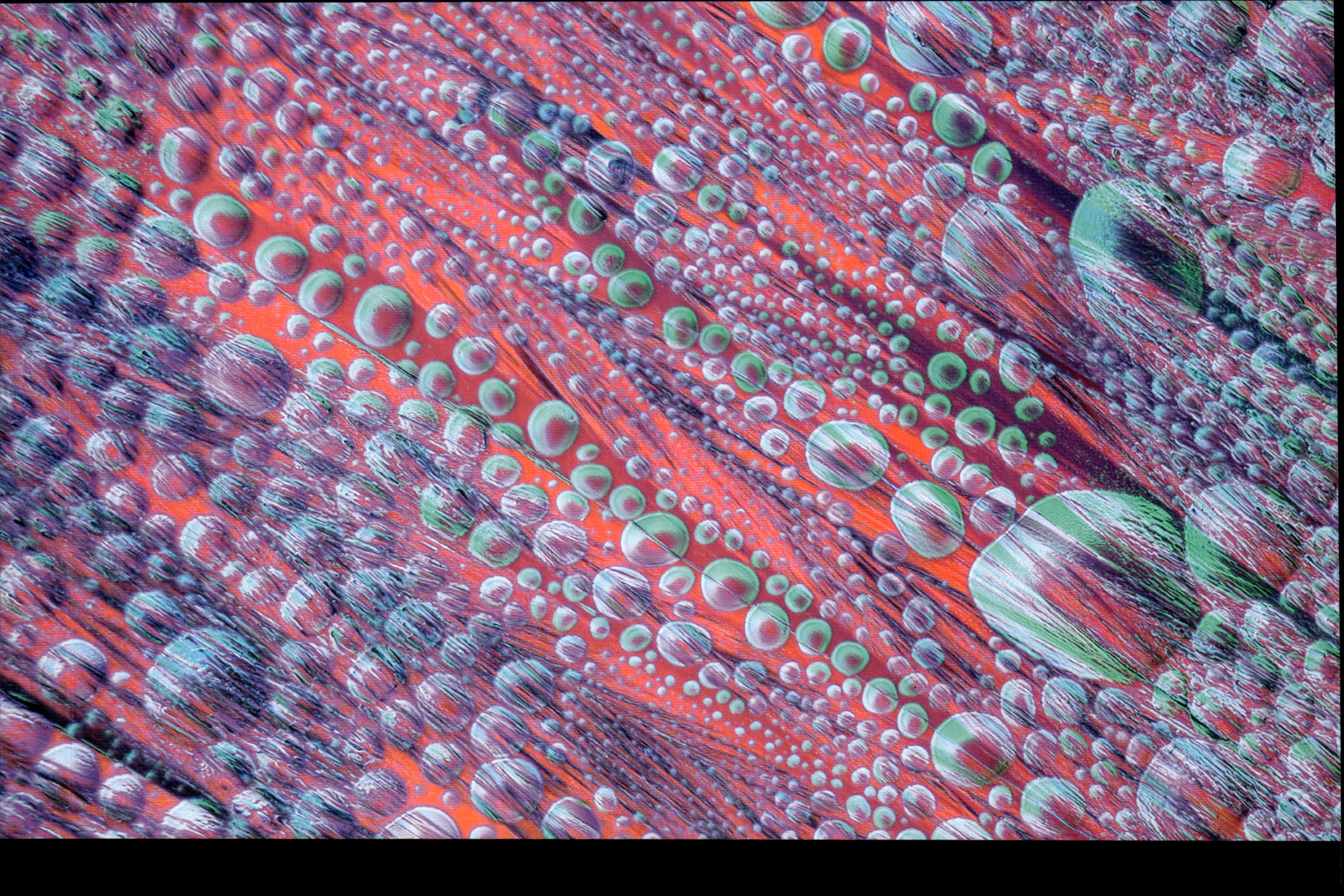

エフェドリンの昇華、結晶化（偏光顕微鏡写真）

　エフェドリンが単一の物質として抽出されたのは1885年だが、約6000年前から薬用に供されていたとされる。エフェドリンはマオウ属植物から得られる。近年では、エフェドリンはぜんそくやナルコレプシー（訳注：突然激しい眠気におそわれ、短時間眠り込んでしまう病気）に用いられており、最近では脊椎麻酔のときの血圧降下の防止に使用される。体重を減少させる薬やボディビル用製品にも含まれている。エフェドリンはメタンフェタミンの原料でもある。（倍率不明）

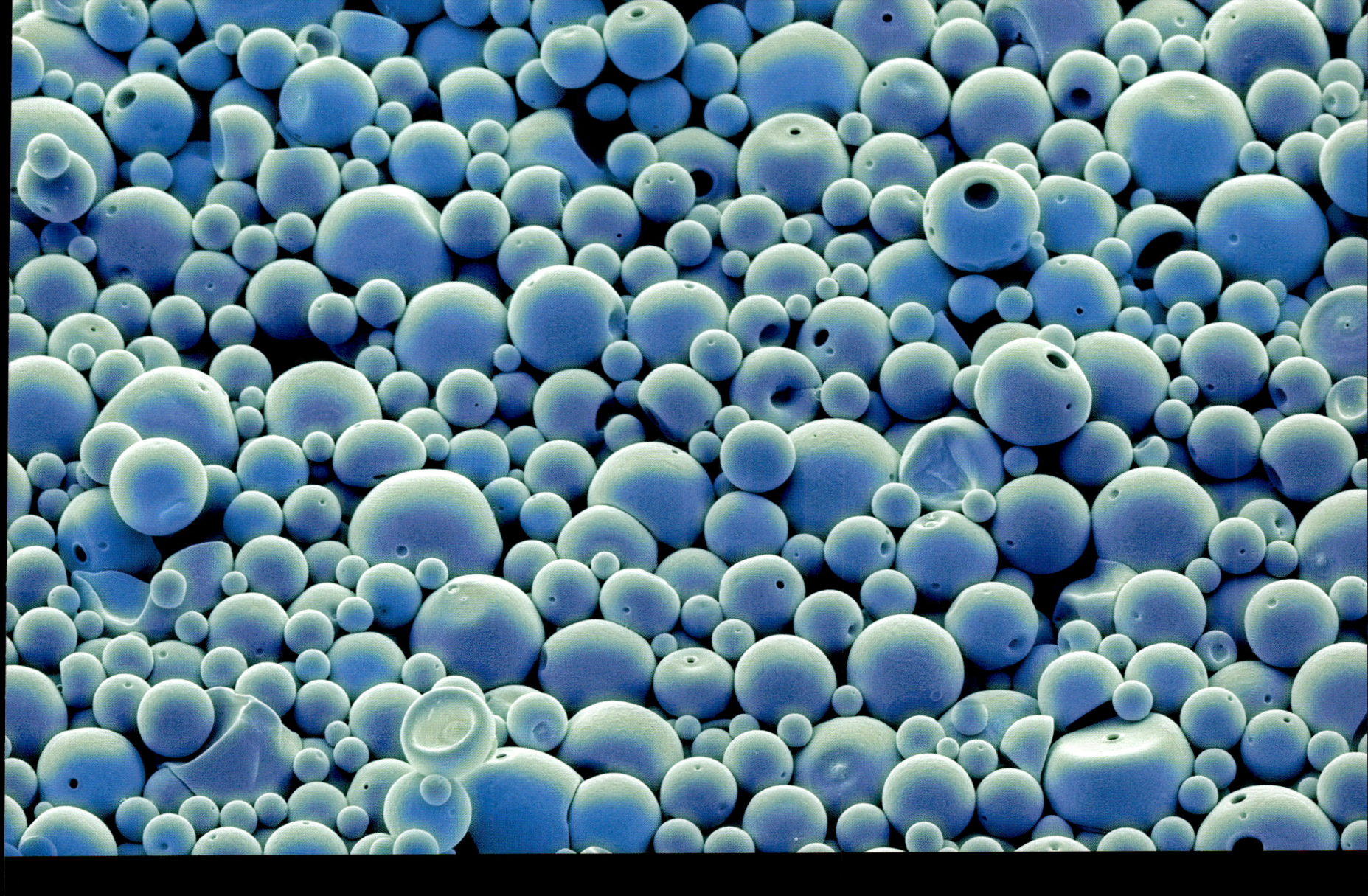

ポリ乳酸 − グリコール酸共重合体（PLGA）（透過型電子顕微鏡写真）

　写真は、薬ではなく、薬を体内で必要としている部位まで届ける手段を撮影したものだ。薬はマイクロスフェア（訳注：粒子径が数μm程度の球状の製剤）に内包され、マイクロスフェアは特殊なタンパク質でコーティングされている。このタンパク質がどの部位へ薬を届けるかのヒントになる。マイクロスフェアの成分のPLGAは分解して乳酸とグリコール酸となるが、これらは体内に自然に生じる物質だ。こうしてマイクロスフェアの内容物の薬が放出される。（2350倍、表示画面幅10cm）

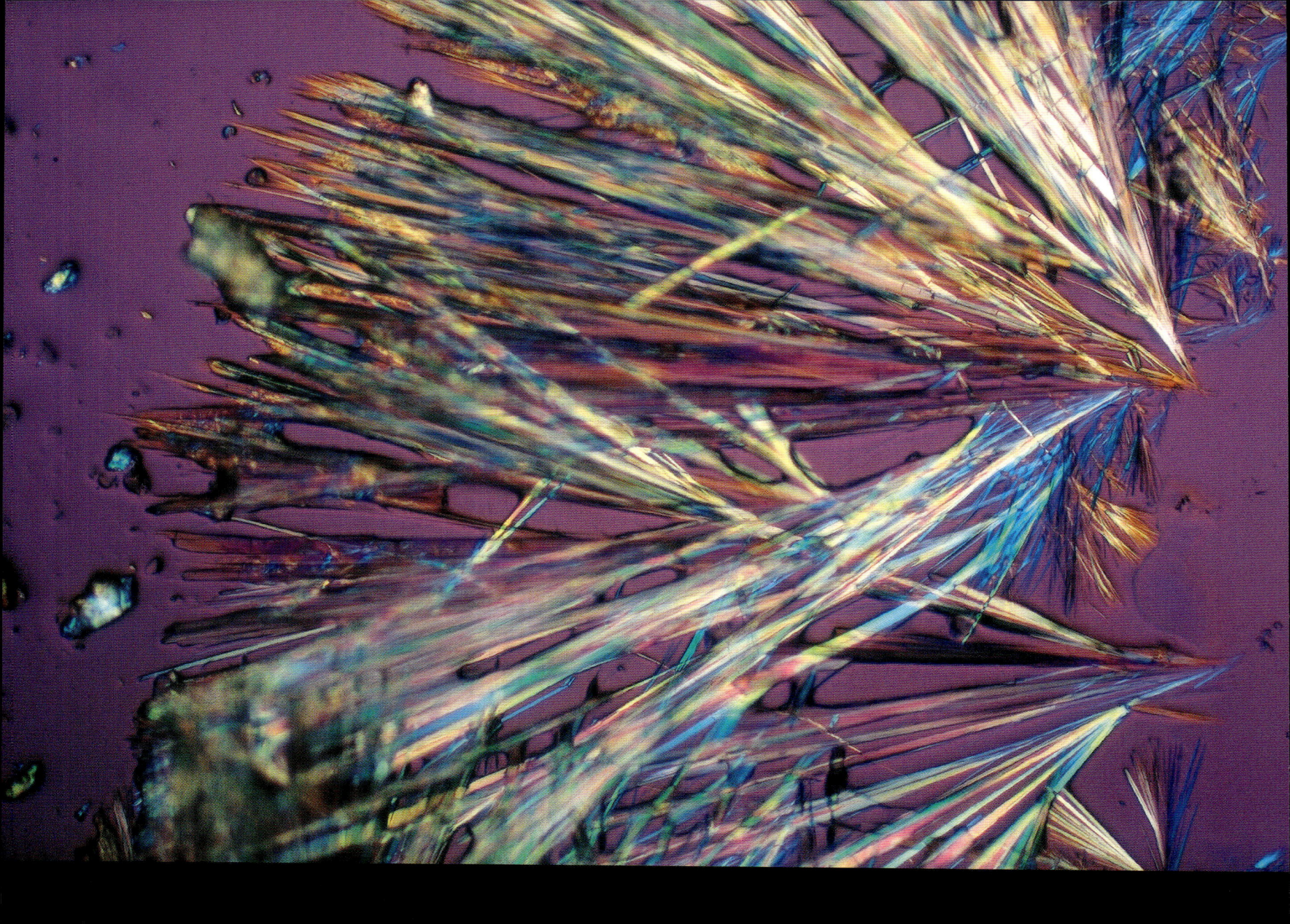

キニーネ（偏光顕微鏡写真）

　キニーネはかつてトニックウォーターをつくるために使用された。トニックウォーターとジンを混ぜたジントニックは大発明だが、キニーネには抗マラリア作用がある。キニーネはキナの樹皮から得られ、17世紀以来、抗マラリア薬として使われてきた。キニーネが単一の物質として抽出されたのは1820年だが、重い副作用を起こすことがあるため、今ではマラリア治療の第一選択薬として推奨されてはいない。しかし、狼瘡や関節炎に効果がある。（50倍、幅3.5mm）

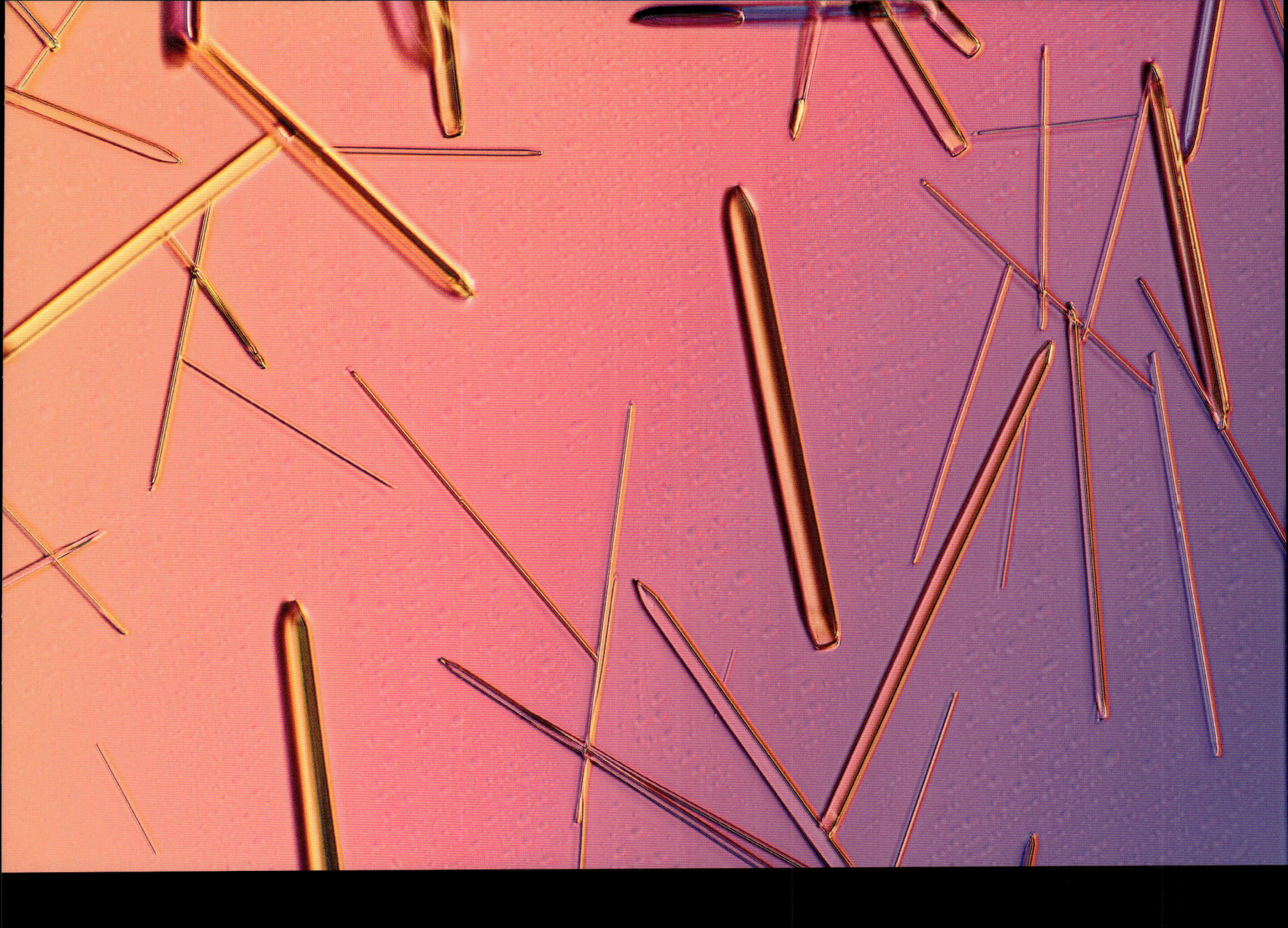

アモキシシリンの結晶（偏光顕微鏡写真）

　アモキシシリンはペニシリン系抗生物質で用途が広く、耳や鼻、皮膚への細菌感染症（ライム病を含む）、性器クラミジア感染症を含む尿路感染症の治療に用いられる。クラブラン酸を配合した製剤は結核や動物咬傷などの重篤な感染症にも使用される。クラリスロマイシンなどのほかの抗生物質と併用すれば、ピロリ菌による胃潰瘍の治療効果があがる。（220倍、表示画面幅10cm）

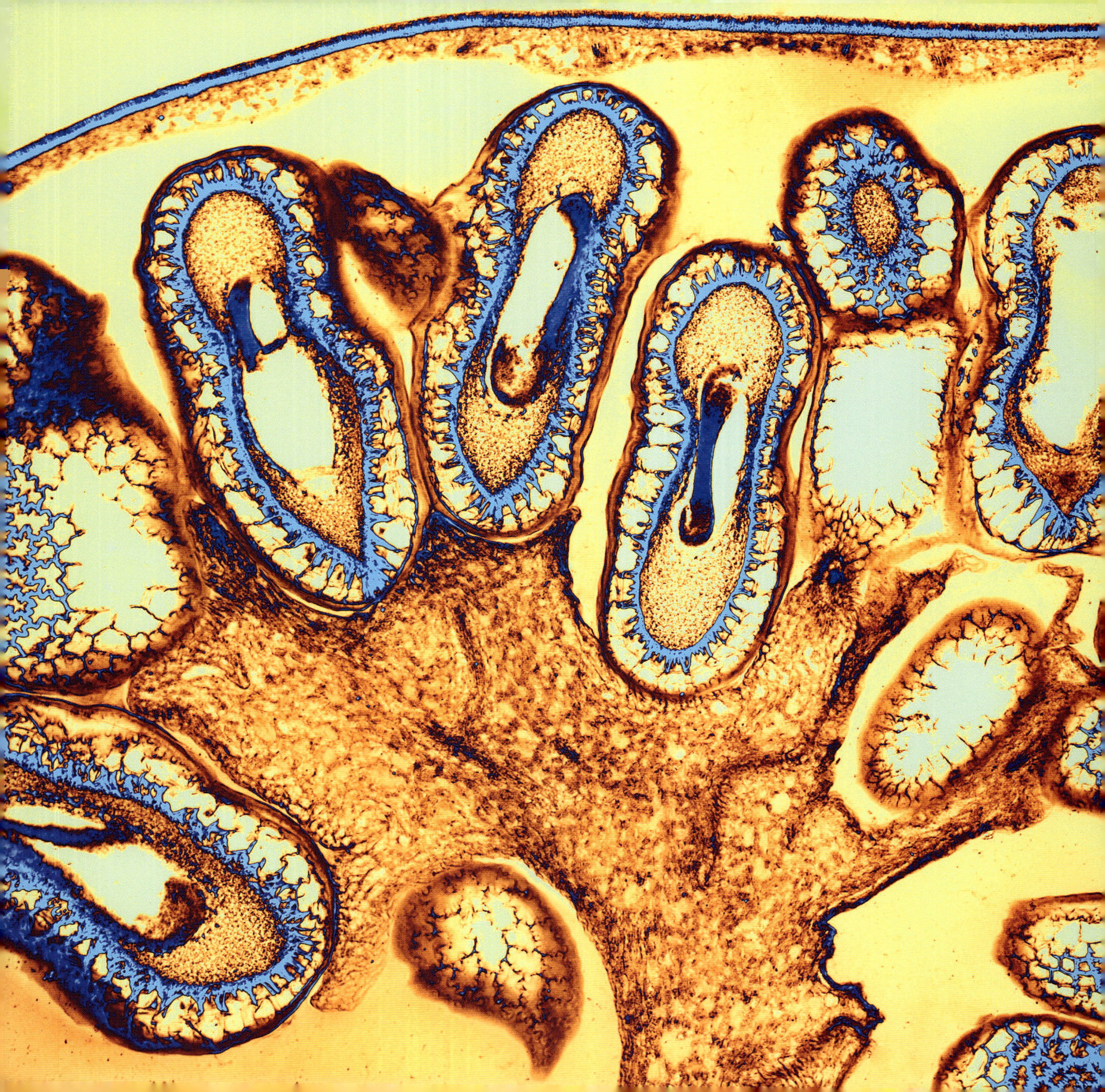

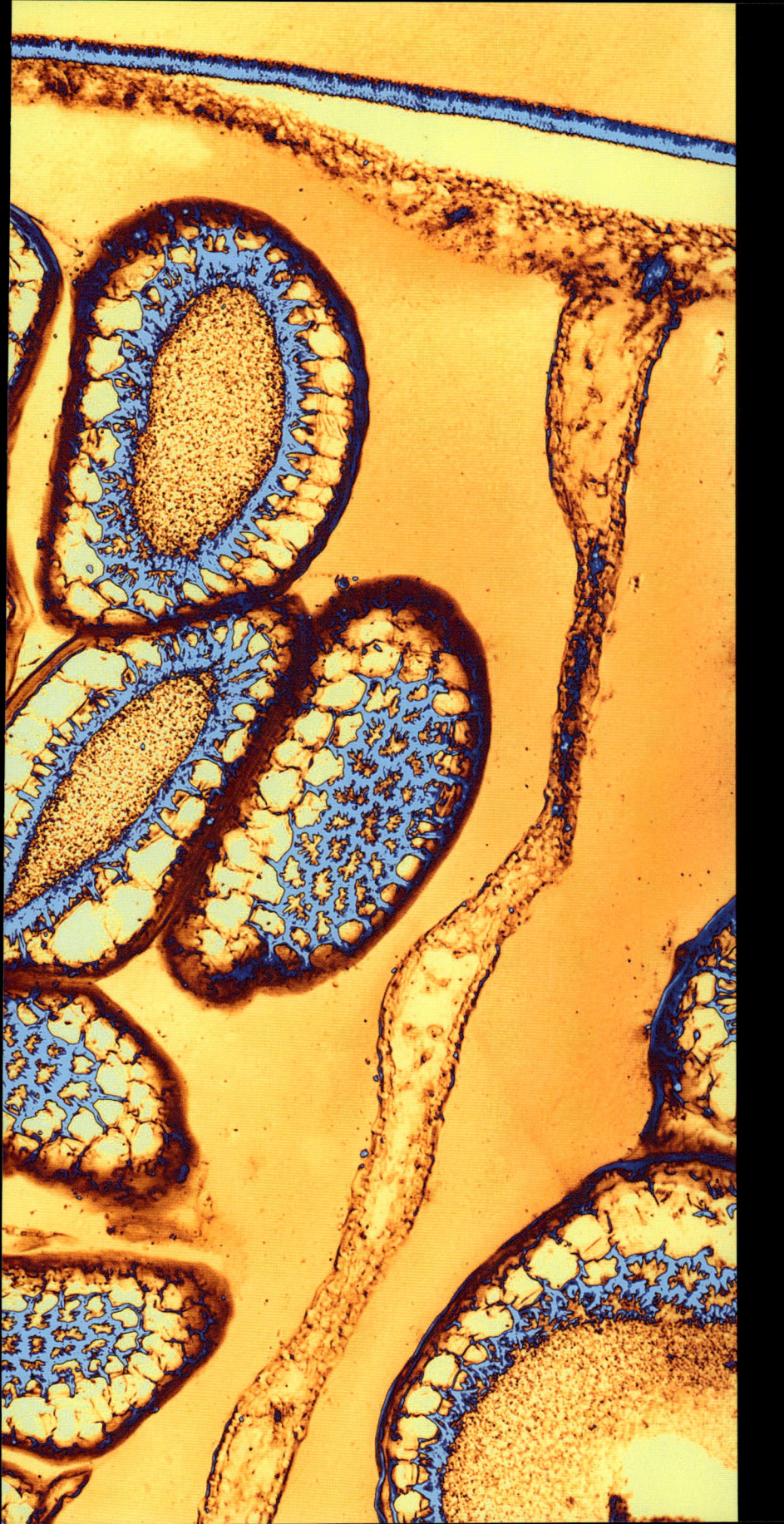

有毒ナス科植物、ベラドンナ Atropa belladonna（光学顕微鏡写真）

　有毒なナス科植物、ベラドンナのシードヘッドの横断面。シードヘッドは種子をつけた頭状花のことで、内包されている種子の様子がよくわかる写真だ。ナス科植物にはトマトやジャガイモが含まれるが、ベラドンナのような有毒植物も多い。古代には、矢の先端に塗って毒矢としたり、2人のローマ皇帝の妻を毒殺する手段ともなった。少量を麻酔薬の補助剤（心拍を調整するため）として用いたり、今なお、胃の不調や月経困難症の緩和に用いる製剤の抗炎症成分となっている。（倍率不明）

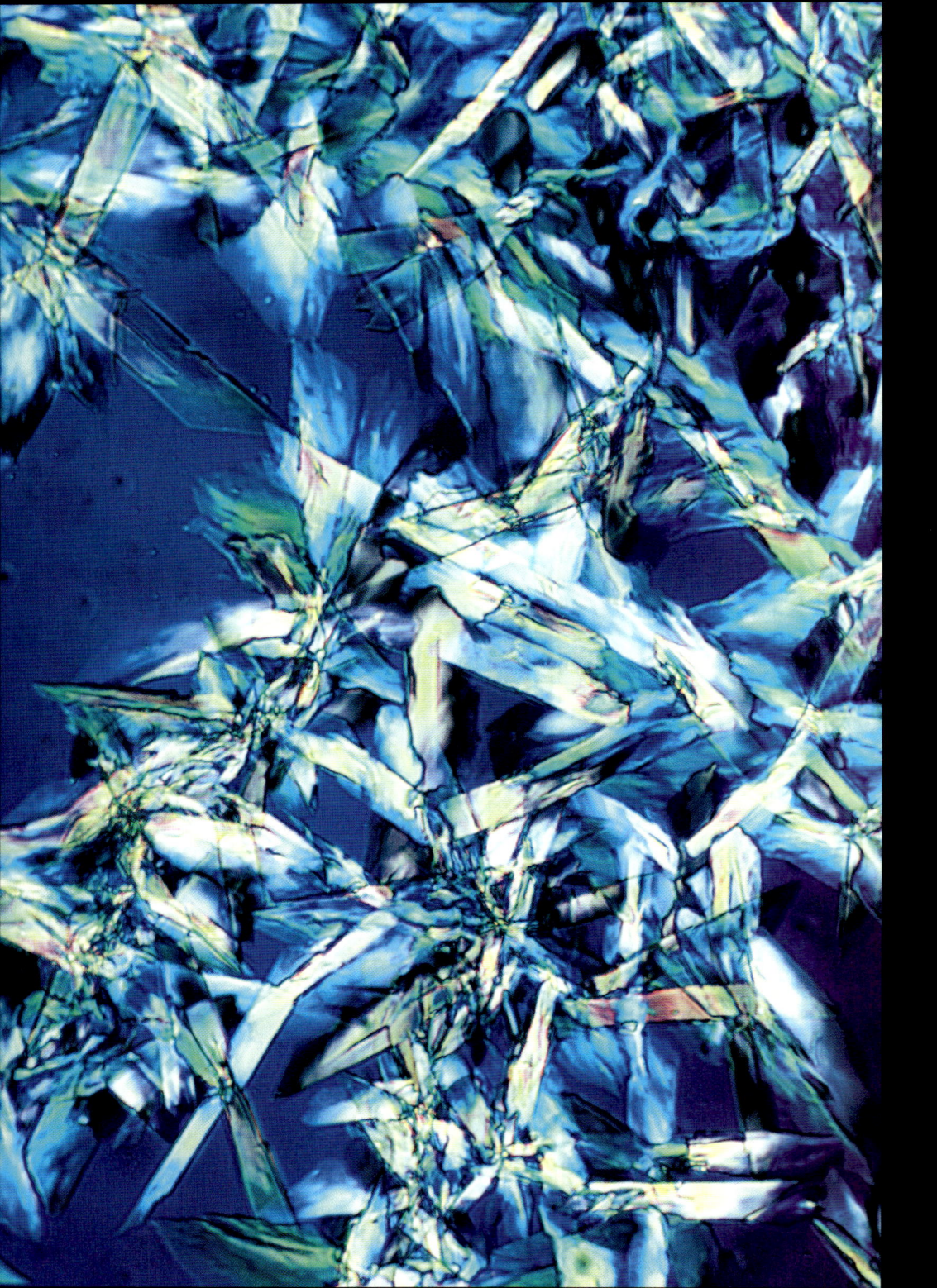

ビタミンAは成長や免疫系、視力、特に色や光の強弱の認識に必要なビタミンだ。極度に不足すると、失明することがある。ビタミンAはほぼすべての動物性食品、たとえば乳製品、魚（特にマグロ）、肉（特にレバー）に含まれるが、最良のビタミンAの供給源はβ-カロテンだ。β-カロテンは植物色素の1つで、カーリーケールやニンジンなど、いろいろな野菜に含まれている。（倍率不明）

㊨ **ビタミンＥの結晶**（偏光顕微鏡写真）

ビタミンEは動物性脂肪にも植物性脂肪にもよく溶け、広く存在する。特にナッツや種子、これらから搾った油にはビタミンEが多い。体内では抗酸化剤、すなわち、細胞の劣化を防ぐように働く。そのため、アンチエイジング産業から大いに注目されている。期待できる効果として、しわを防止する、皮膚や髪をしなやかにする、やけどや傷痕を修復する、などがあげられる。（10倍、表示画面幅10cm）

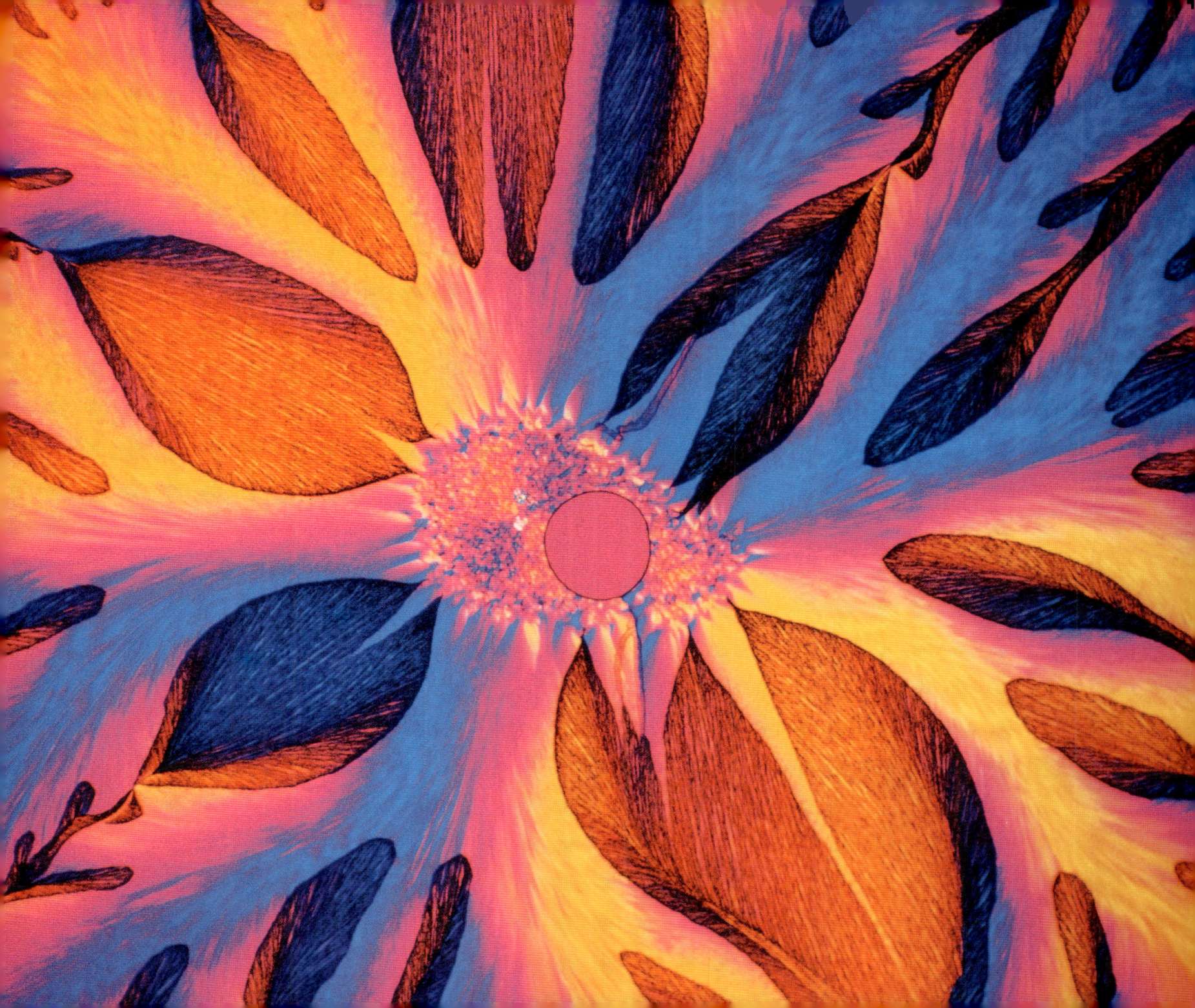

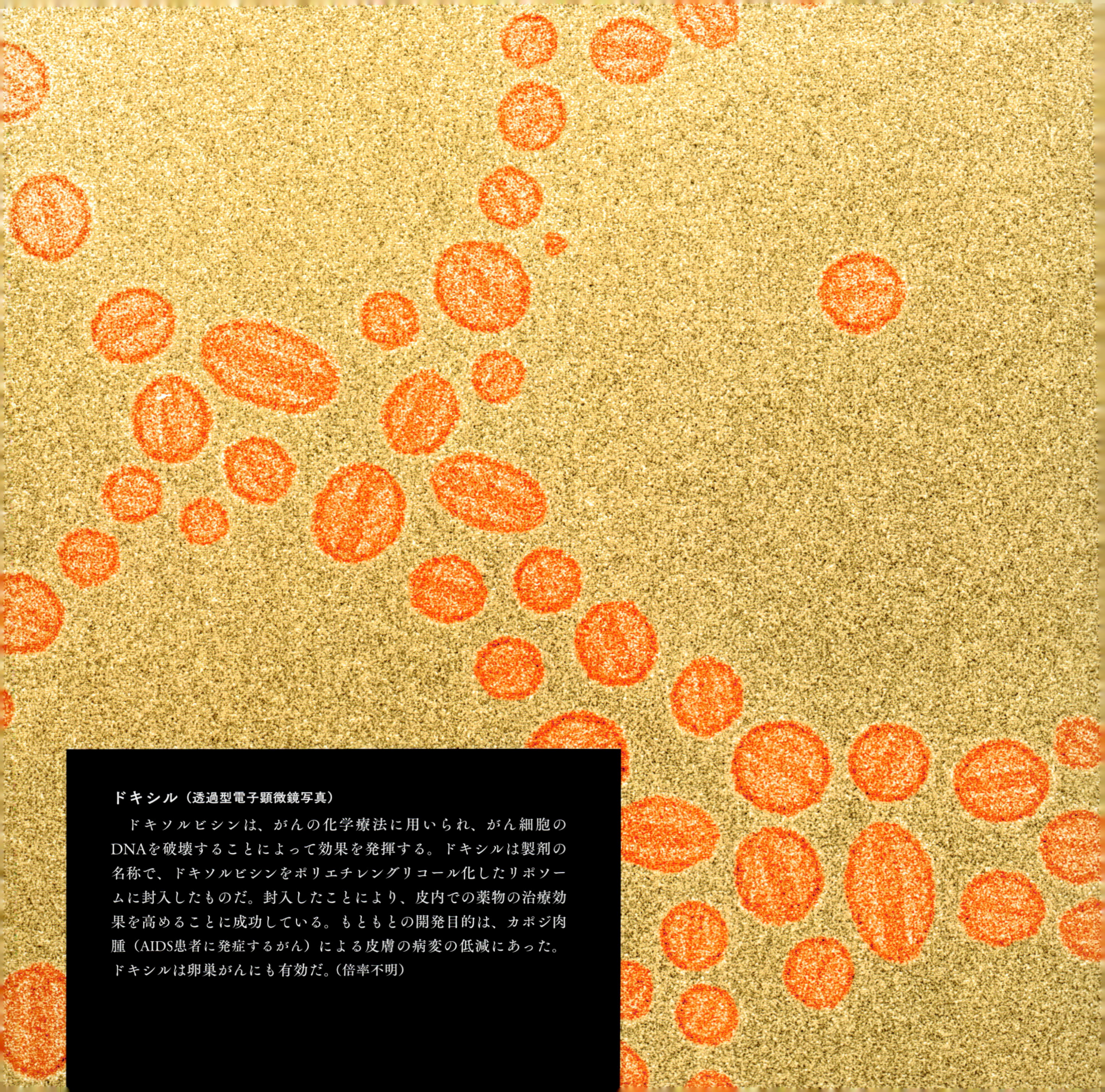

ドキシル（透過型電子顕微鏡写真）

　ドキソルビシンは、がんの化学療法に用いられ、がん細胞のDNAを破壊することによって効果を発揮する。ドキシルは製剤の名称で、ドキソルビシンをポリエチレングリコール化したリポソームに封入したものだ。封入したことにより、皮内での薬物の治療効果を高めることに成功している。もともとの開発目的は、カポジ肉腫（AIDS患者に発症するがん）による皮膚の病変の低減にあった。ドキシルは卵巣がんにも有効だ。（倍率不明）

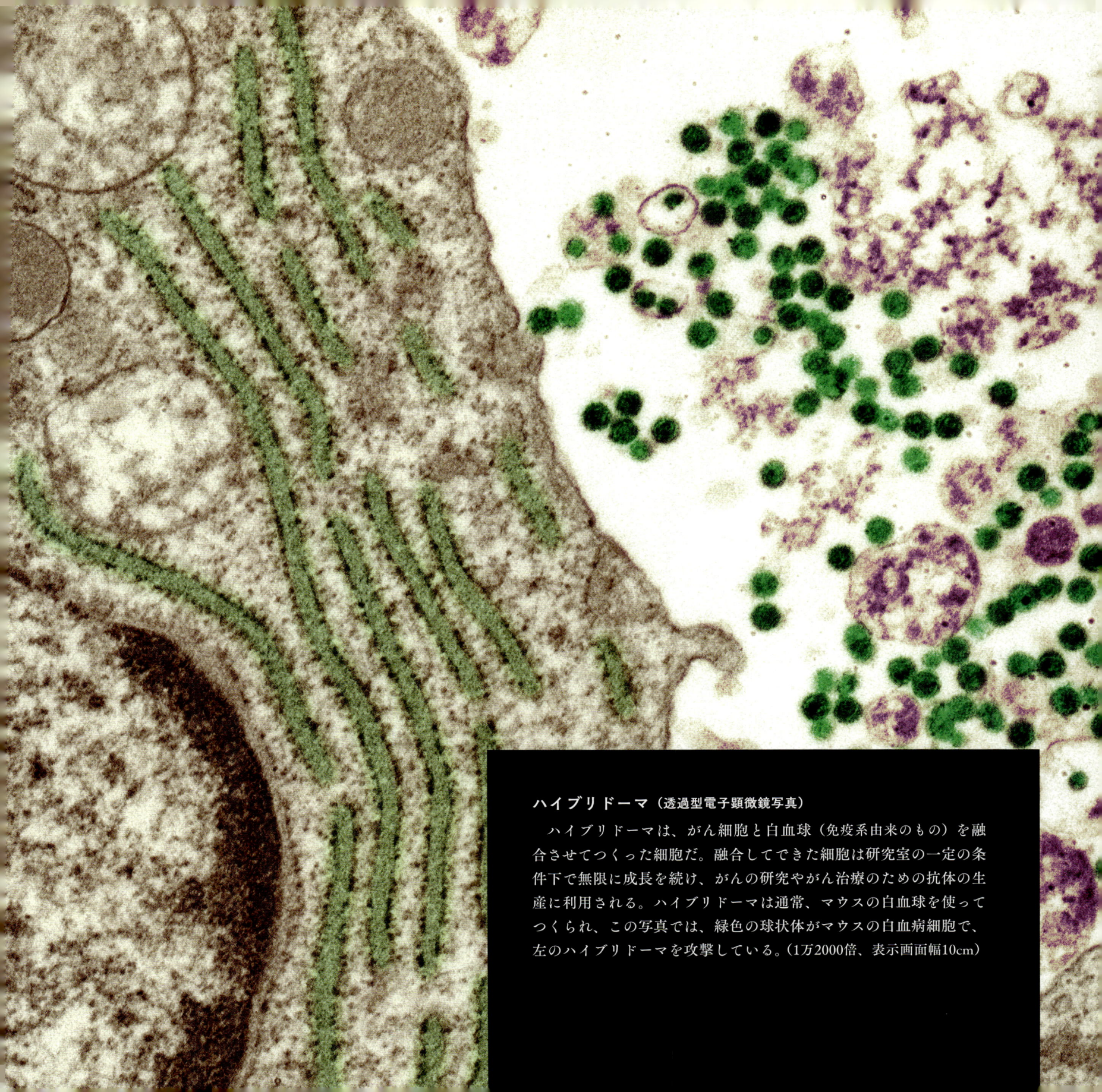

ハイブリドーマ（透過型電子顕微鏡写真）

　ハイブリドーマは、がん細胞と白血球（免疫系由来のもの）を融合させてつくった細胞だ。融合してできた細胞は研究室の一定の条件下で無限に成長を続け、がんの研究やがん治療のための抗体の生産に利用される。ハイブリドーマは通常、マウスの白血球を使ってつくられ、この写真では、緑色の球状体がマウスの白血病細胞で、左のハイブリドーマを攻撃している。（1万2000倍、表示画面幅10cm）

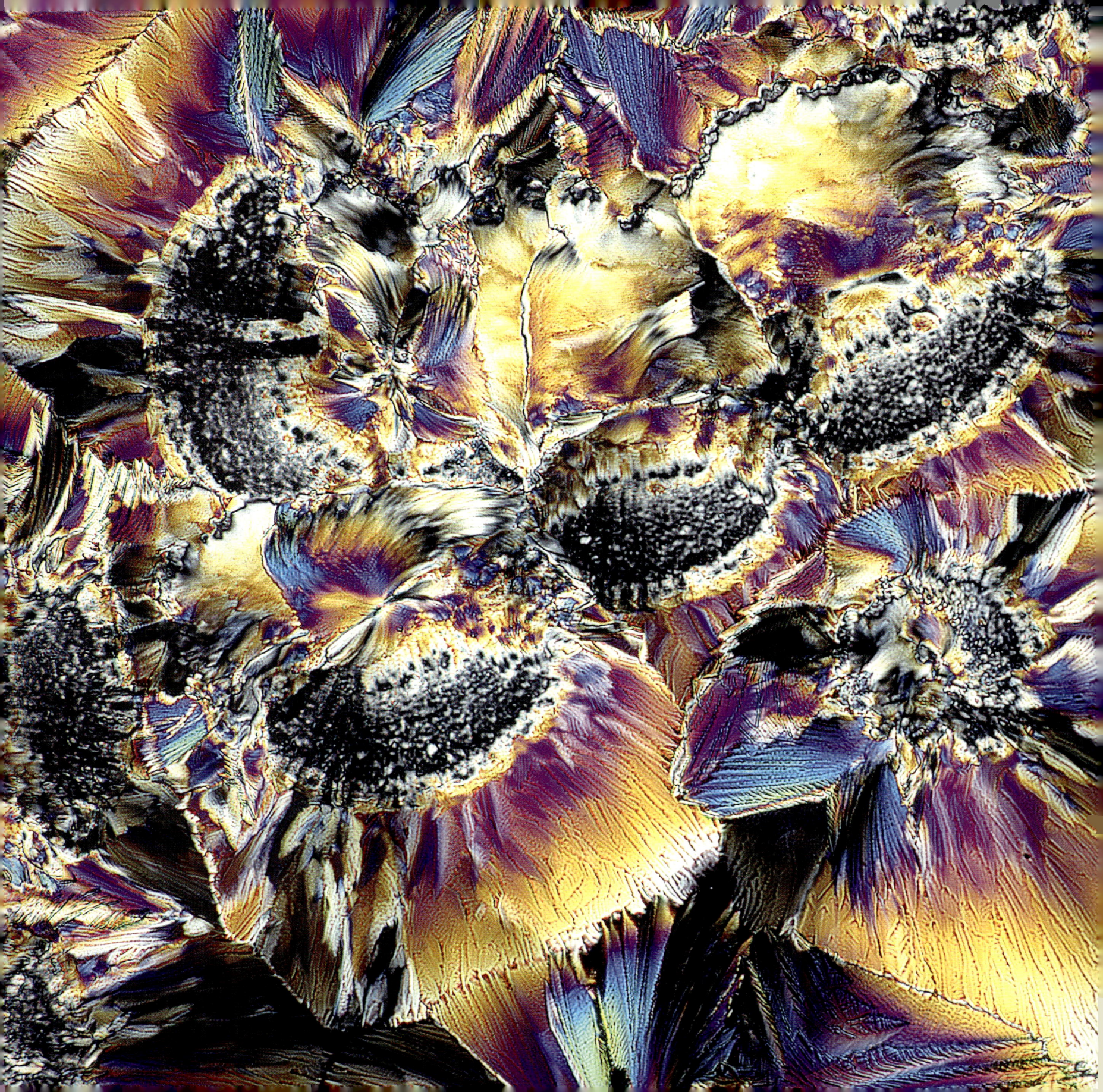

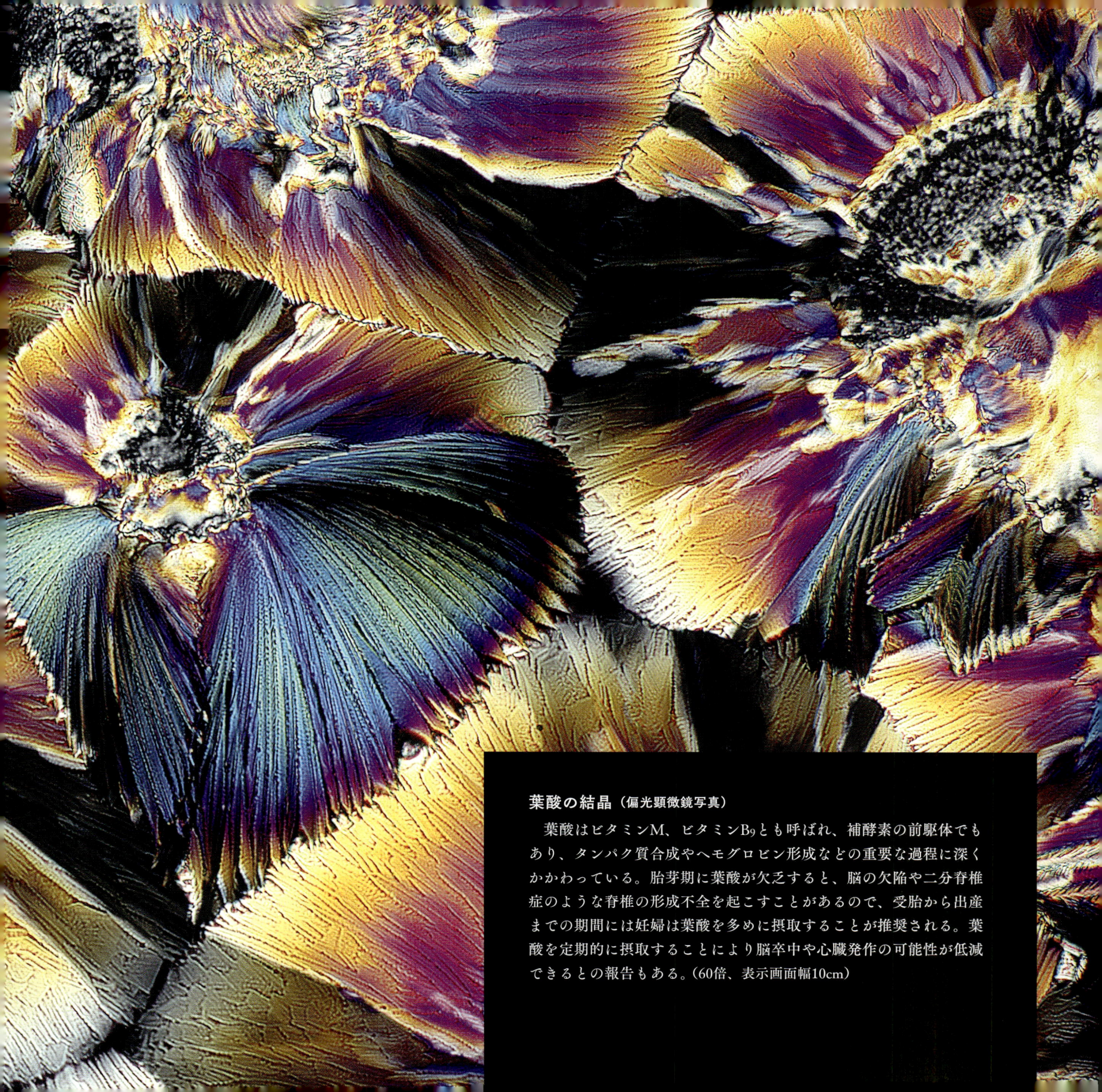

葉酸の結晶（偏光顕微鏡写真）

　葉酸はビタミンM、ビタミンB_9とも呼ばれ、補酵素の前駆体でもあり、タンパク質合成やヘモグロビン形成などの重要な過程に深くかかわっている。胎芽期に葉酸が欠乏すると、脳の欠陥や二分脊椎症のような脊椎の形成不全を起こすことがあるので、受胎から出産までの期間には妊婦は葉酸を多めに摂取することが推奨される。葉酸を定期的に摂取することにより脳卒中や心臓発作の可能性が低減できるとの報告もある。（60倍、表示画面幅10cm）

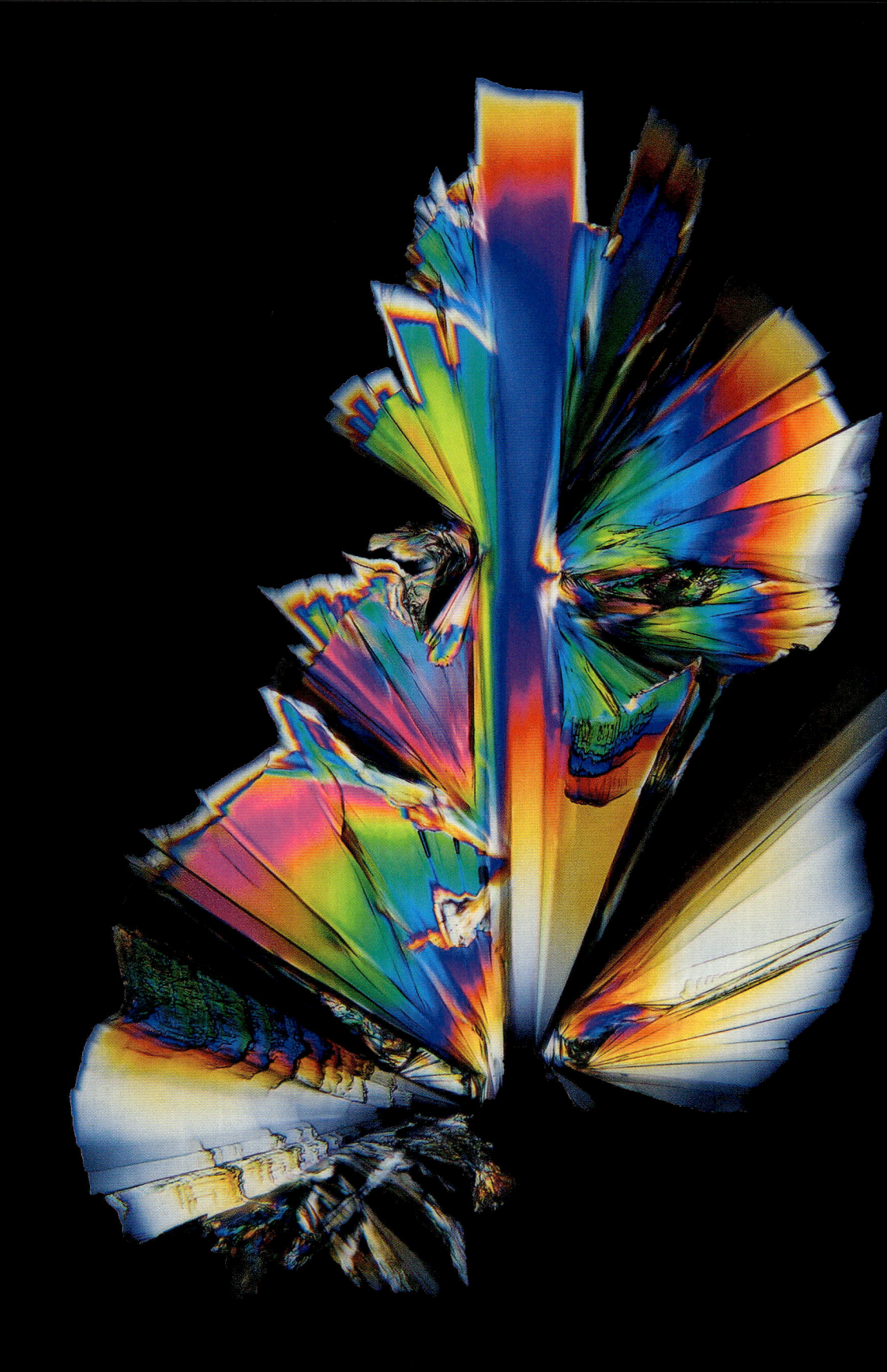

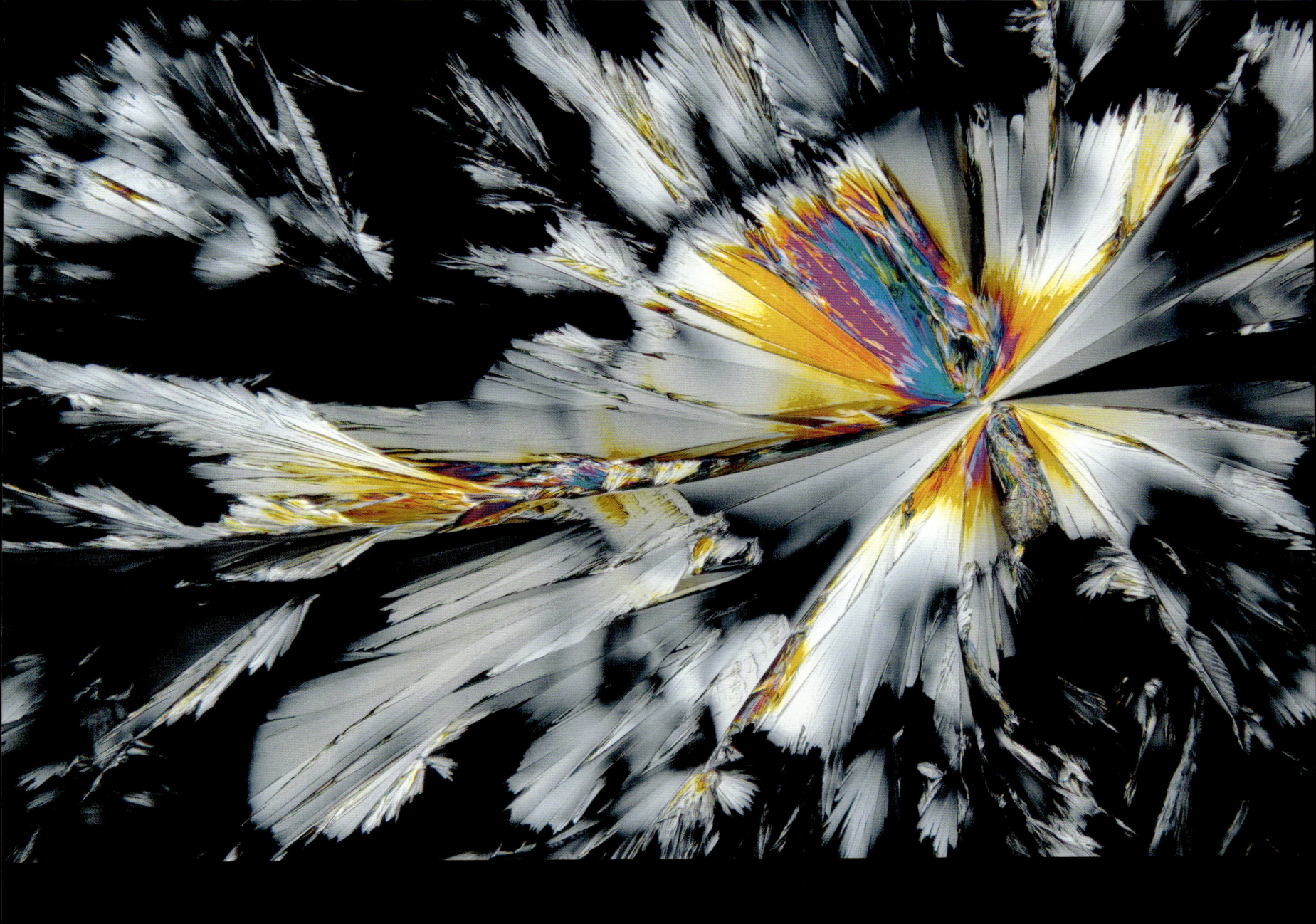

左 ⊥ フルオキセチン（偏光顕微鏡写真）

　フルオキセチン塩酸塩は、さまざまな名称で市販されている抗う
つ薬で、おそらくプロザックという名前がいちばん知られているだ
ろう。選択的セロトニン再取り込み阻害薬（SSRI）に分類され、そ
の名のとおり、セロトニンの再吸収を制限して脳内にセロトニンが
多く残るように働き、神経細胞の伝達を改善する。セロトニンは満
足感をもたらすので、フルオキセチンのようなSSRIはパニック障害
やうつ病、強迫性障害の治療に用いられる。（左：倍率不明）（上：倍
率不明）

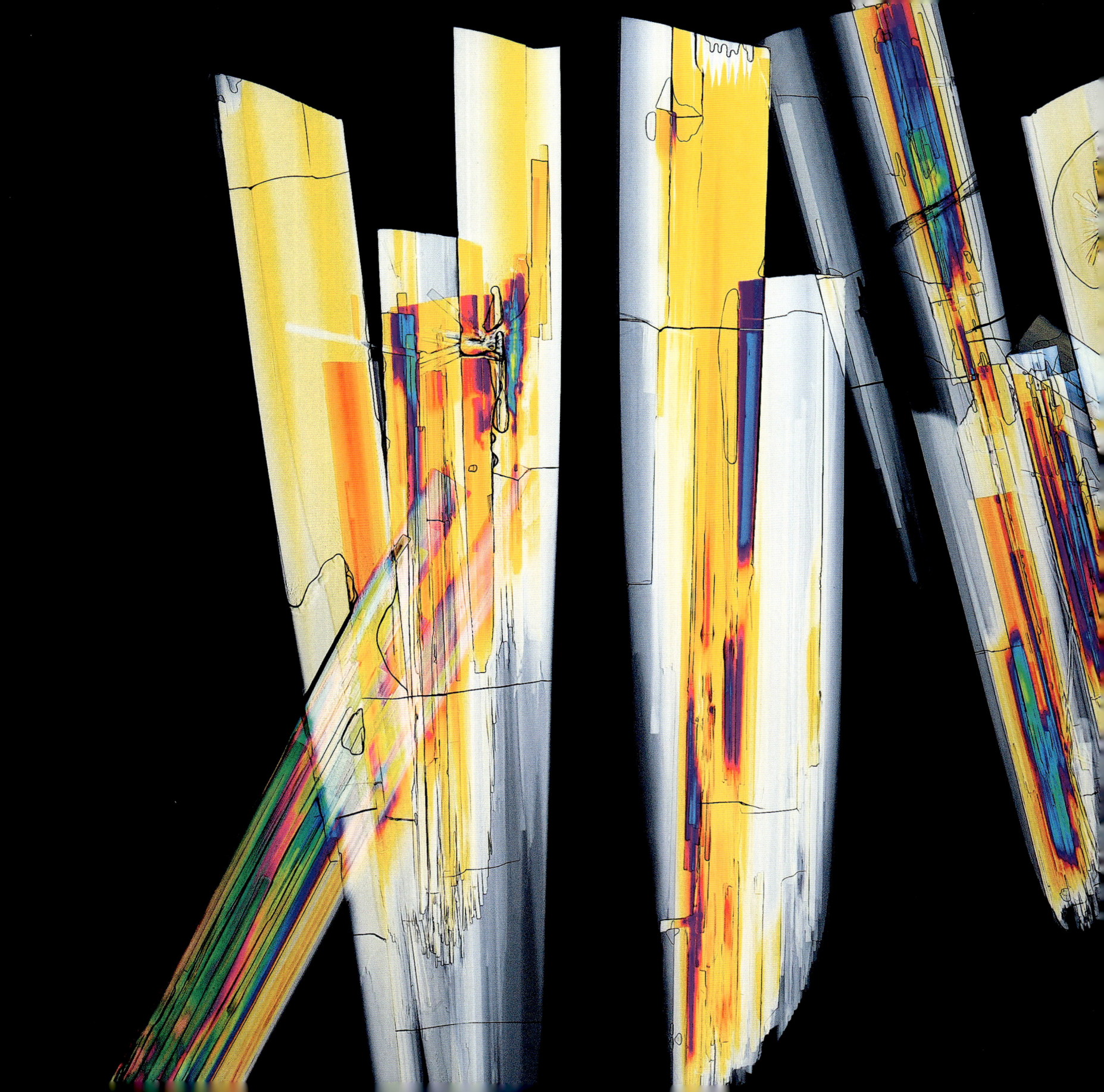

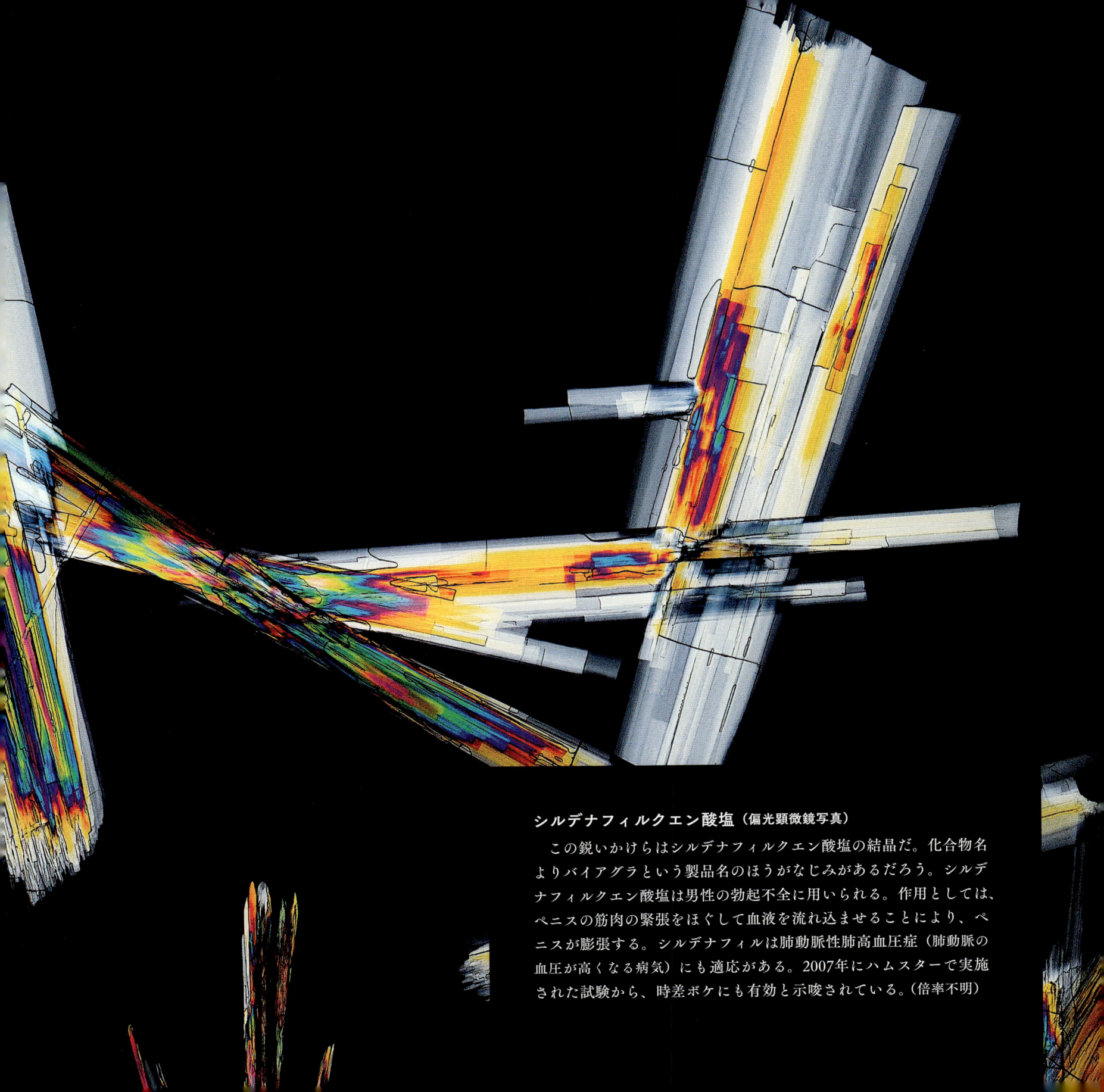

シルデナフィルクエン酸塩（偏光顕微鏡写真）

　この鋭いかけらはシルデナフィルクエン酸塩の結晶だ。化合物名よりバイアグラという製品名のほうがなじみがあるだろう。シルデナフィルクエン酸塩は男性の勃起不全に用いられる。作用としては、ペニスの筋肉の緊張をほぐして血液を流れ込ませることにより、ペニスが膨張する。シルデナフィルは肺動脈性肺高血圧症（肺動脈の血圧が高くなる病気）にも適応がある。2007年にハムスターで実施された試験から、時差ボケにも有効と示唆されている。（倍率不明）

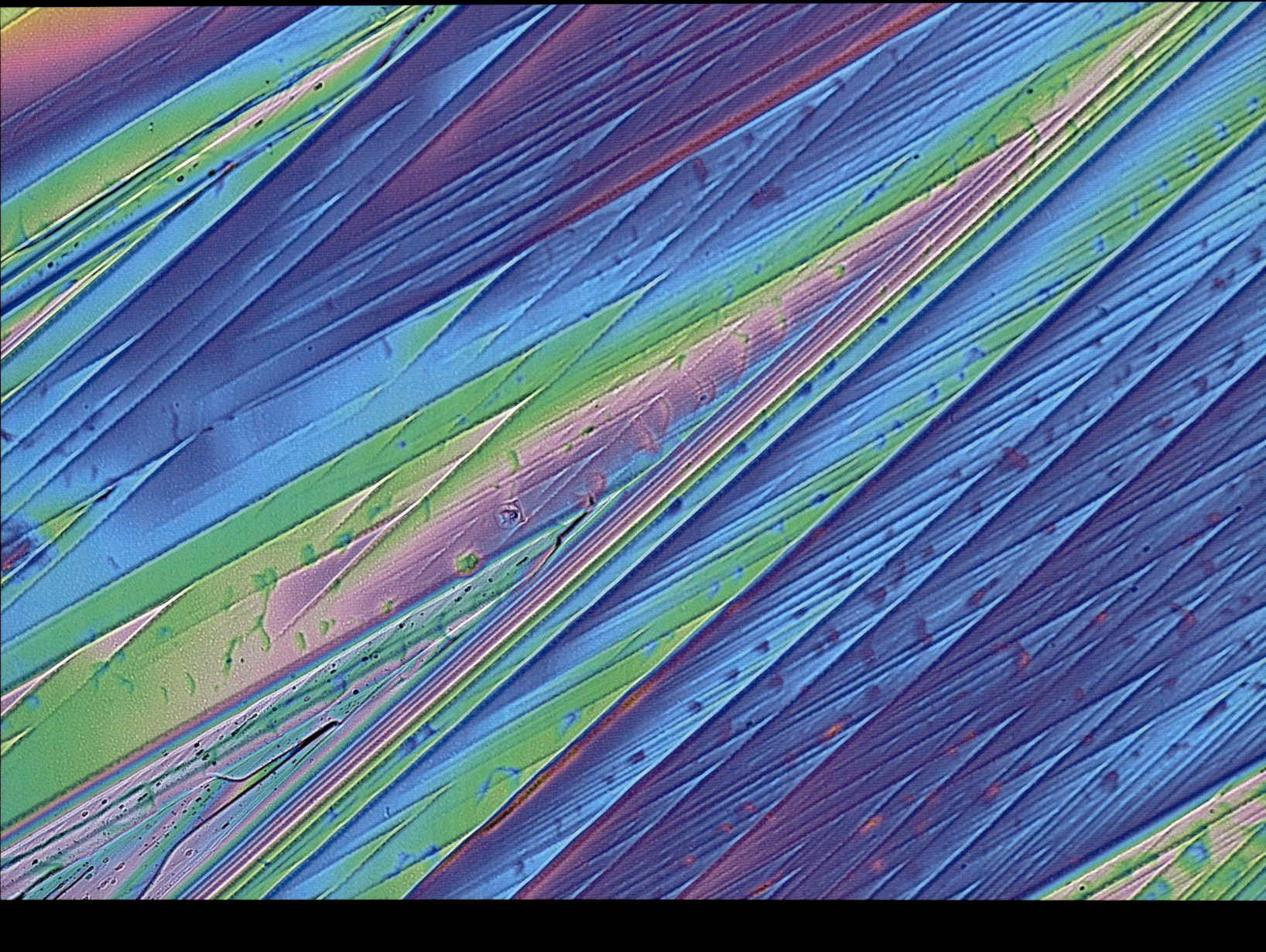

（上） ジアゼパムの結晶（偏光顕微鏡写真）

　ジアゼパムはトランキライザー（精神安定剤）で、1960年に合成された後、さまざまな製品名で市場に出ている。不眠やめまい、不安に悩む人に処方される。特定の病気によって引き起こされる筋肉けいれんの治療にも用いられる。アルコールやモルヒネ、バルビツール酸塩と同じく、快感や報酬にかかわる脳の機構に作用するので、この薬に依存性を生じる可能性がある。しかし、医師の指導のもとで使用しているならば、ほかの依存症よりは容易に脱却できる。(33倍、表示画面幅10cm)

（右） カフェインの結晶（偏光顕微鏡写真）

　カフェインは精神に作用する。すなわち、知覚や意識に変化をもたらす。仕事のパフォーマンスを向上させるために、コーヒーやお茶、コーラ、栄養ドリンクの刺激作用に頼っている人は多い。過剰に摂取すると不眠や動悸、見当識障害、妄想を生じ、極端なケースでは死に至る。カフェインは、乳幼児の呼吸障害に医薬品として使用される。また、高齢者の言語機能や認知機能の低下を軽減する可能性もある。(倍率不明)

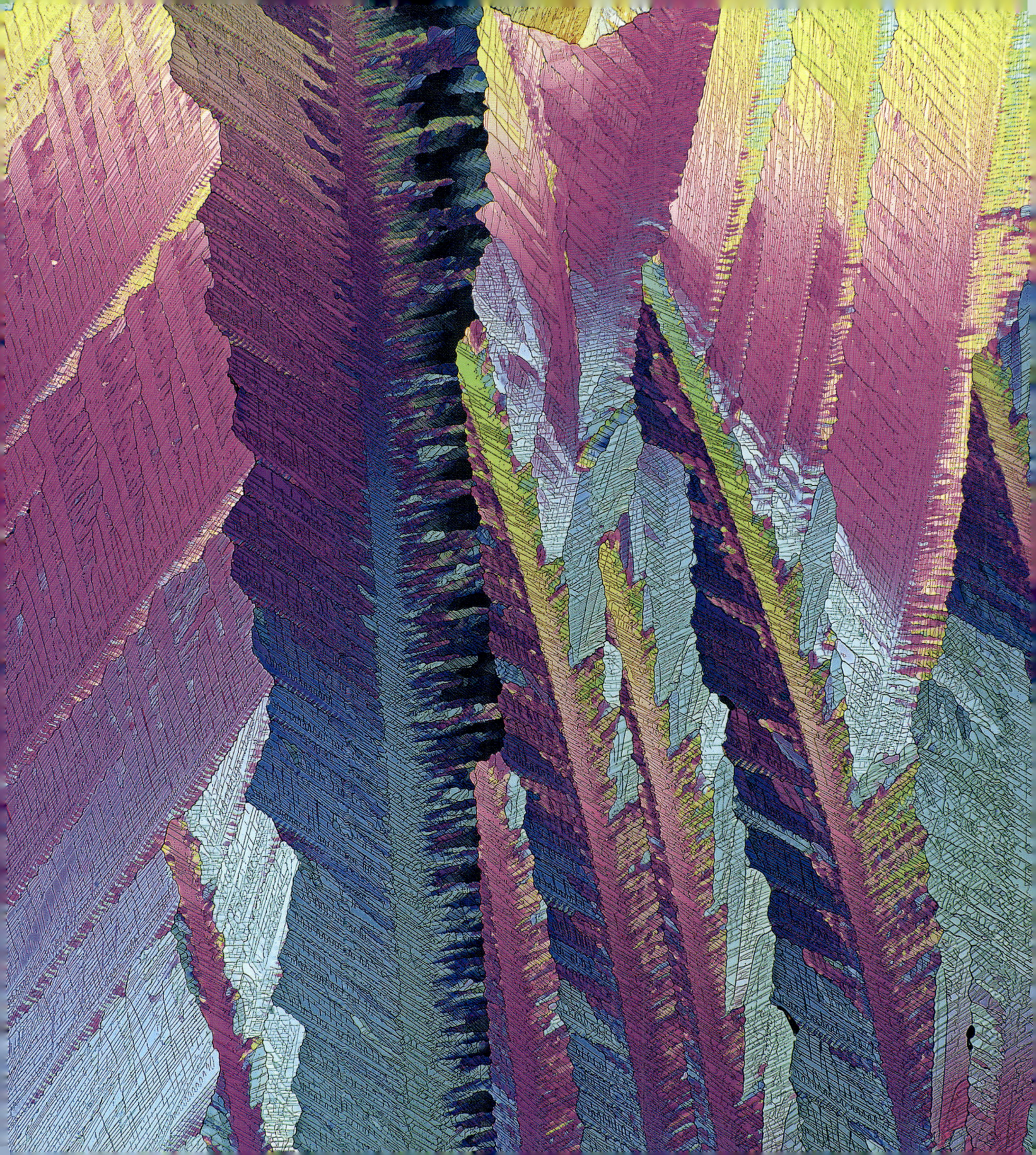

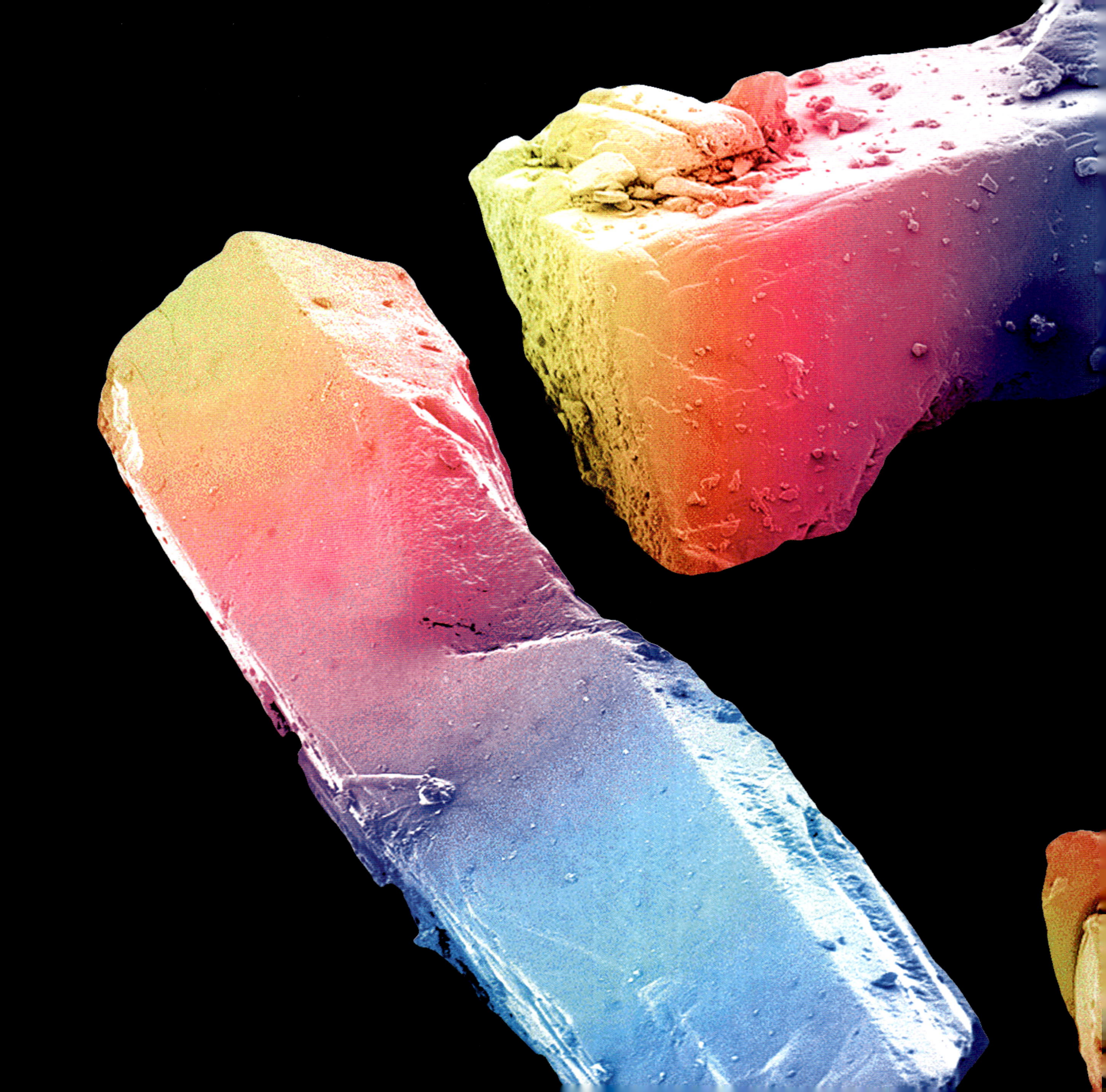

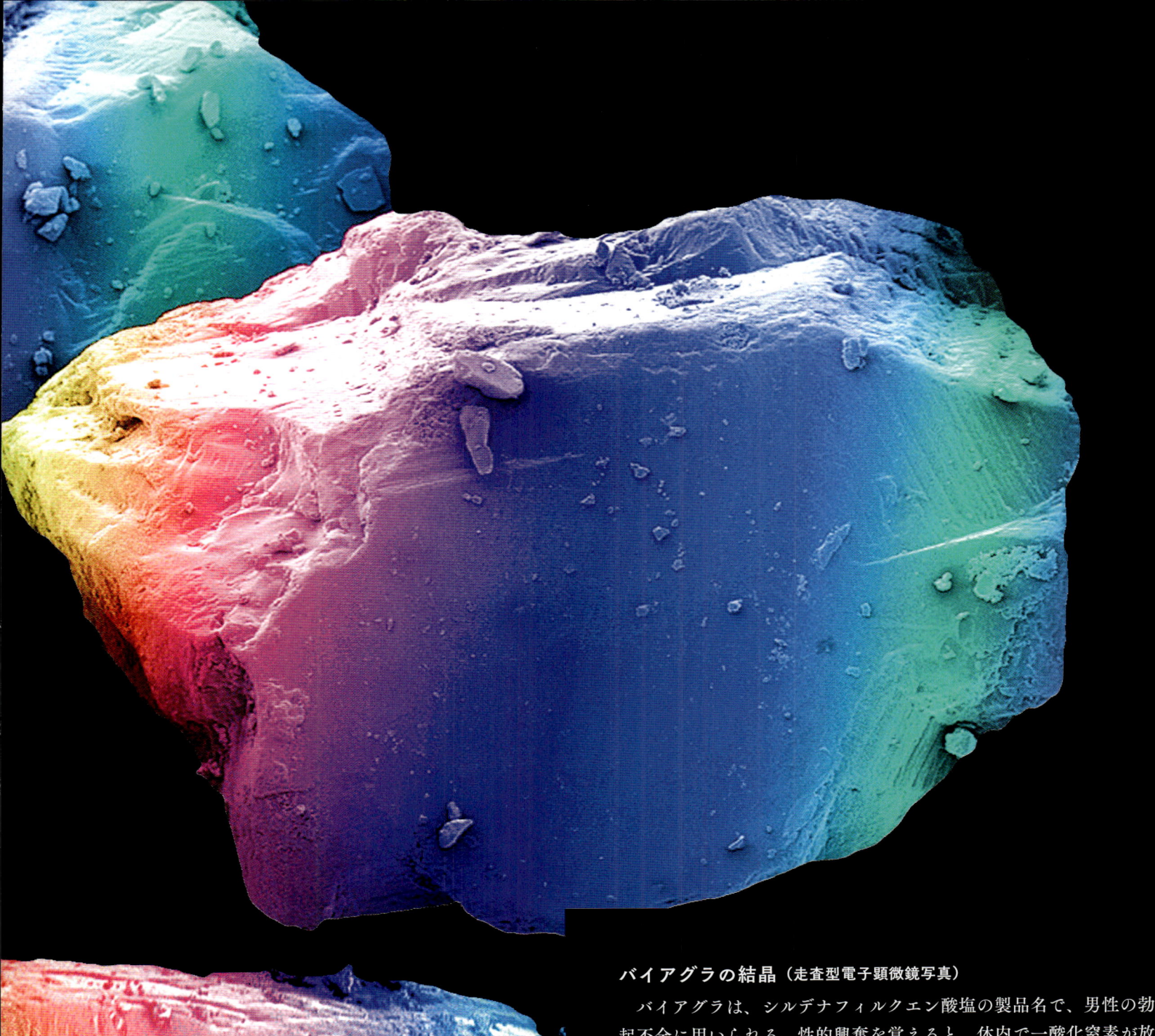

バイアグラの結晶（走査型電子顕微鏡写真）

　バイアグラは、シルデナフィルクエン酸塩の製品名で、男性の勃起不全に用いられる。性的興奮を覚えると、体内で一酸化窒素が放出され、ペニスの筋肉の緊張が緩和される。これにより血流が多く流れ込み、筋肉が膨張する。したがって、一酸化窒素を含有する薬たとえば心臓病の薬やラッシュ（訳注：亜硝酸エステルを主成分とするドラッグ）を服用している人には使用するべきではない。（倍率不明）

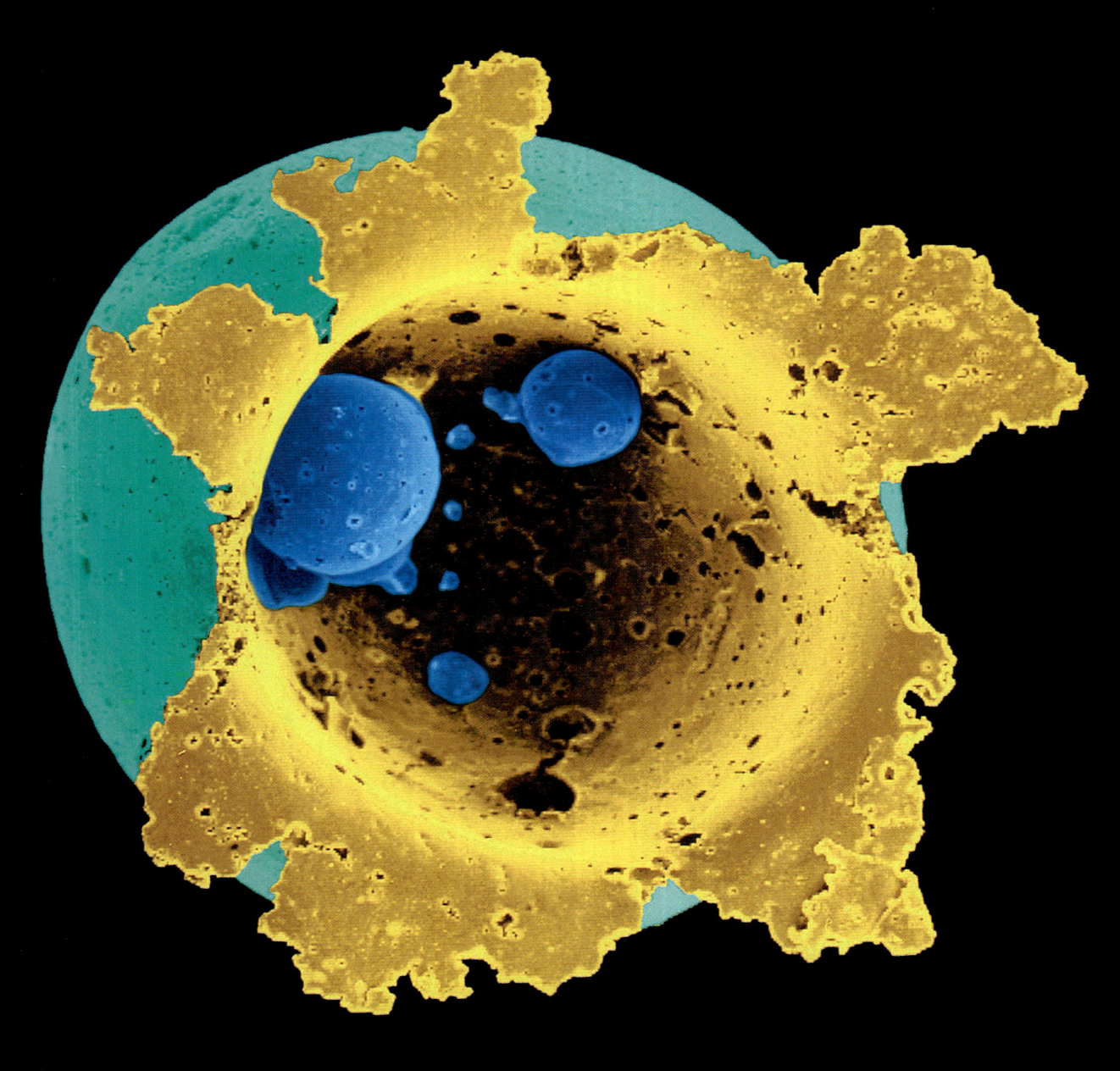

ポリマー製マイクロスフェアは薬を必要な部位に届けるときに利用される。これが可能なのは特殊なコーティングをしているからで、体はそれを認識して正しい場所にマイクロスフェアを送り届け、そこでマイクロスフェアは溶けて破れ、内容物が放出される。マイクロスフェアは薬そのものやより小さなマイクロスフェア（写真では濃青色）も運べるため、必要に応じてさらに薬を運ぶことができる。マイクロスフェアのサイズが小さくなるほど、狙った場所に集中して到達しやすくなる。（3000倍、表示画面幅10cm）

右 **硫酸サルブタモールの結晶**
（多光子励起顕微鏡写真）

サルタノール、ベントリンなどの名で販売されているサルブタモールは、炎症により気管支が狭くなって呼吸困難に陥る人に処方される。ぜんそくや慢性気管支炎を患う人は運動したあとに気管支狭窄を起こしやすい。サルブタモールは通常、吸入器を使って自分で吸入する。現在、この薬を脊髄性筋萎縮症の治療に用いるための臨床試験が行われている。脊髄性筋萎縮症はあるタンパク質の欠乏によって起こる遺伝性のまれな消耗性疾患だ。（倍率不明）

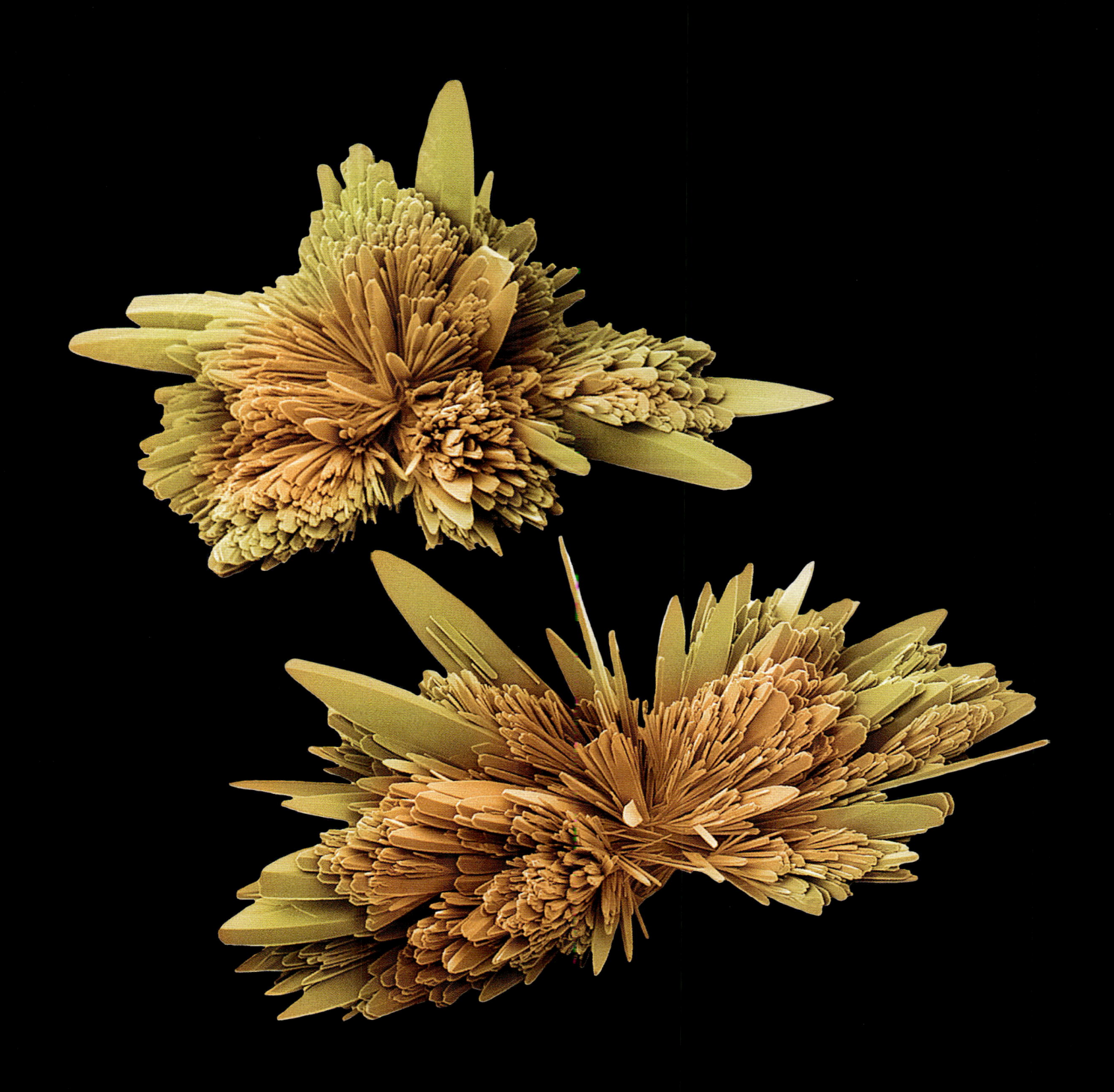

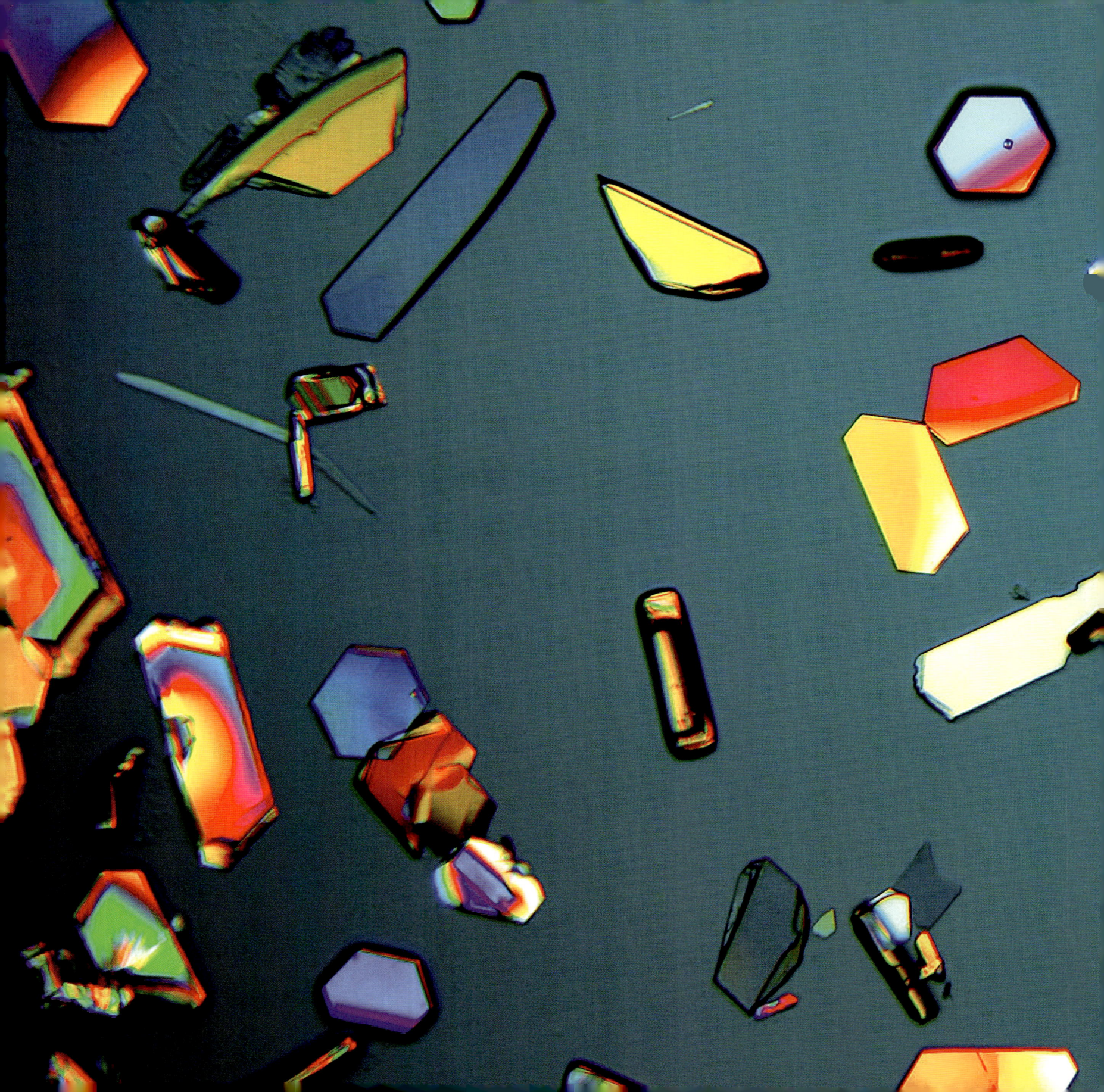

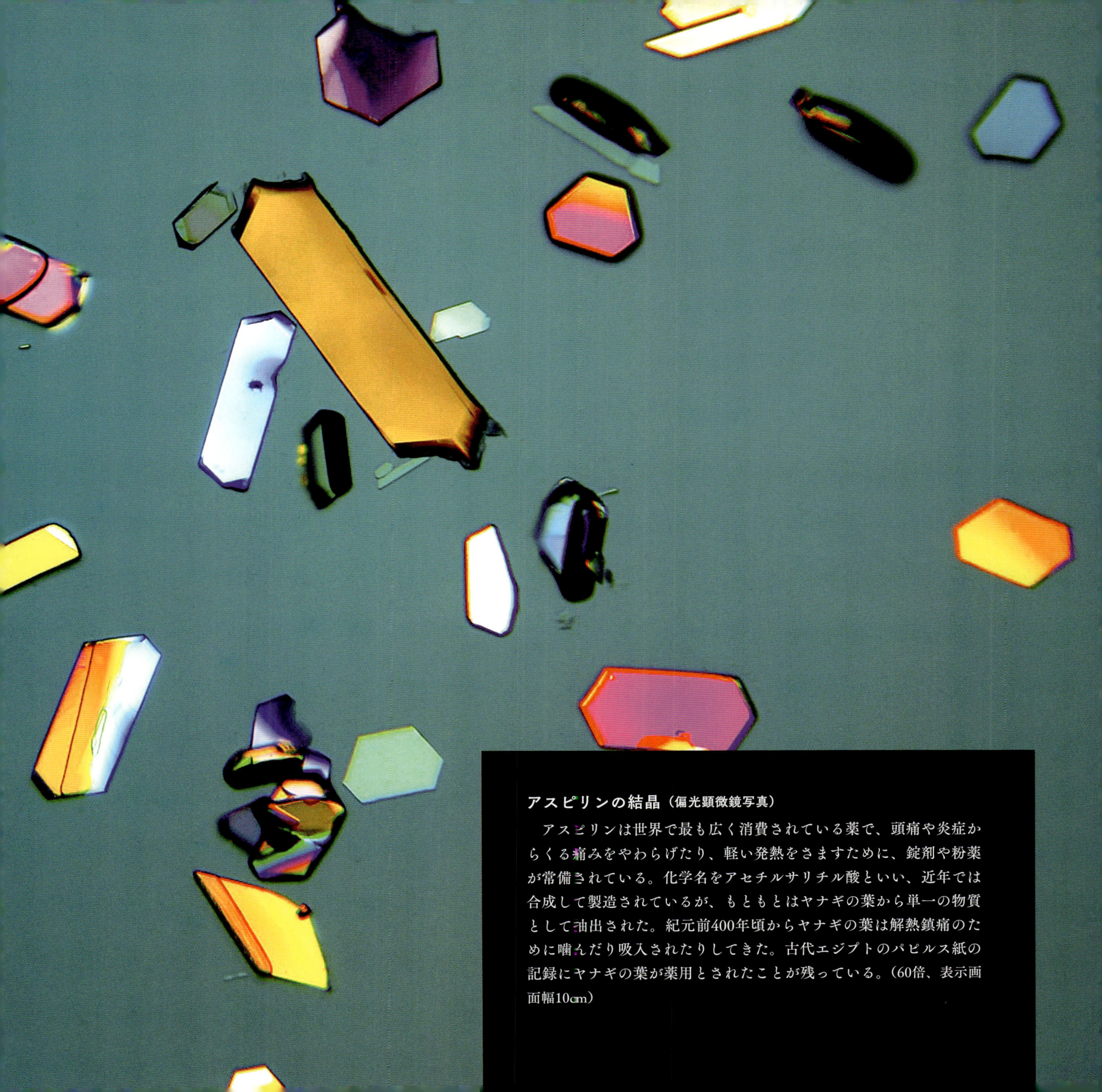

アスピリンの結晶（偏光顕微鏡写真）

　アスピリンは世界で最も広く消費されている薬で、頭痛や炎症からくる痛みをやわらげたり、軽い発熱をさますために、錠剤や粉薬が常備されている。化学名をアセチルサリチル酸といい、近年では合成して製造されているが、もともとはヤナギの葉から単一の物質として抽出された。紀元前400年頃からヤナギの葉は解熱鎮痛のために噛んだり吸入されたりしてきた。古代エジプトのパピルス紙の記録にヤナギの葉が薬用とされたことが残っている。（60倍、表示画面幅10㎝）

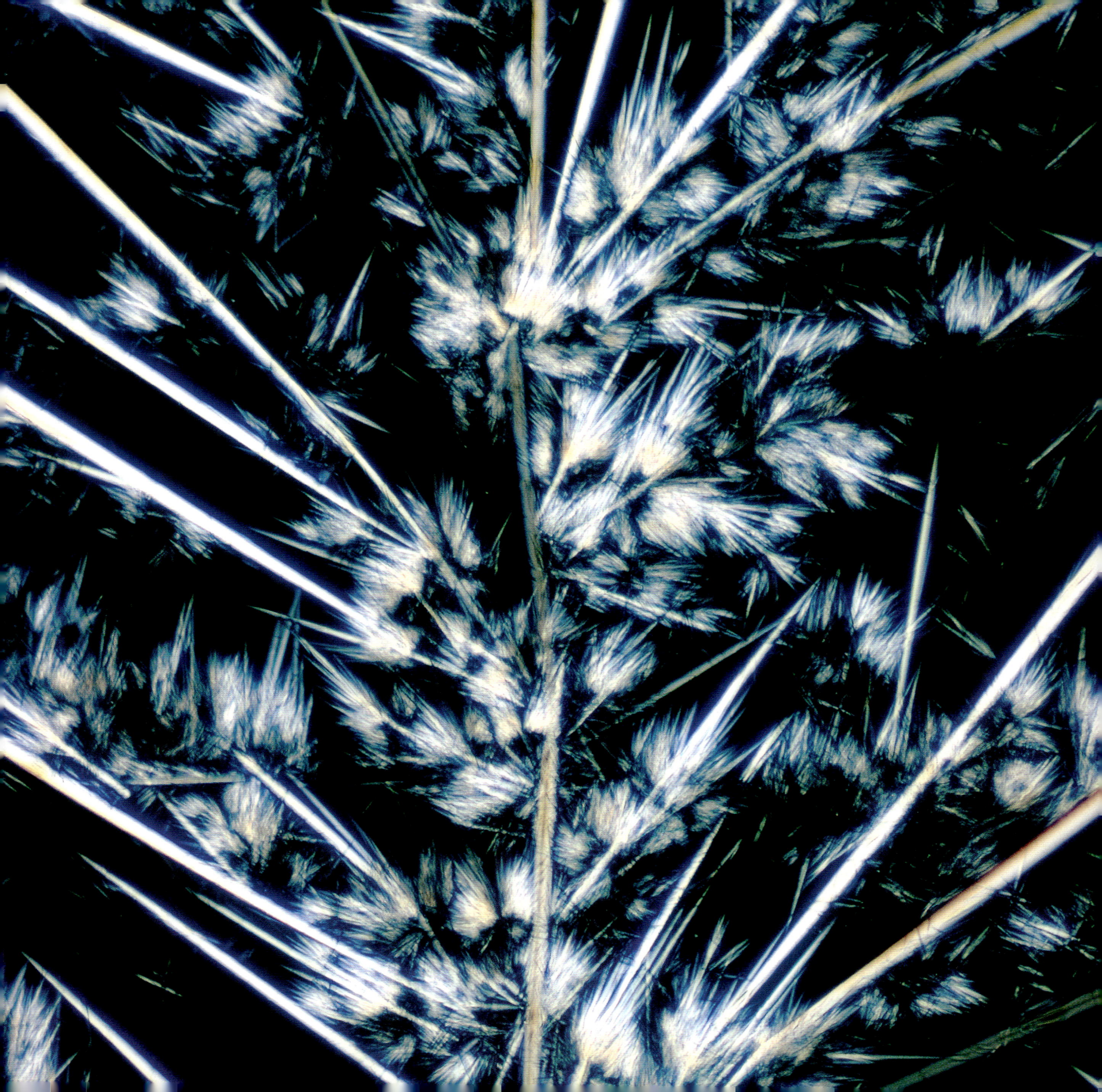

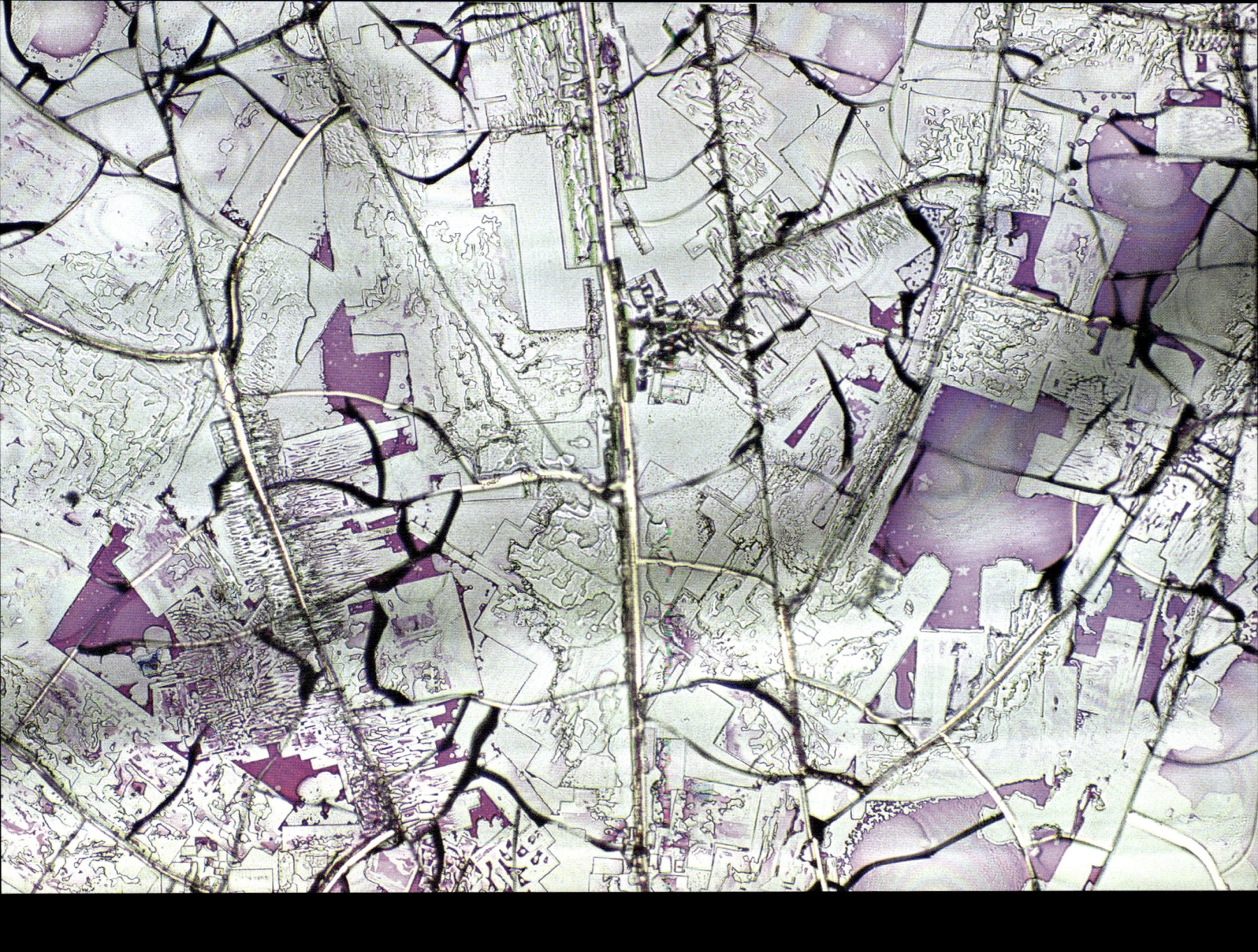

左 ストレプトマイシンの結晶（偏光顕微鏡写真）

　ストレプトマイシンを単一化合物として抽出したのは、ニュージャージー州のラトガース大学の学生で、第二次世界大戦のさなかの1943年だった。結核を治療できる初の抗生物質だ。発見後の早い時期に死者を出したり、被験者を盲目にするなどの苦難を乗り越え、戦争でひどい傷病を負ったアメリカ陸軍兵士に試験的に投与した後、適応範囲が定まった。発見した学生を指導した教授はその功績によってノーベル賞を受賞した。（33倍、表示画面幅3.5cm）

上 ビダーザの結晶（光学顕微鏡写真）

　ビダーザはアザシチジンの製品名で、骨髄異形成症候群として知られる血液疾患の化学療法剤だ。骨髄異形成症候群を発症すると、骨髄内での未熟血球の発達が阻害され、血小板や赤血球、白血球に異常が起きたり、数が減ったりする。輸血が標準的な治療法だが、2004年にビダーザが承認されて以来、輸血の必要性は少なくなっている。ビダーザは正常な血球の生産を促進し、悪性化した血球を破壊する。（倍率不明）

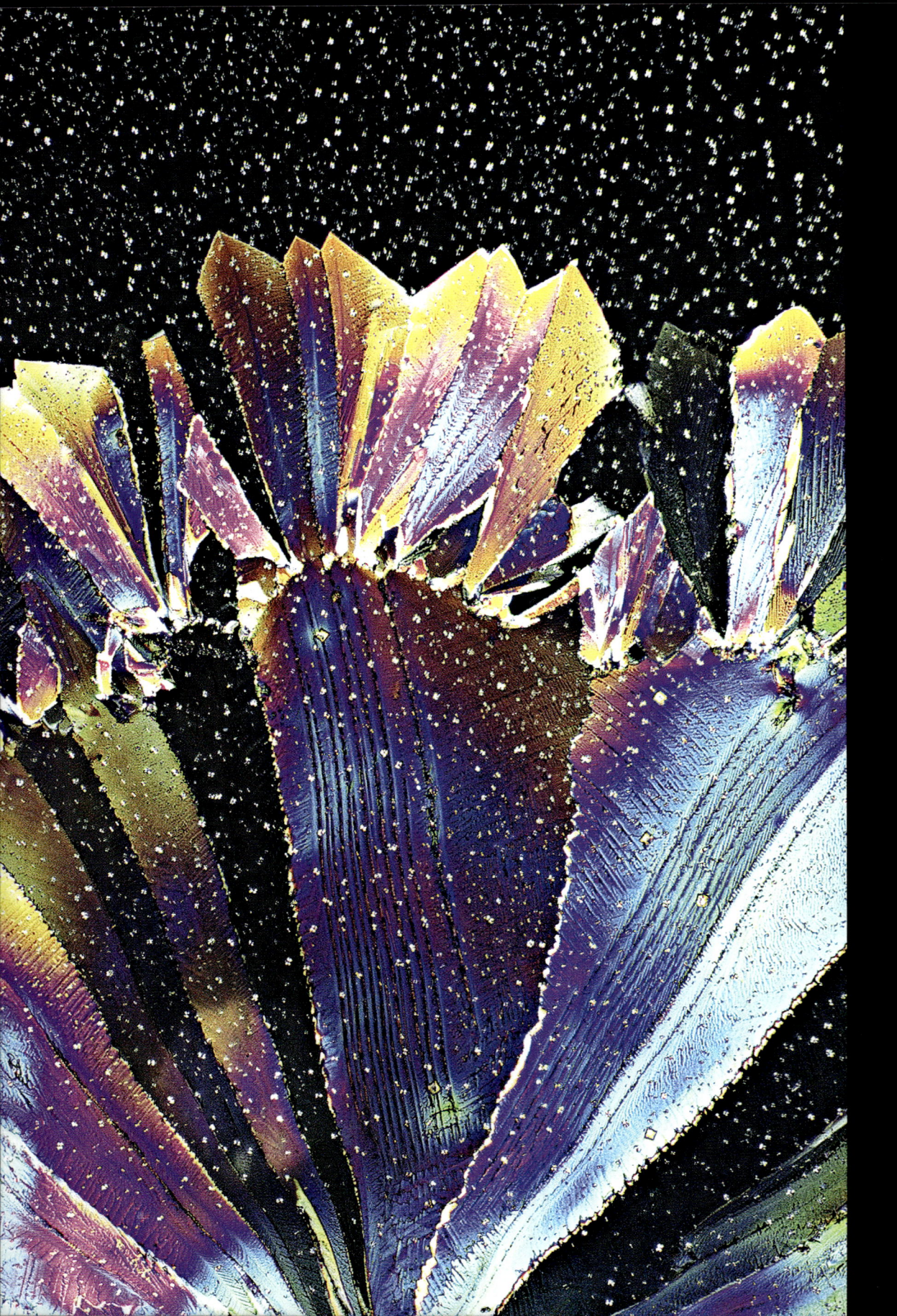

㊧ **アスピリン**（偏光顕微鏡写真）

　アスピリンは非ステロイド
日常生活で起きる軽い痛みを
用いられる。血液をサラサラ
あるので、心臓発作を予防で
んの進行を遅らせる効果もあ
い。アスピリンという名称は
エル社により1897年に商標登
今でもその商標権が残ってい
リンは一般名となっており、
痛薬の代名詞のように使われ
不明)

㊨ **ゾビラックスの結晶**（

　ゾビラックスは抗ウイルス
ルの製品名だ。1977年に発見
ロビルは、ヘルペスウイルス
えば性器ヘルペス、口唇ヘル
慢性の眼瞼ヘルペス等の予防
られる。アシクロビルはもと
カリブ海産の海綿由来の物質
いない細胞を損傷することな
を選択的に標的とする。(倍率

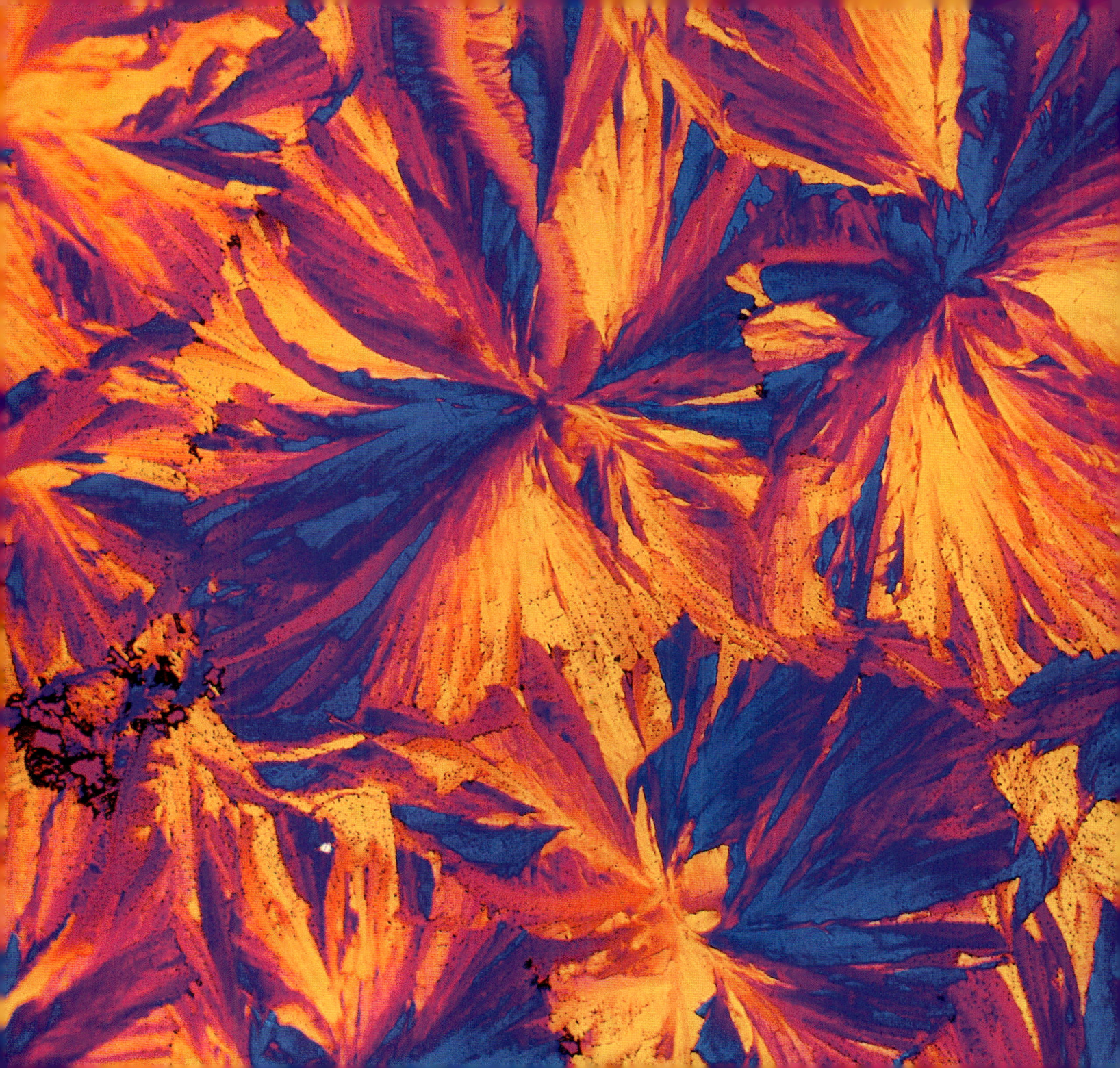

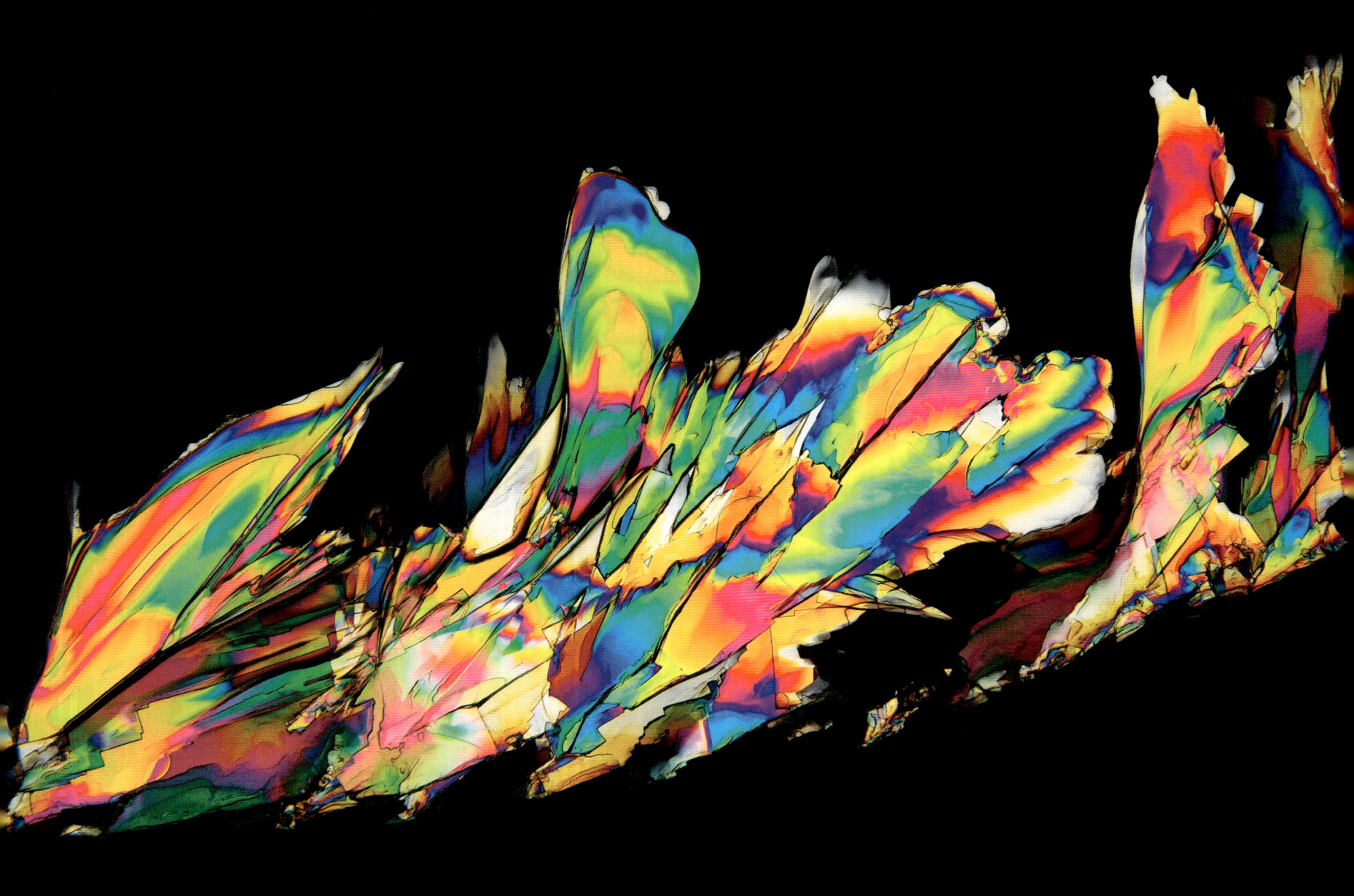

（上）**ドーパミンの結晶**（偏光顕微鏡写真）

　ドーパミンは体内で生産される脳内伝達物質で、脳が感じる快感や報酬を制御する働きがある。ヒトの脳内に自然に存在する形が判明する1957年より前に、ドーパミンは1910年に合成されている。ドーパミンは、細菌も含めたほぼすべての生物に存在する。ドーパミンを合成する植物も多く、特にバナナはそうだ。しかし、植物性のドーパミンは血液脳関門を通過しない。だから、バナナを食べたからといって必ずしも幸せな気持ちになるとは限らない。（倍率不明）

（右）**アサ *Cannabis sativa***（走査型電子顕微鏡写真）

　アサの表面にできた突起はトライコーム（毛状突起）と呼ばれ、樹脂を分泌する。この樹脂はハシシといって、娯楽目的で使用される。マリファナはアサの花と葉から得られる。キーフ（*Kief*、アラビア語で「楽しみ」を意味する）はアサの花と葉とトライコームを粉にしたものだ。医療用の大麻は慢性的な痛みやトゥレット症候群のチックをはじめとする筋肉けいれんの緩和に用いられる。化学療法の副作用による吐き気を抑えるときにも用いられる。（35倍、表示画面幅10cm）

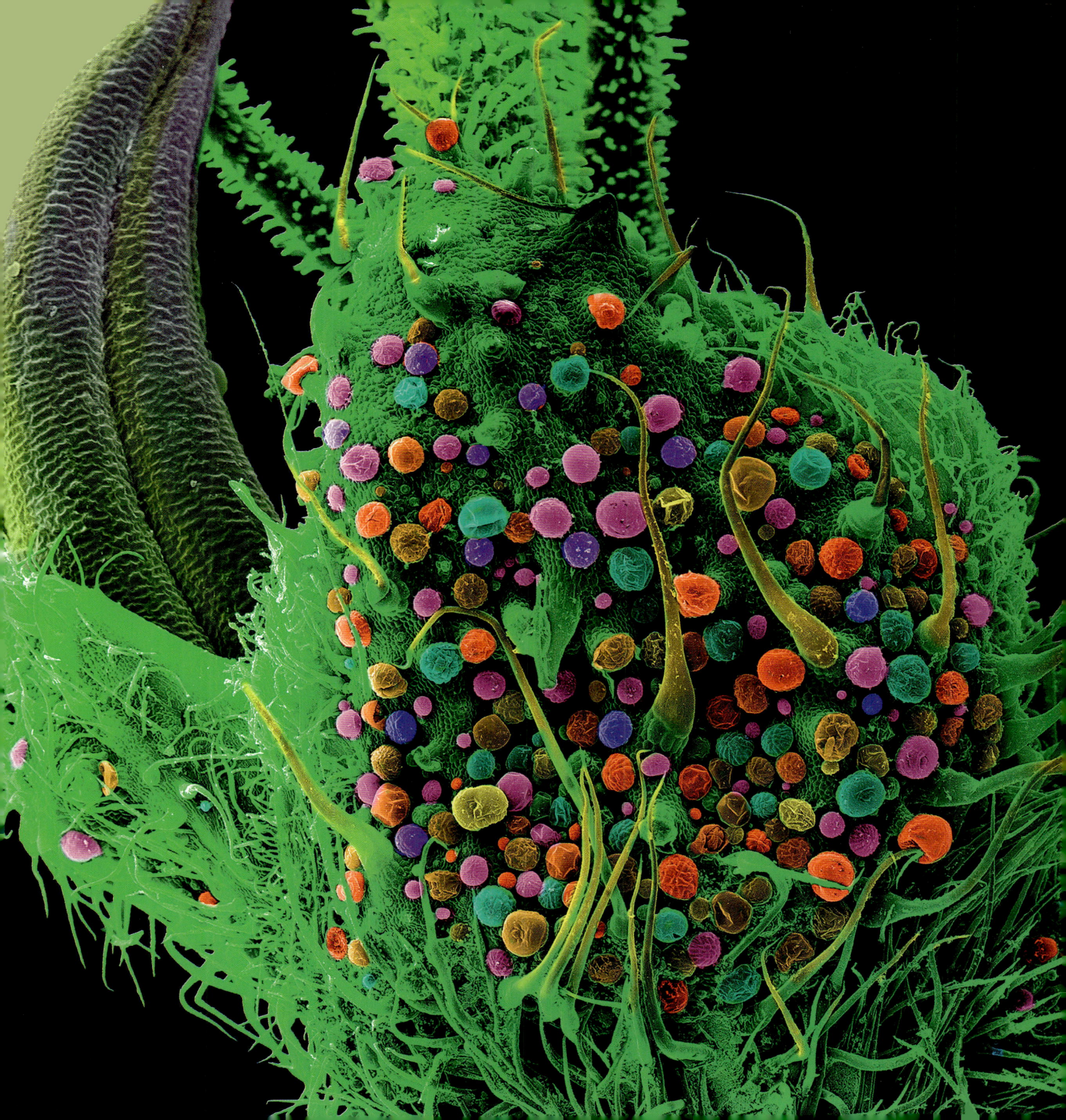

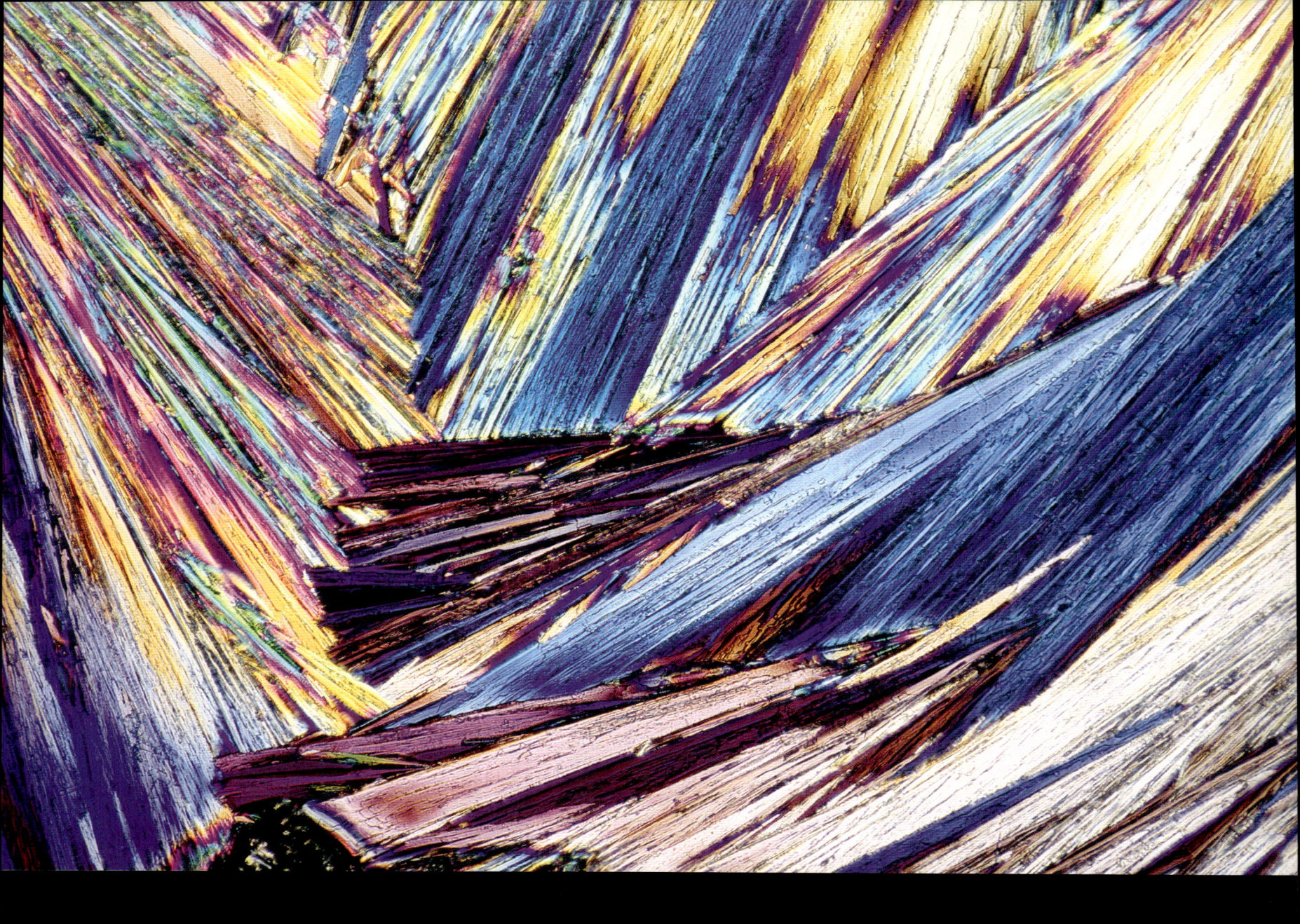

エフェドリンの結晶（偏光顕微鏡写真）

　エフェドリンは血圧を上昇させたいとき、また、ぜんそく患者の
ように気道を拡張する必要がある場面で処方される。エフェドリン
には減量効果があり、カフェイン（コーヒーなどに含まれる）やテオ
フィリン（カカオ豆の成分）と併用すると効果が増大する。（倍率不明）

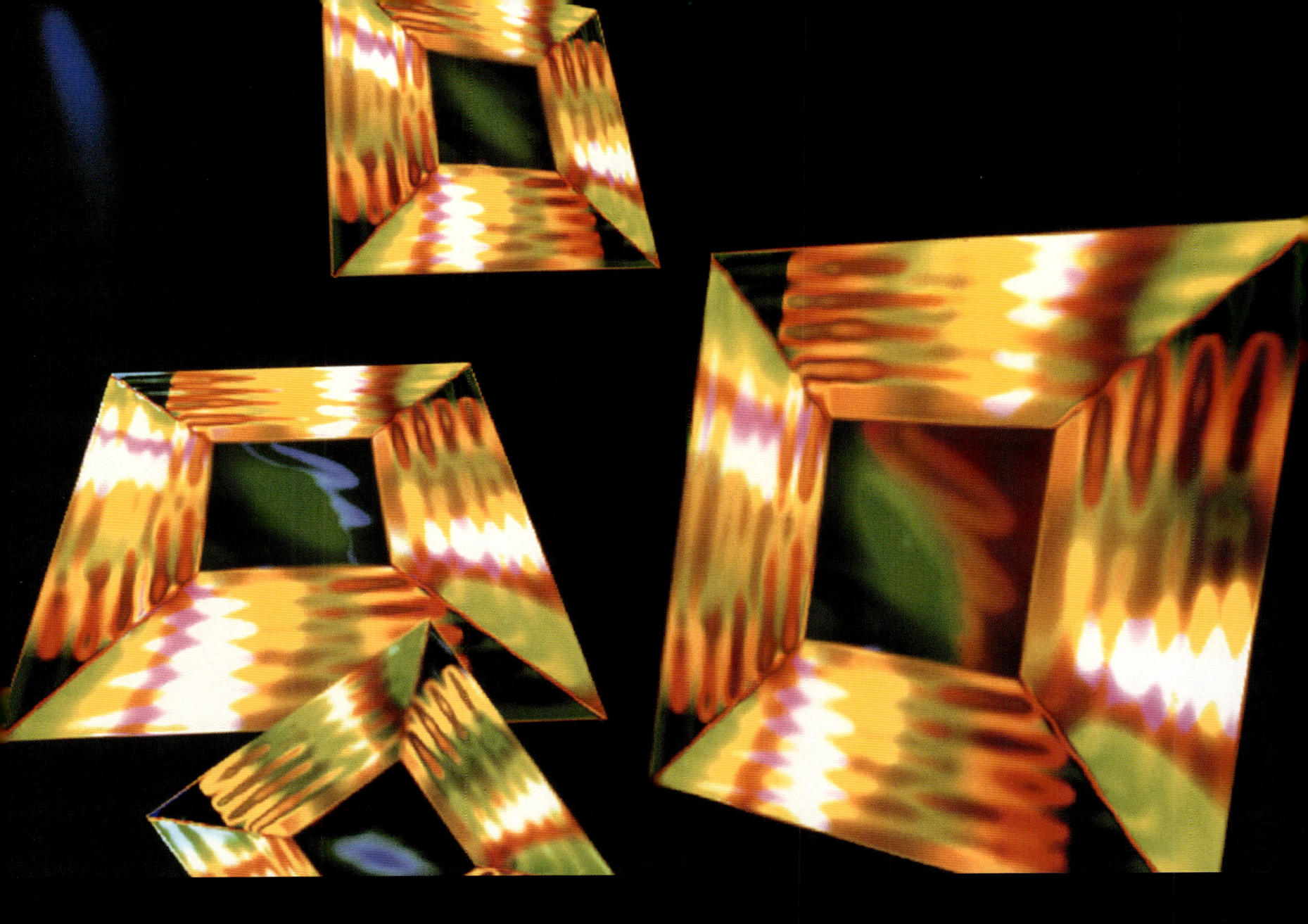

パントテン酸の結晶（偏光顕微鏡写真）

　巧みに配置された結晶はパントテン酸だ。パントテン酸は、かつてはビタミンB_5とも呼ばれ、幼児や高齢者、妊婦や産後の女性はこのビタミンを多く必要とする。脂質や炭水化物、タンパク質の代謝を助ける働きがある。名前が古代ギリシア語で「どこからでも」を意味する言葉に由来するとおり、パントテン酸はどんな食品にも含まれている。パントテン酸を多く含む食品の代表例は、レバー、腎臓、卵黄、ピーナッだ。（倍率不明）

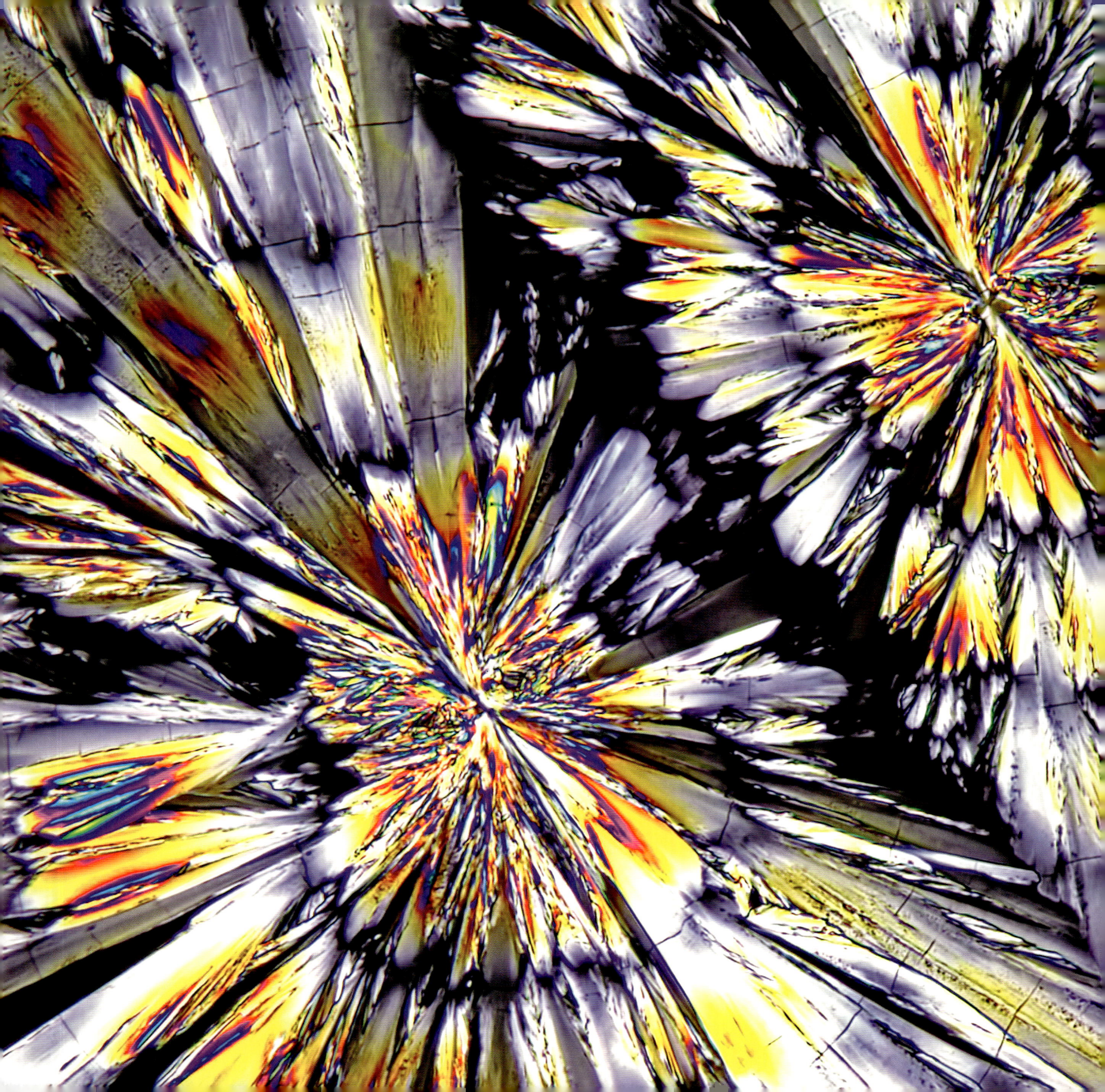

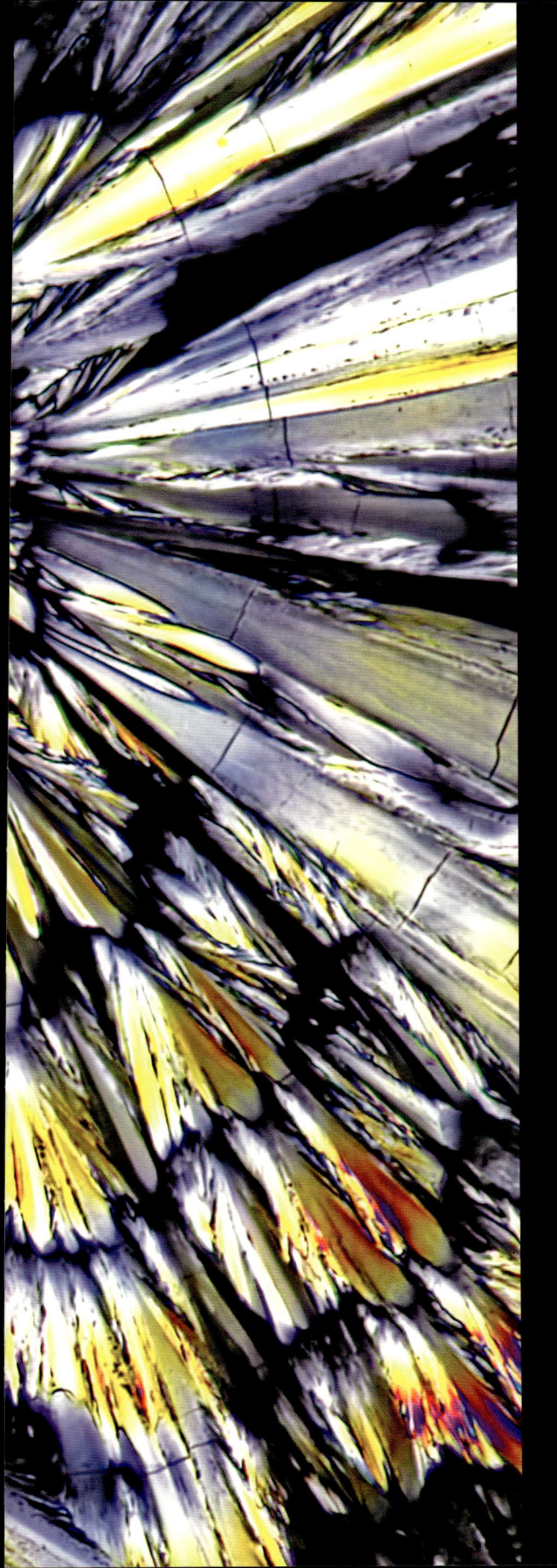

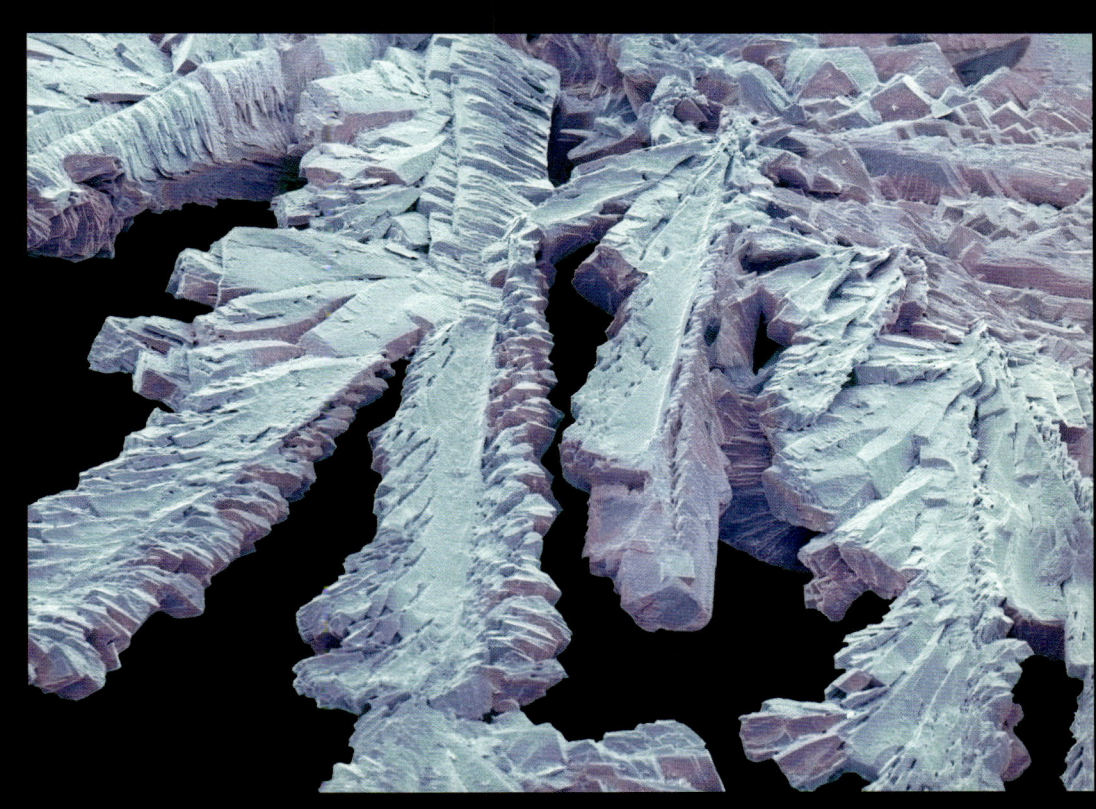

㊤ 抗ヒスタミン薬の結晶（走査型電子顕微鏡写真）

　ヒスタミンは、花粉などのアレルゲンが侵入してきたときに防御手段として免疫系から放出される。体液を排出するように働いて涙や鼻水が出るが、組織の腫れや炎症のせいで鼻づまりやかゆみが起こる。抗ヒスタミン薬はこの防御反応を阻害する。花粉症に適用されることが多いが、致命的なアレルギー反応として知られるアナフィラキシーショックが起きたときに服用させることもある。（倍率不明）

㊧ ケタミンの結晶（偏光顕微鏡写真）

　ケタミンは鎮静剤または鎮痛剤として使用され、病院での緊急事態あるいは戦場で用いられることも多い。心拍や呼吸などの反射運動を阻害する作用は、ほかの麻酔薬ほど強くない。ケタミンにはトランス状態を誘発する作用があるので、娯楽薬の使用者は試しているが、監視されない状況で医薬用外に使用して亡くなった人は多い。現実離れした感覚、ときに幻覚を起こすので、人によっては入水自殺をしたり、中毒に陥ることがある。（倍率不明）

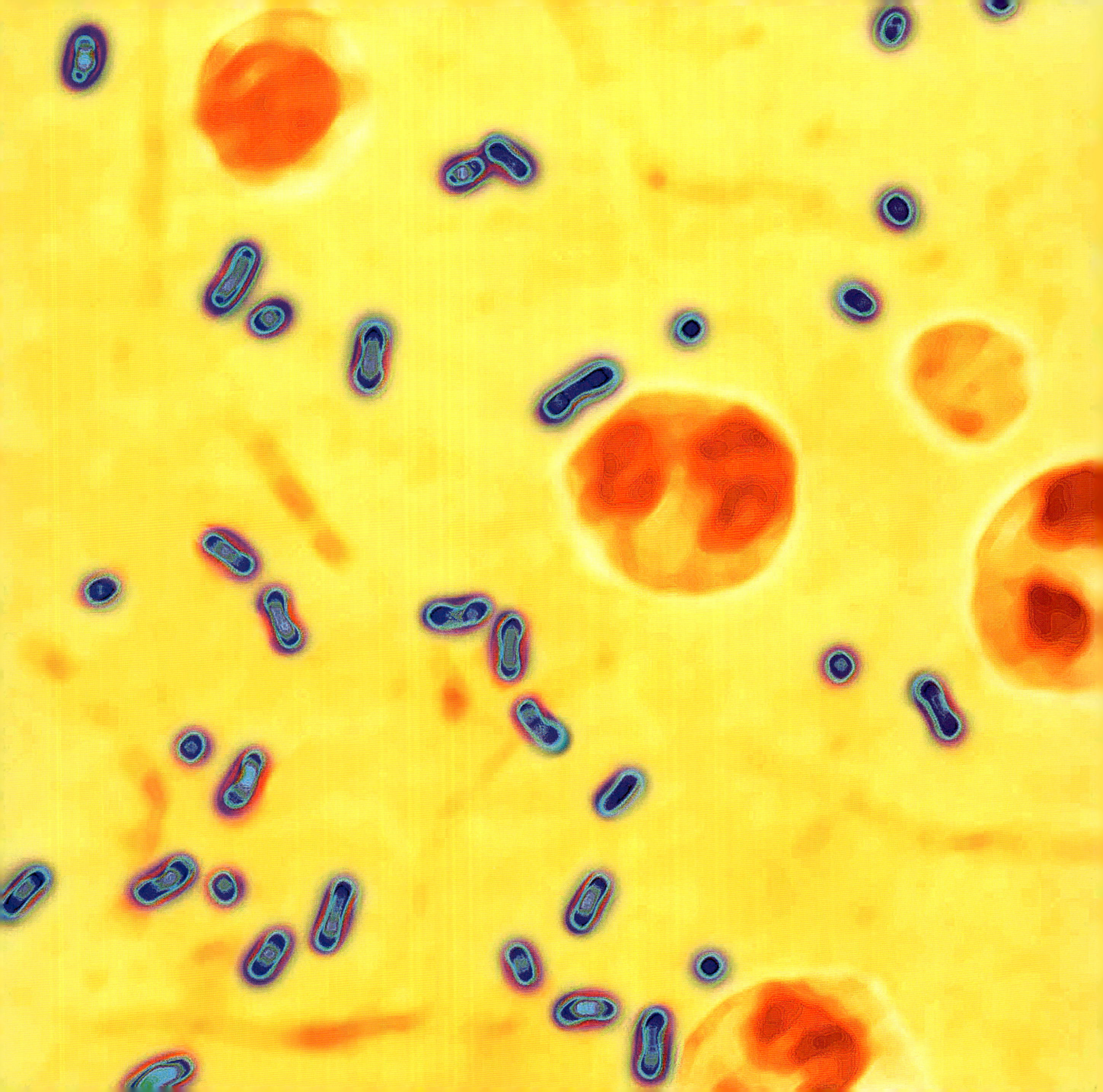

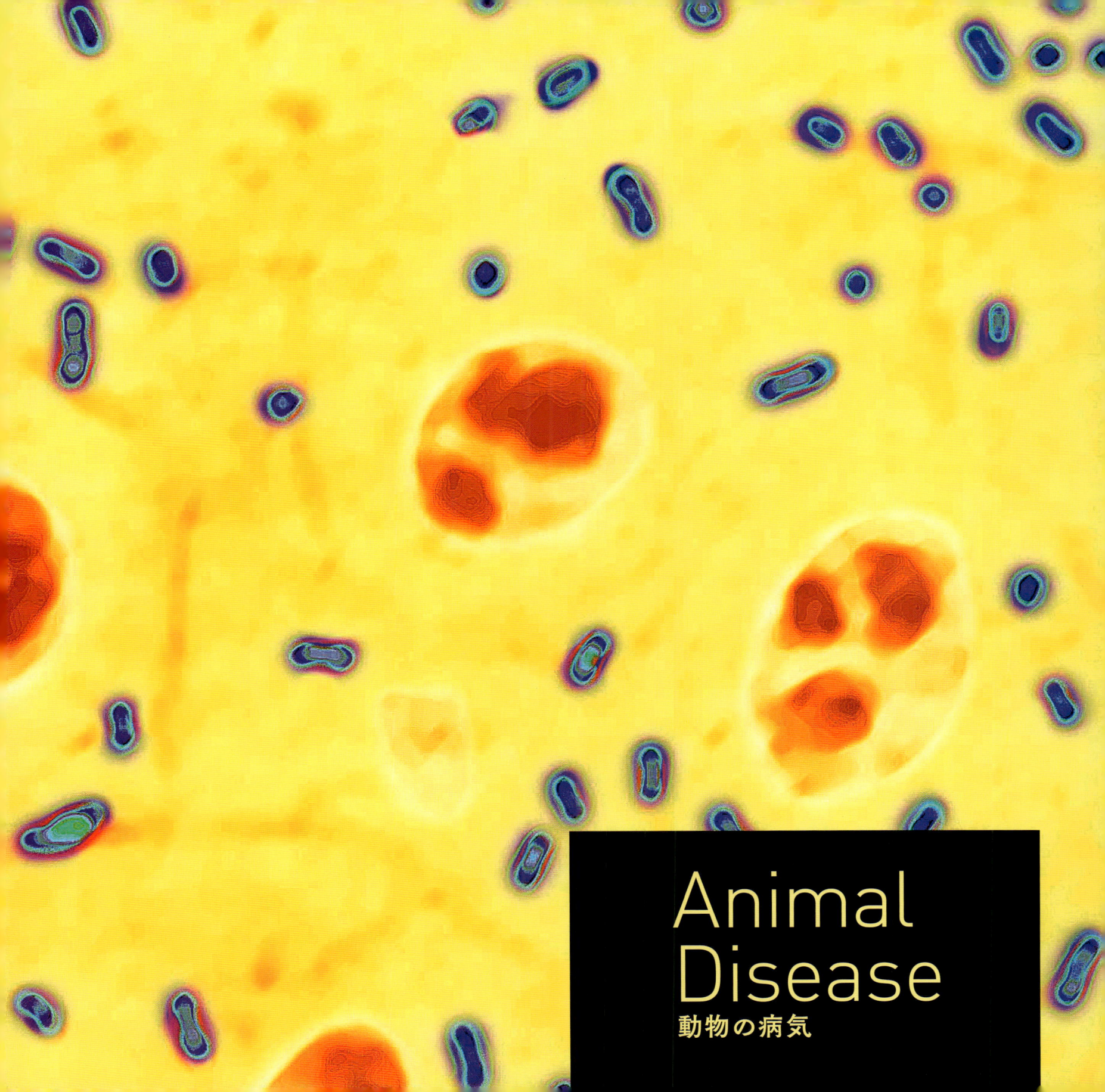

Animal
Disease
動物の病気

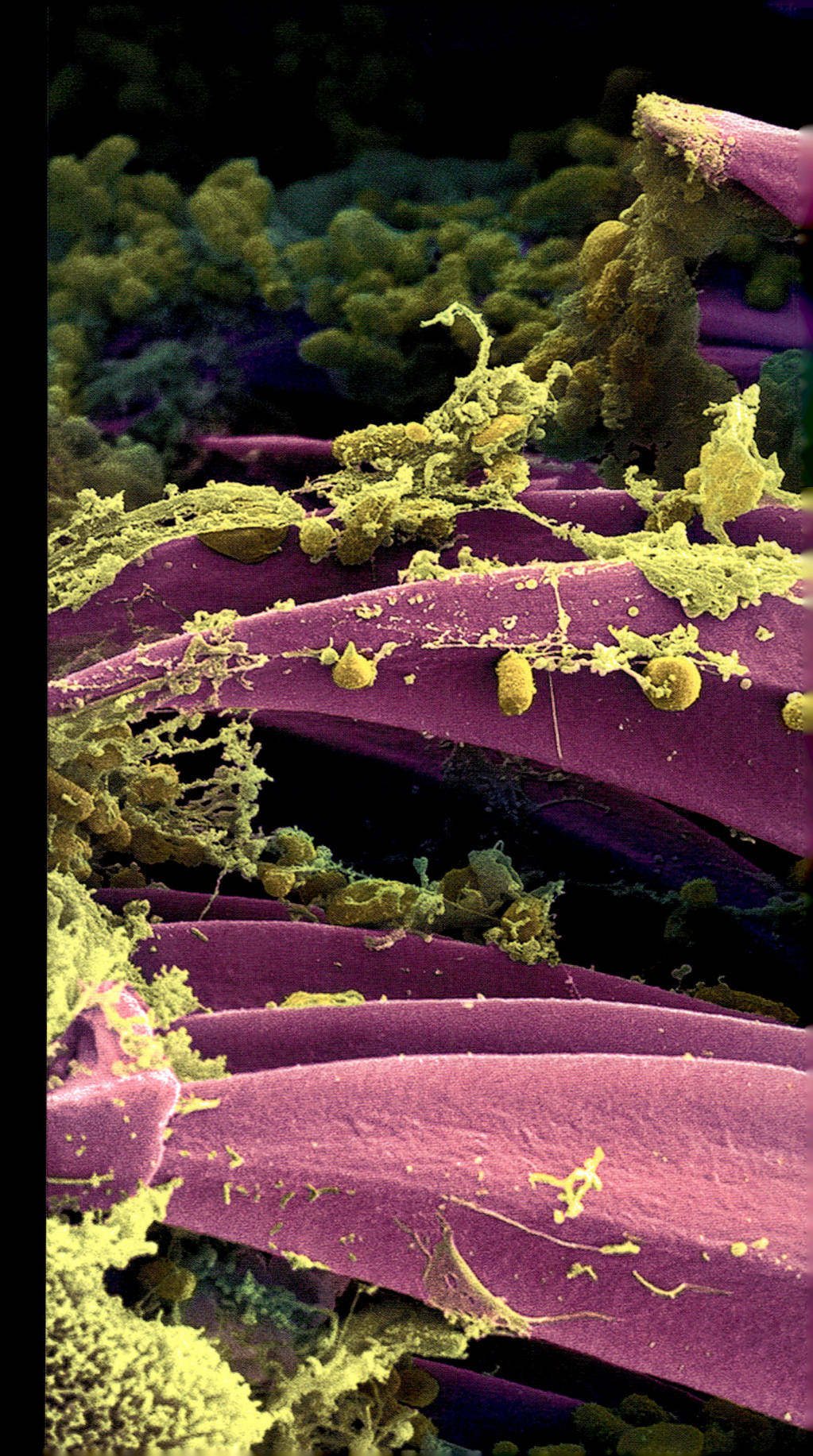

（前ページ）**ペスト菌** *Yersinia pestis*（光学顕微鏡写真）

　黒死病としても知られる腺ペストが14世紀に流行したときは、世界人口の約3分の1が亡くなったと推測されている。写真の青色の楕円形がその原因となったペスト菌だ。この細菌の宿主はネズミノミで、軍隊や交易に伴って、（皮肉なことに）これらがペストを拡散させる経路となって、世界中に広がった。（倍率不明）

（右）**ペスト菌**（走査型電子顕微鏡写真）

　腺ペストは風邪に似た症状で始まり、ネズミノミによってペスト菌が感染した部分の皮膚に炎症性の腫物が生じて終わる。写真は、ペスト菌（写真では黄色の米粒状）が寄生したネズミノミの体表のとげ（写真では紫色）を拡大したもの。ペスト菌は3タイプのペストを伝播する。腺ペスト、肺ペスト、敗血症型ペストだ。今なお、毎年数千件の発症が報告されているが、現代の医療により、患者の予後は大きく改善されている。（倍率不明）

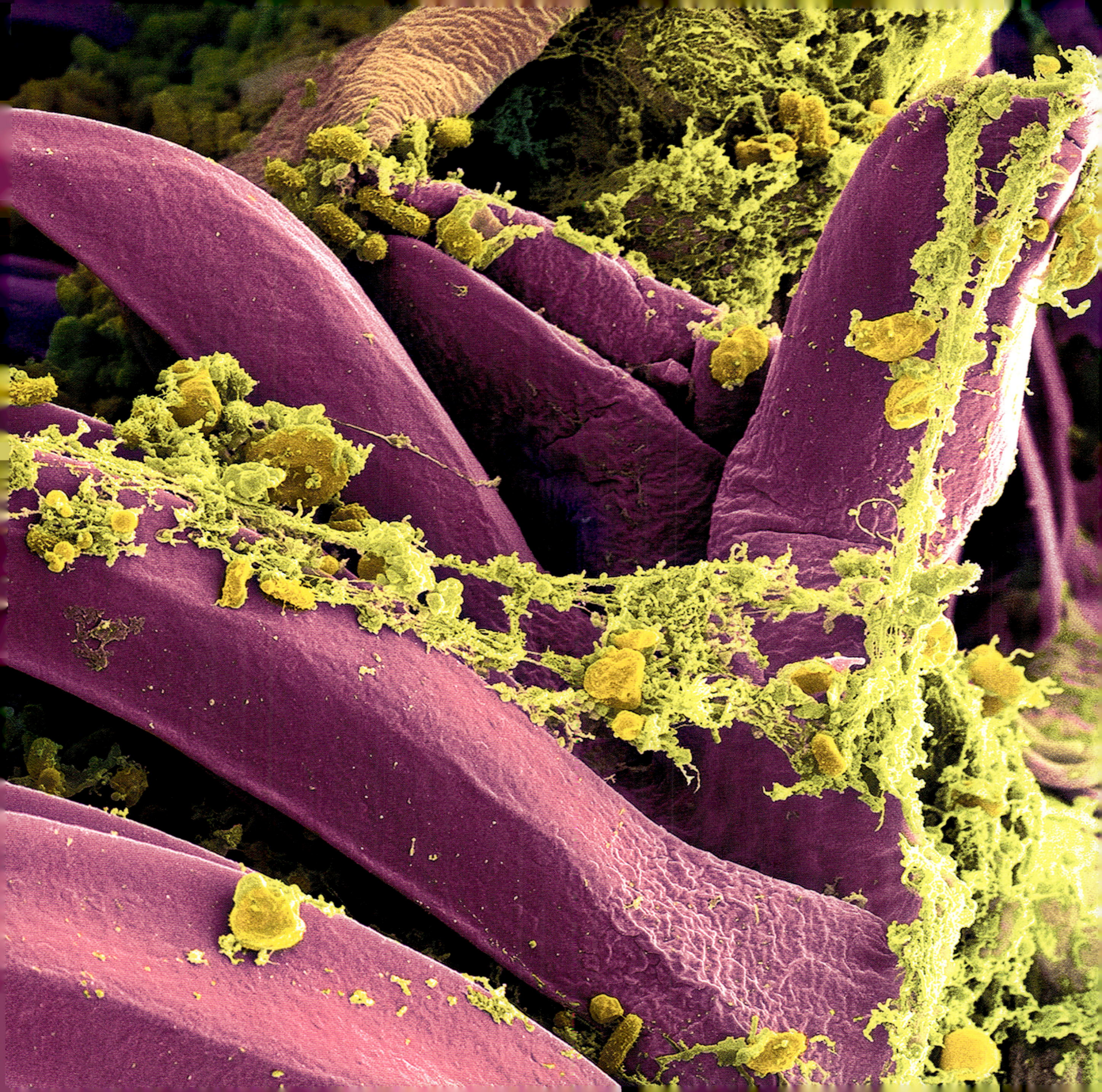

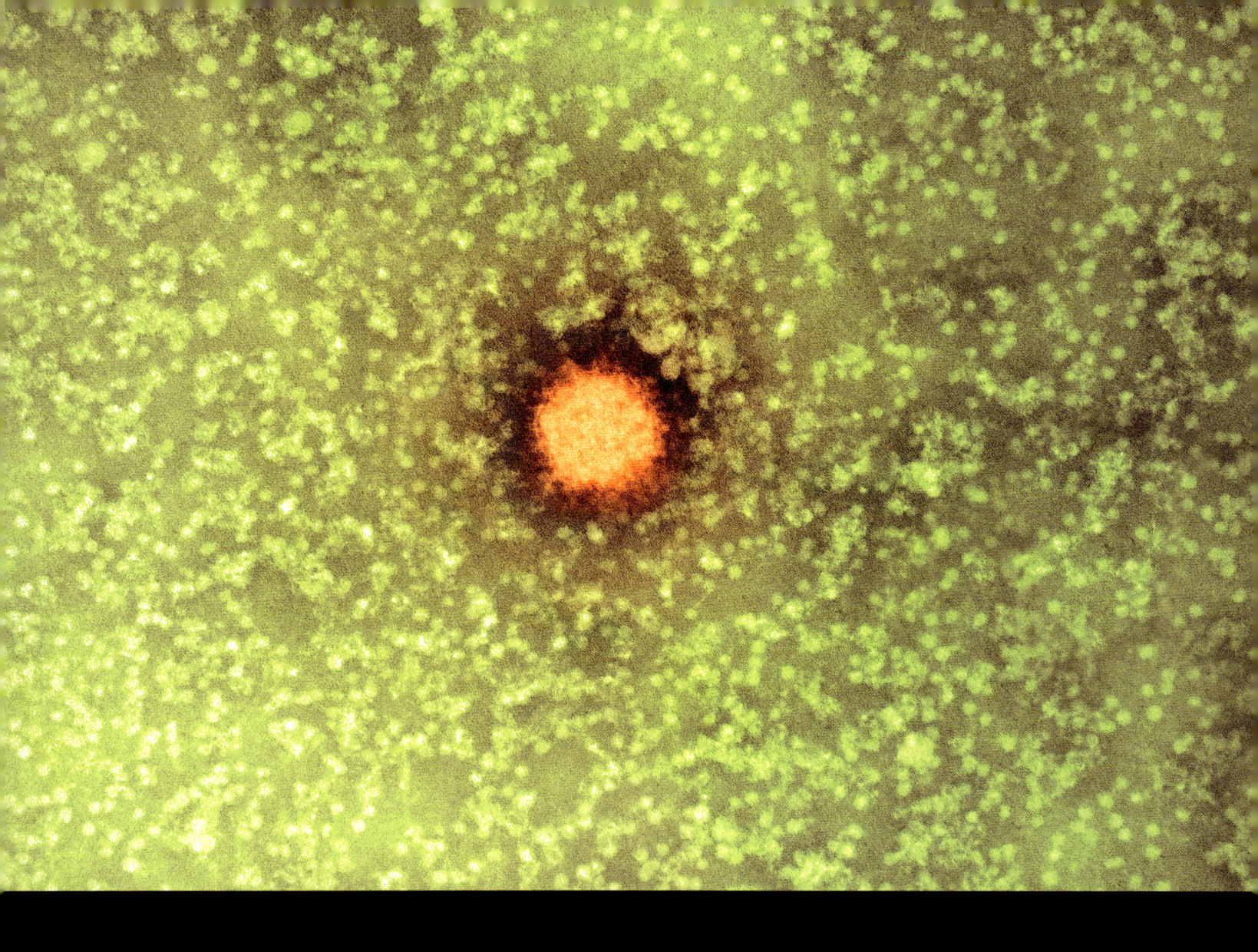

上）シュマレンベルクウイルス（透過型電子顕微鏡写真）

　緑色の星が集まる空に輝くオレンジ色の太陽がシュマレンベルクウイルスだ。このウイルスは家畜に病気をもたらす。発見されたのは2011年で、発見場所であるドイツ北部の保養地にちなんで命名された。ウイルス発見以来、15以上のヨーロッパの国々で報告があがっている。ウイルスを媒介するのは小昆虫で、家畜の死産や先天異常を招く。シュマレンベルクウイルスには同類ウイルスに対するワクチンが有効と考えられている。（10万6000倍　表示画面幅10cm）

右）ペスト菌（蛍光顕微鏡写真）

　蛍光を発する抗体を利用したことにより、ペスト菌の群れが光ってよく見える。ペスト菌に感染したネズミノミに刺されると、菌はヒトに感染する。ペスト菌は過去に数度の腺ペストの世界的流行をもたらした。現在では、抗生物質による迅速な治療のおかげで、感染しても死を免れるケースがほとんどだ。（倍率不明）

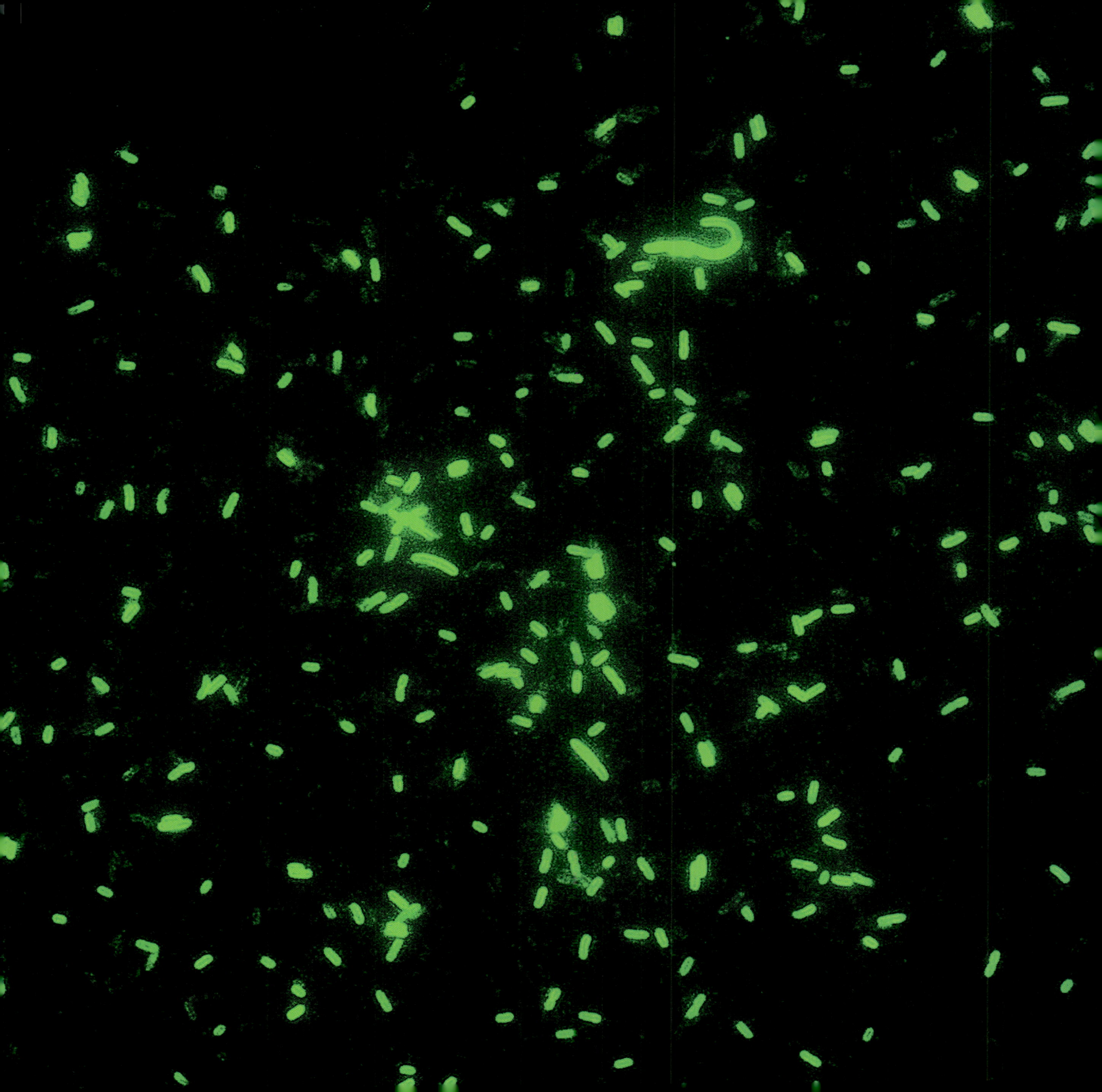

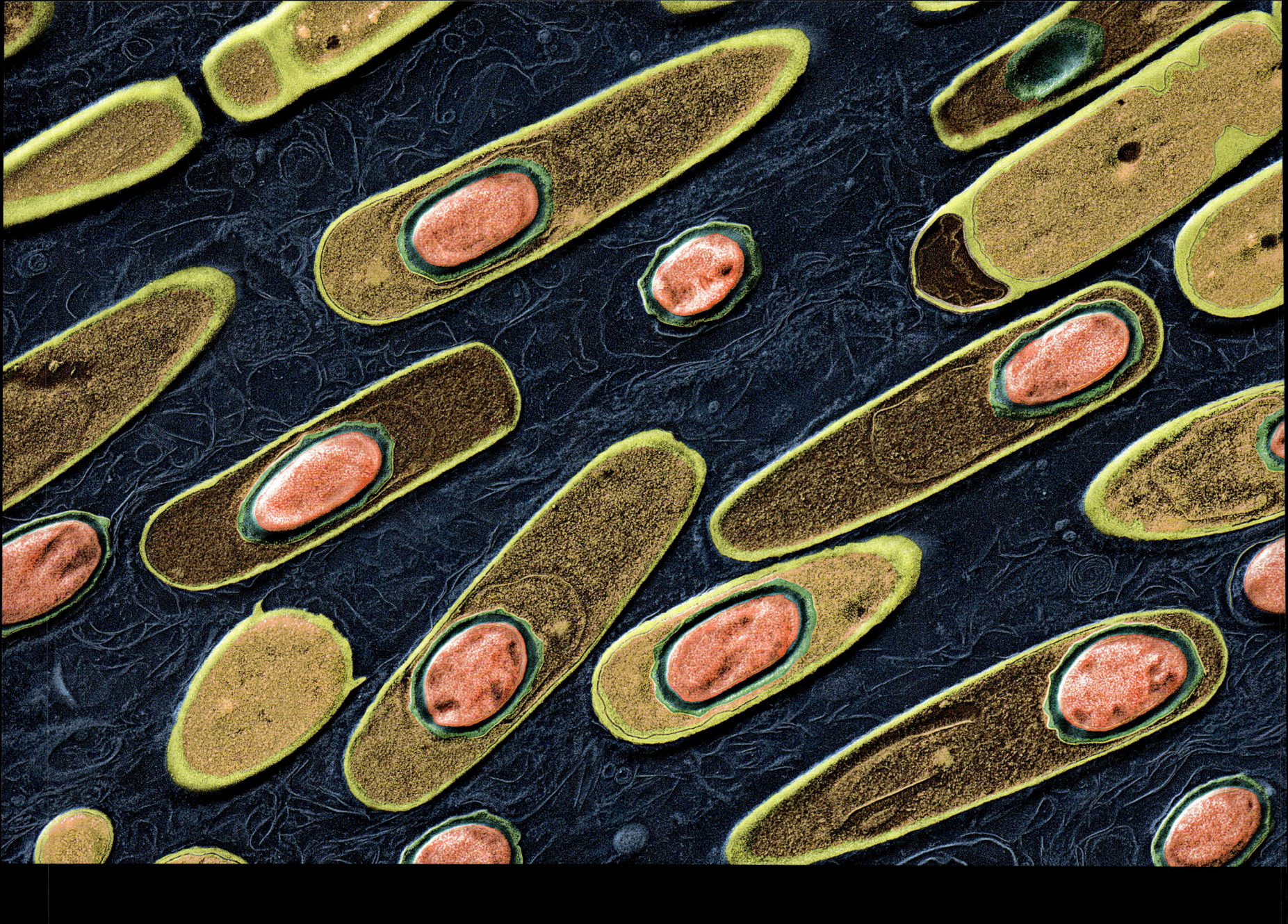

⊕ ⊛ **炭疽菌 *Bacillus anthracis*（透過型電子顕微鏡写真）**

　この2枚の写真に見られる赤色またはピンクの円は、炭疽菌の芽胞だ。この菌は炭疽病を伝播する。外殻に包まれた芽胞もあれば、外殻をもたない芽胞もある。外殻の中で芽胞は、増殖に適した状態になるまで何年間も休眠して生きのびることが可能だ。非常に伝染性の強い病気で、通常は動物から感染する。感染経路は芽胞を吸い込むか、感染した獣肉を食べるか、患畜の皮膚に直接触れるか、のいずれかだ。（上：9300倍、表示画面の高さ10cm）（右：1万倍、表示画面の高さ10cm）

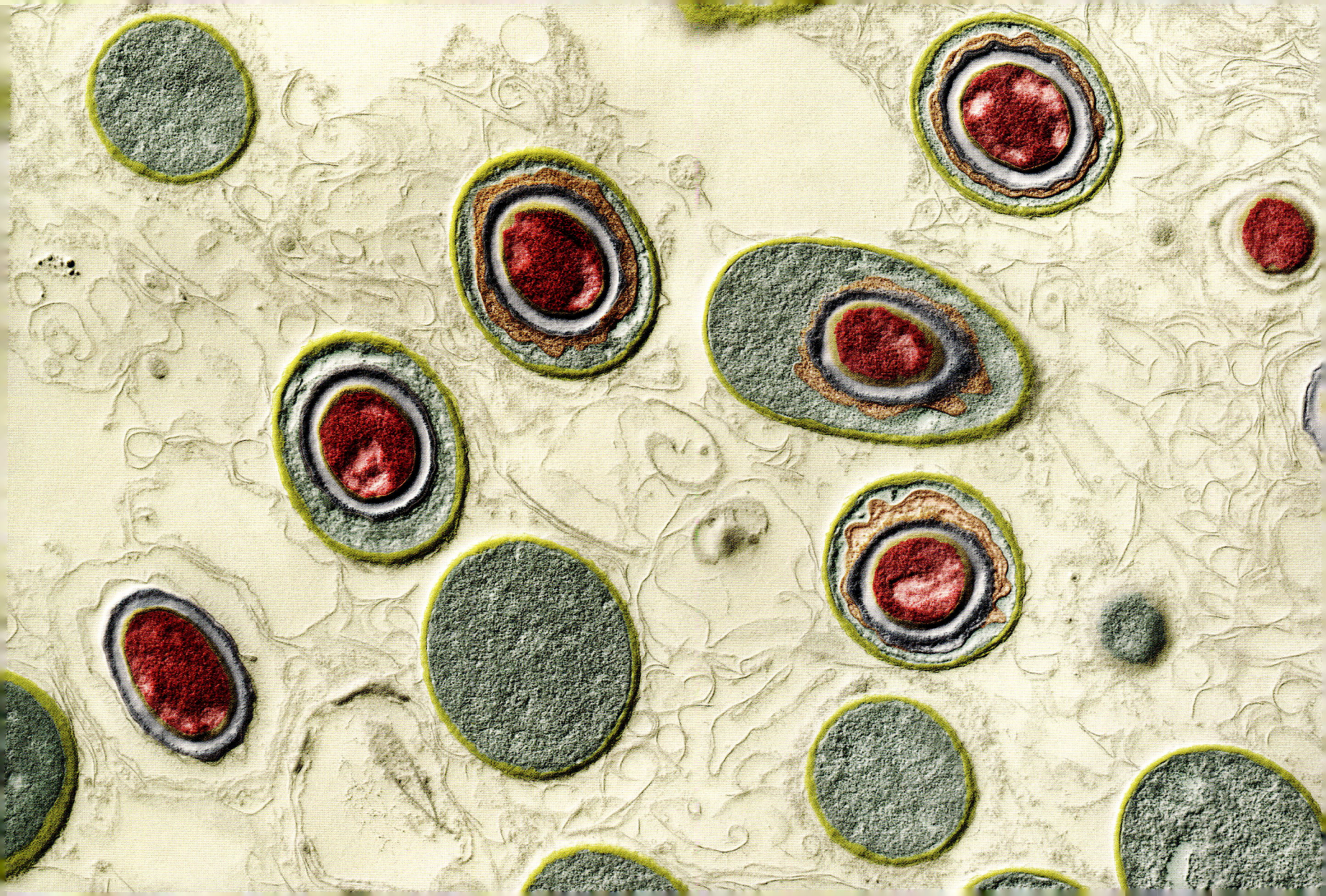

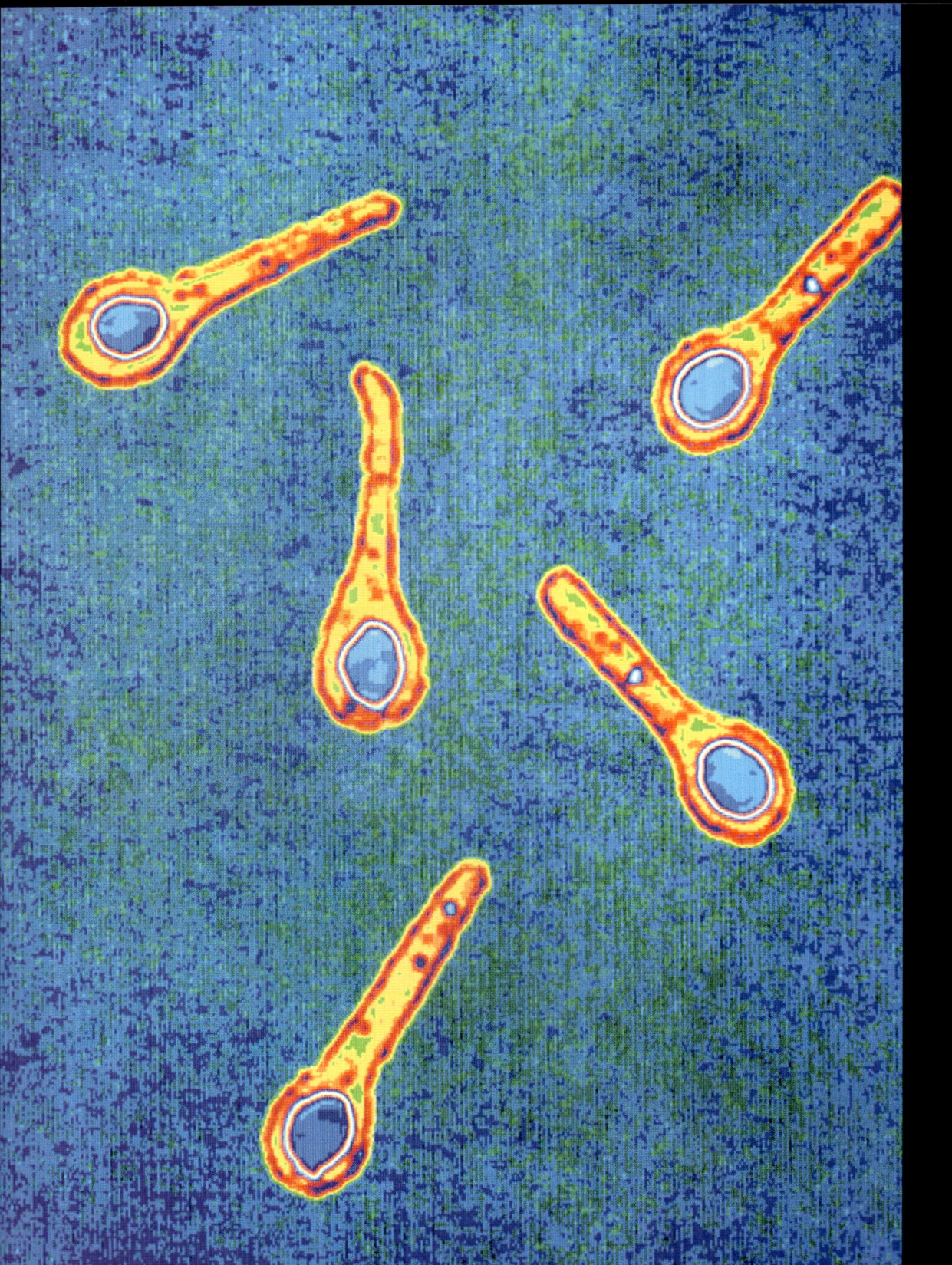

㊧ 破傷風菌 *Clostridium tetani*
（走査型電子顕微鏡写真）

　破傷風菌は土壌や動物の腸に存在する。開いた傷口から菌が侵入すると、破傷風を発症する。症状は、痛みを伴う筋肉けいれんと呼吸困難だ。重量換算すれば、破傷風菌が産する毒素は最強の部類に入り、致死量は体重1kgあたり2.5ngだ。ワクチンは1924年に開発され、第二次世界大戦で負傷した多くの人を救った。（倍率不明）

㊨ トキソプラズマに感染した細胞
（透過型電子顕微鏡写真）

　大きな緑色の円盤の中にある小さなピンクの円盤はヒトの細胞に寄生する*Toxoplasma gondii*だ。トキソプラズマ原虫はネコ科動物の体内で増殖するが、ほぼすべての恒温動物の体内に存在する。原虫の寄生によりトキソプラズマ症を起こすが、健康な成人であれば、ほとんどまたはまったく症状が現れない。しかし、免疫系が弱っている人はけいれん発作を起こしたり、体の動きが不自由になることがある。妊娠中に母親から胎児に感染する場合もある。（4170倍、表示画面幅10cm）

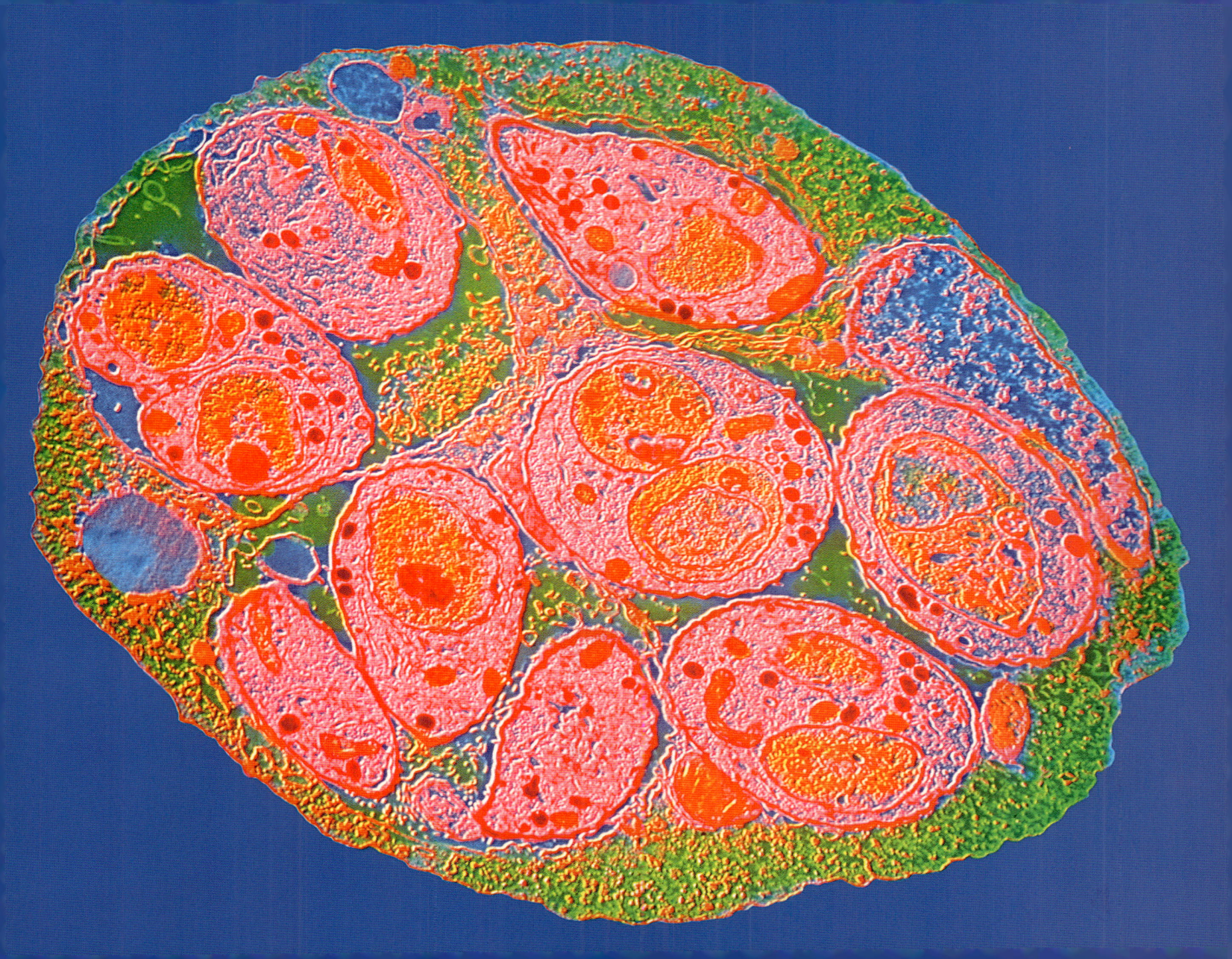

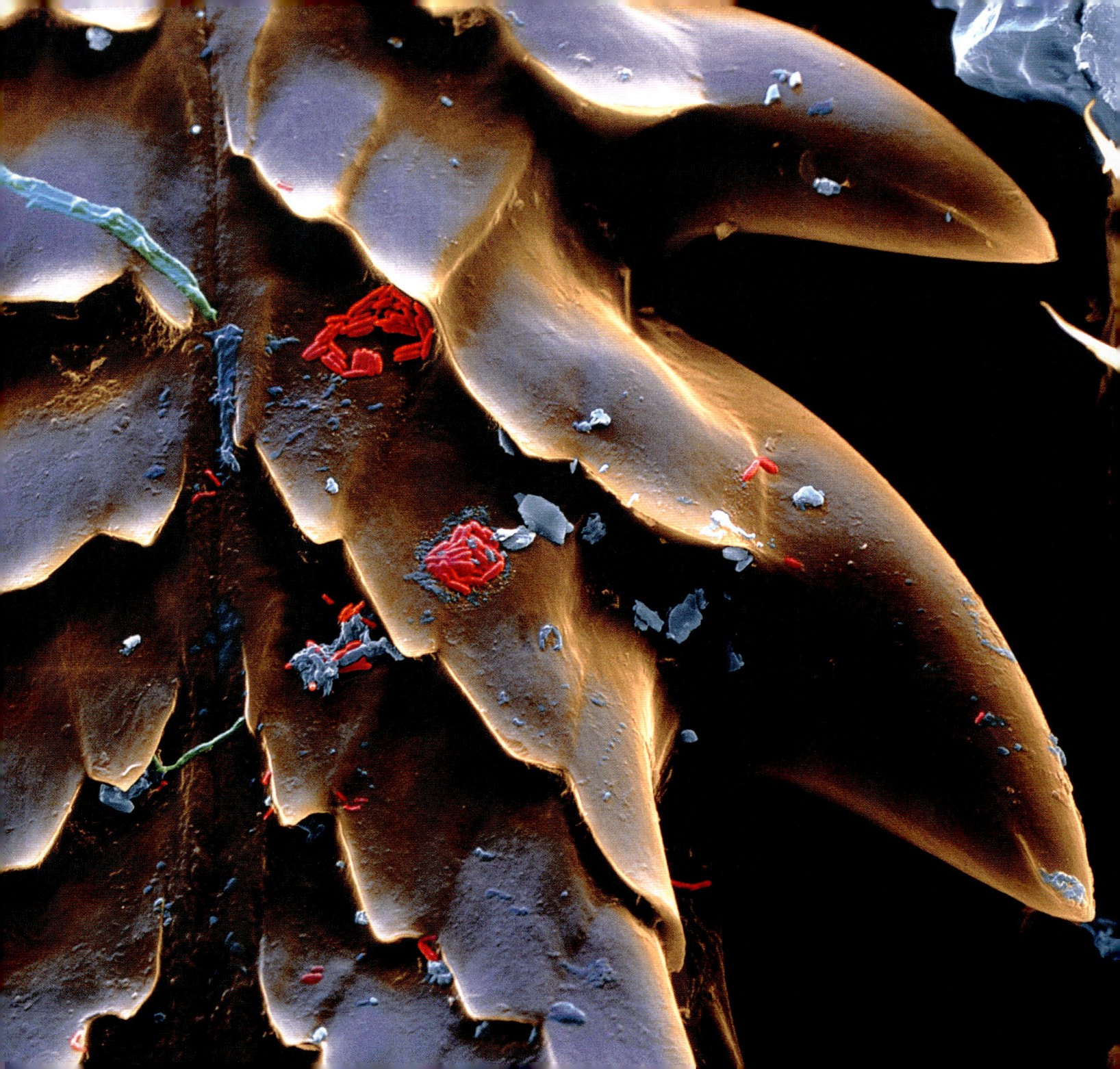

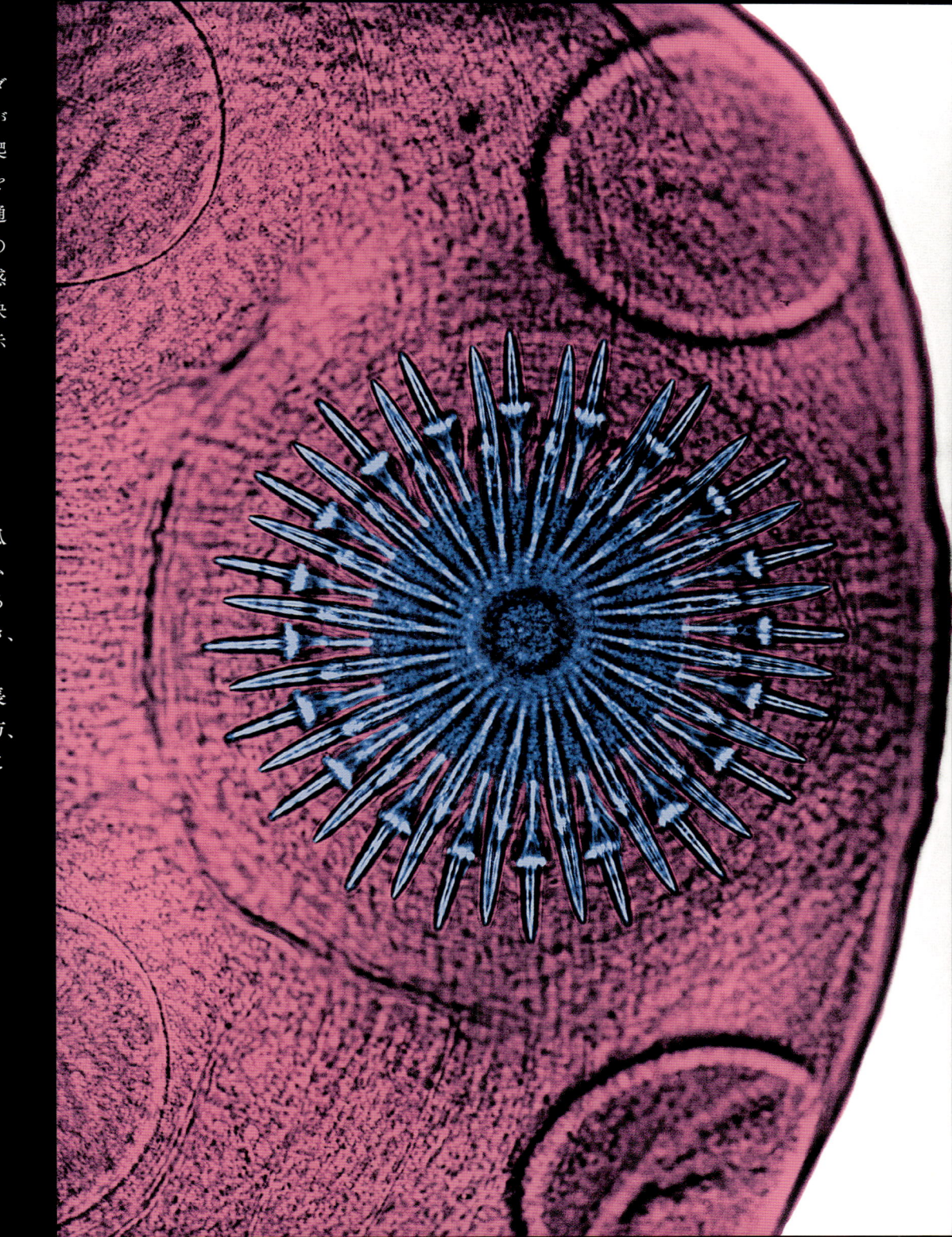

左 マダニの体表のライム病菌
（走査型電子顕微鏡写真）

　縁がぎざぎざになっているのはマダニの伸びたあごで、小さな赤色の棒が *Borrelia burgdorferi* だ。マダニは鳥や爬虫類、哺乳類の血を吸って生き、血を吸うときに皮膚から病気がうつる。通常はダニが皮膚についてから1〜2日の間に感染する。ライム病は、初めて感染してから数カ月後にさまざまな不快な症状が繰り返し現れる。（550倍、表示画面幅6cm）

右 瓜実条虫の額嘴
（多光子励起顕微鏡写真）

　星のような形をした青色のものは瓜実条虫の額嘴（訳注：鉤を備えるドーム状の部位）だ。条虫は体の末端にある円形に並んだ鉤で宿主の腸に取りつき、食物が通過しても便が排出されても、がっちりとへばりつく。個々の鉤の長さは約240 μ m（約0.24mm）だ。一方、瓜実条虫は最長で体長2mに達することがある。（倍率不明）

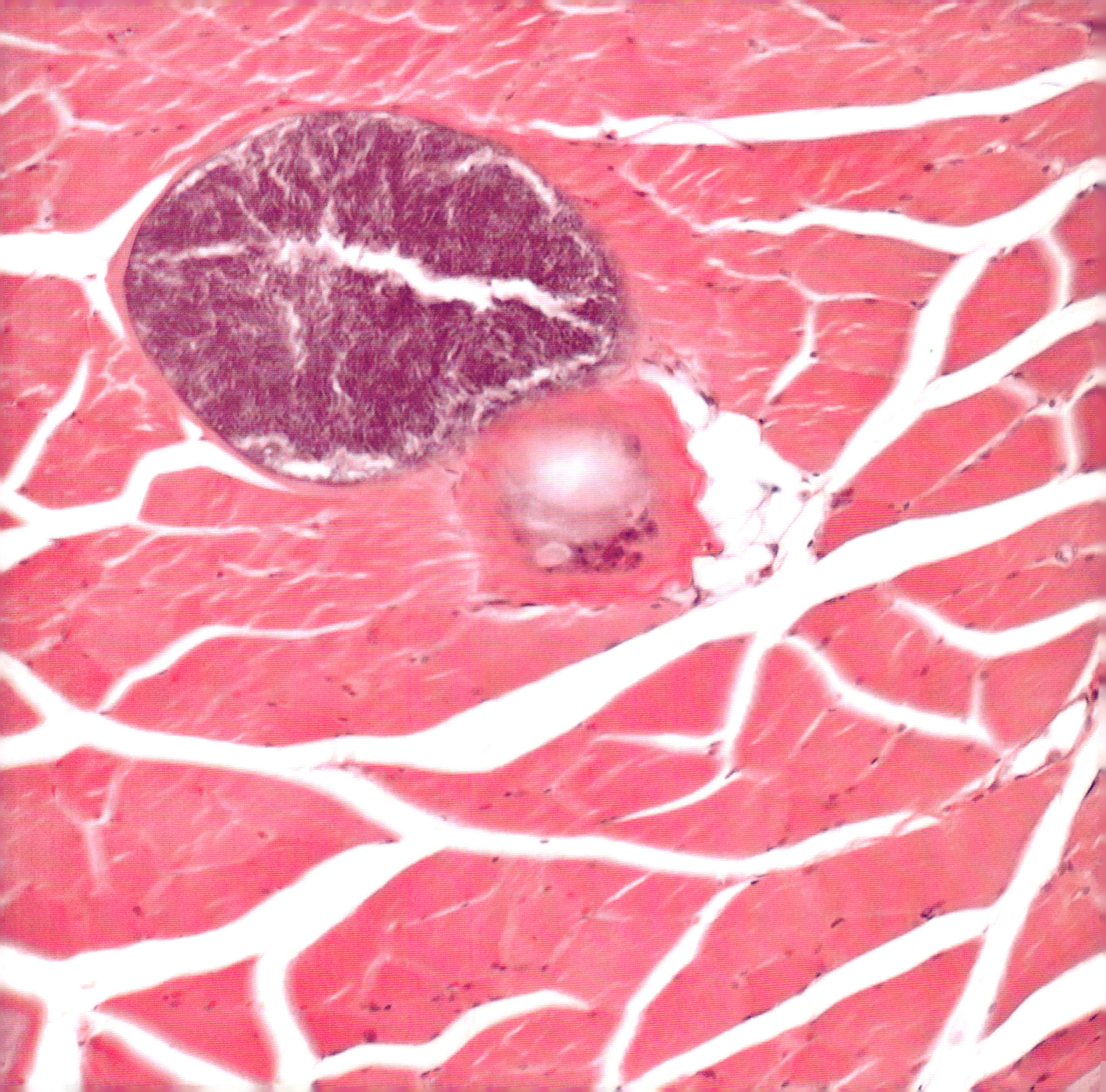

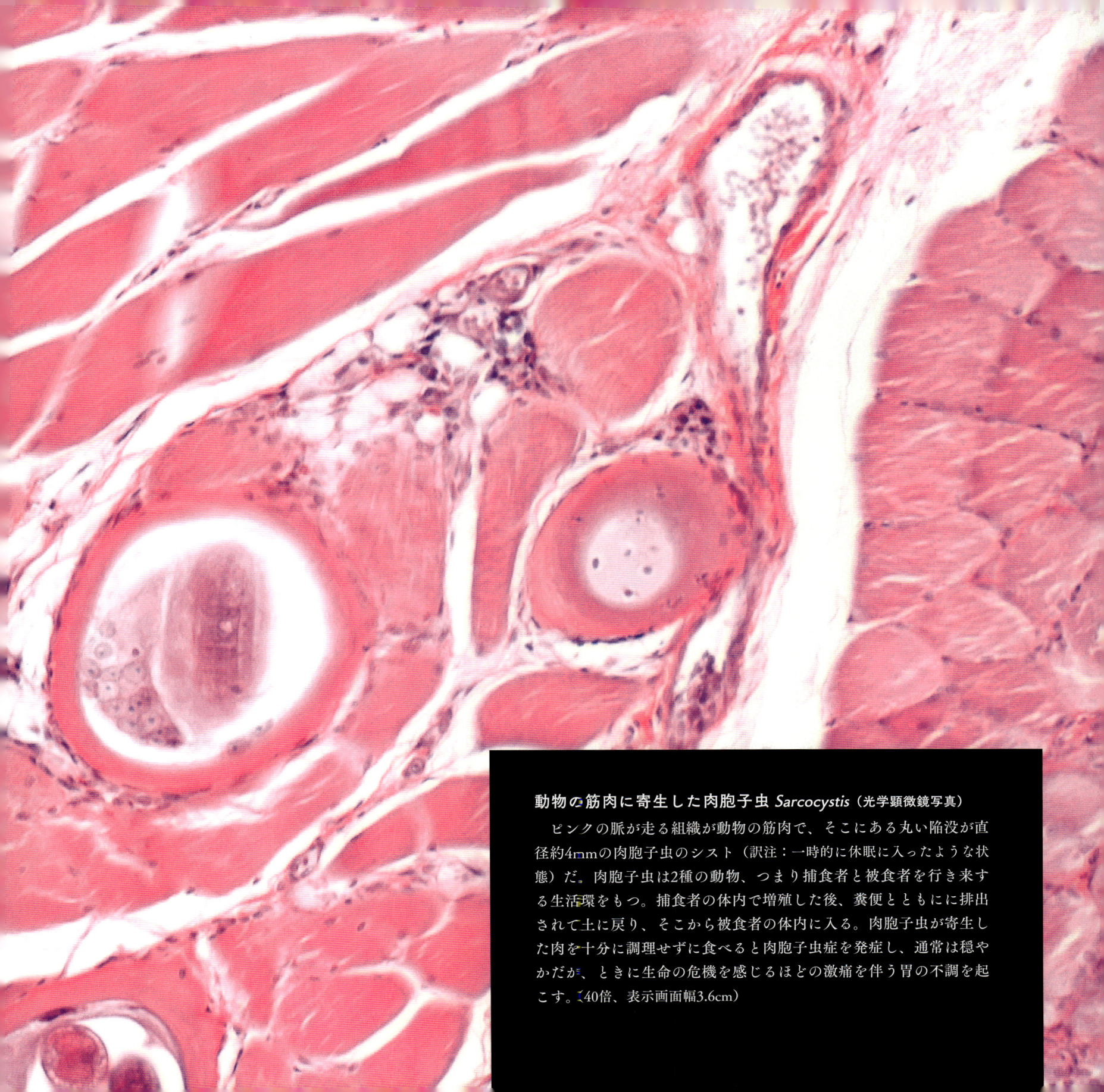

動物の筋肉に寄生した肉胞子虫 *Sarcocystis*（光学顕微鏡写真）

　ピンクの脈が走る組織が動物の筋肉で、そこにある丸い陥没が直径約4mmの肉胞子虫のシスト（訳注：一時的に休眠に入ったような状態）だ。肉胞子虫は2種の動物、つまり捕食者と被食者を行き来する生活環をもつ。捕食者の体内で増殖した後、糞便とともにに排出されて土に戻り、そこから被食者の体内に入る。肉胞子虫が寄生した肉を十分に調理せずに食べると肉胞子虫症を発症し、通常は穏やかだが、ときに生命の危機を感じるほどの激痛を伴う胃の不調を起こす。（40倍、表示画面幅3.6cm）

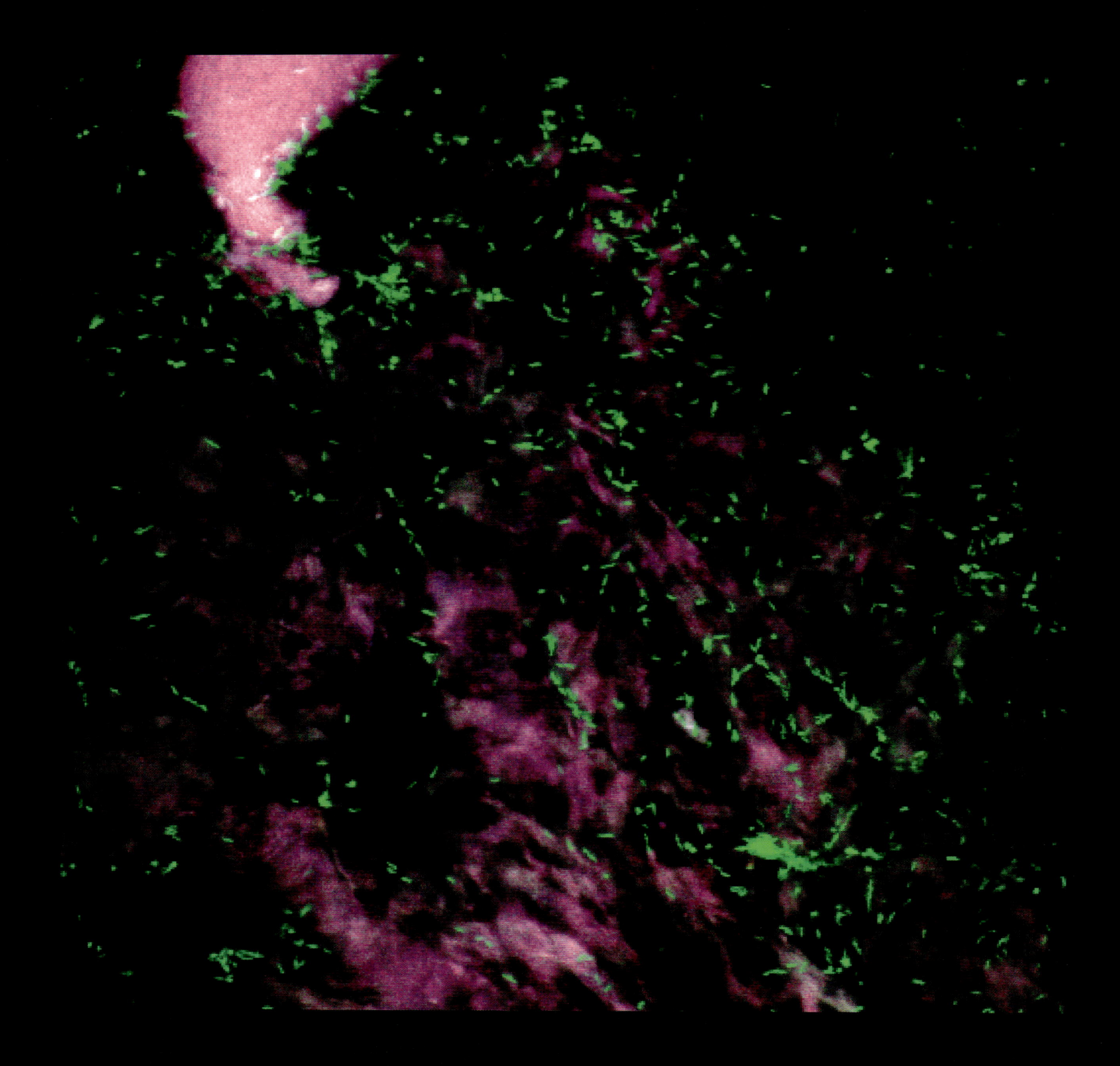

ニワトリの皮膚の
カンピロバクター Campylobacter
　（共焦点光学顕微鏡写真）

　緑色の斑点がカンピロバクターで、ニワ
トリの体内に常在する。生の鶏肉や汚染さ
れた鶏肉を食べて感染するケースが多い。
カンピロバクター感染症の症状は一般に、
1週間以内の胃けいれんと出血性の下痢だ。
カンピロバクターは感染したヒトの細胞が
分裂しないようにする毒素により自身の生
命を延ばしている。正常時であれば免疫系
が活性化されるプロセスだ。水をたっぷり
飲むと菌は体外に排出される。（倍率不明）

右 **野兎病菌 Francisella tularensis**
　（透過型電子顕微鏡写真）

　野兎病菌は、リスなどのげっ歯類やウサ
ギの体内に生息するが、吸入や傷ついた皮
膚を通じて、あるいは最も多いのがダニに
刺されてヒトに感染し、野兎病を発症する。
猟師や農夫は感染するリスクが高い。わず
か10個程度の菌によって感染が成立する野
兎病は、エボラ出血熱、炭疽病、腺ペスト
とともに生物兵器になる可能性があるもの
として恐れられてきた。死に至ることはほ
とんどないが、通常の生活ができなくなる
ほどの高熱や肺炎を発症する。多くの人が
接種できるワクチンはまだ開発されていな
い。（5万8000倍、表示画面幅6cm）

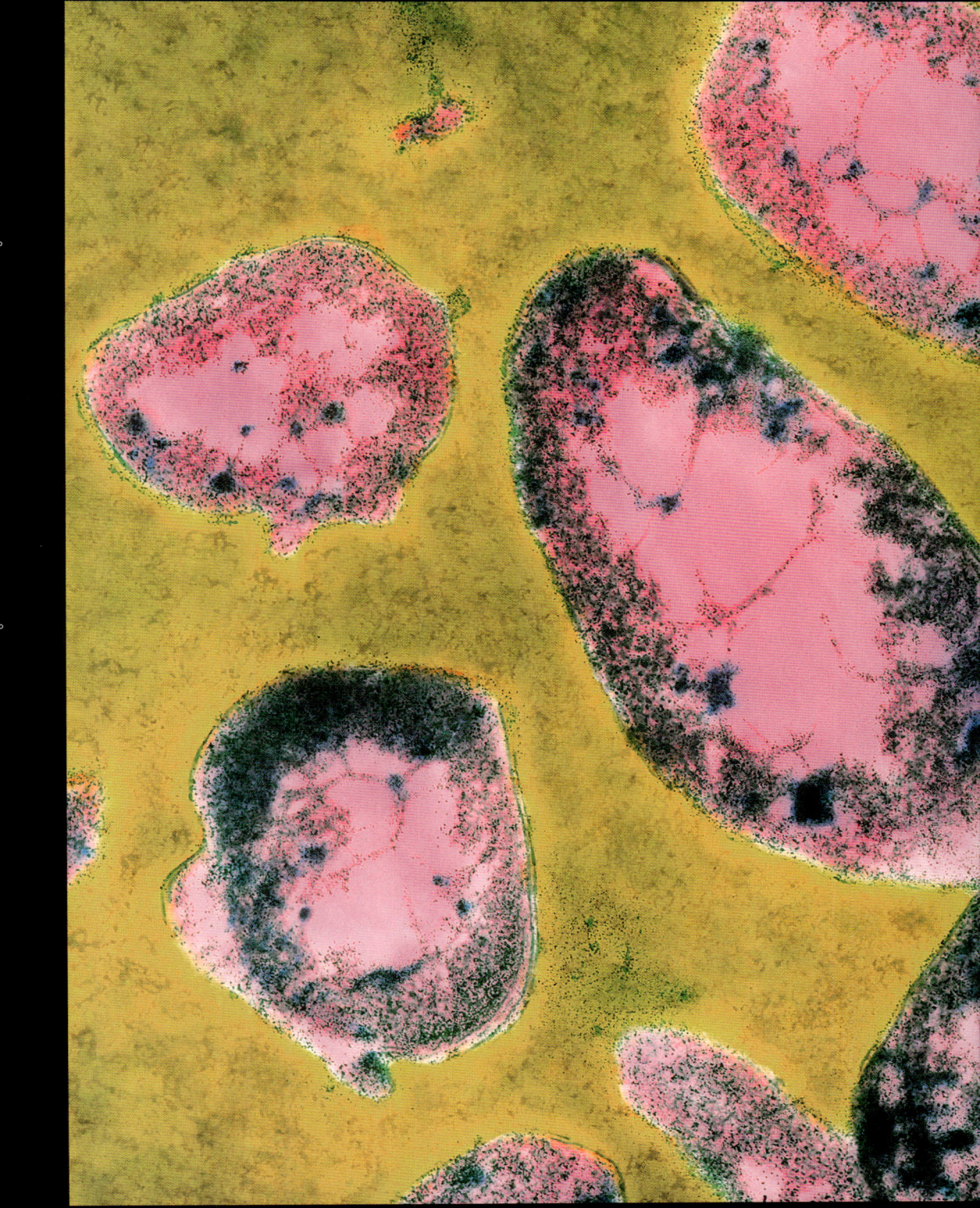

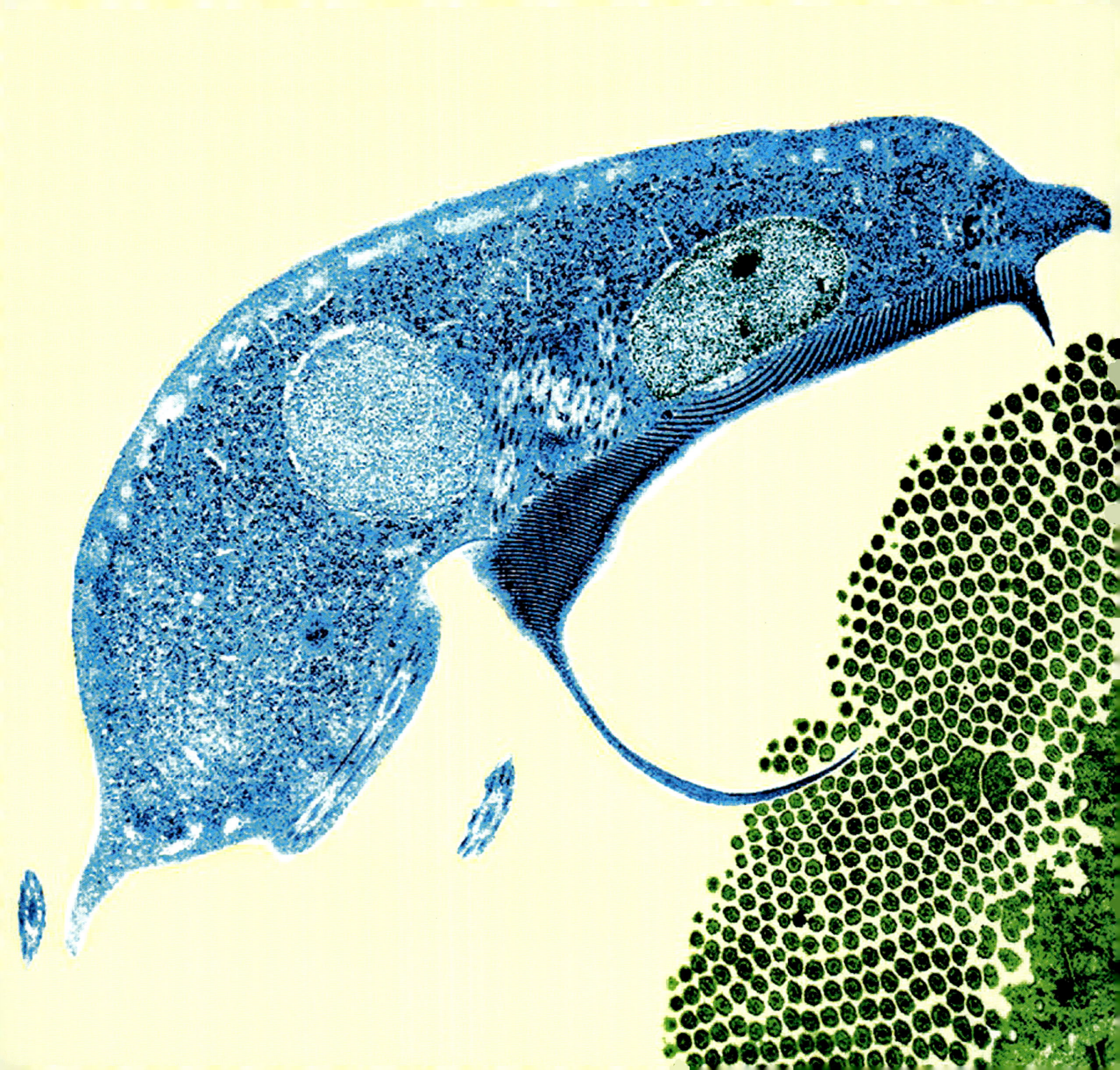

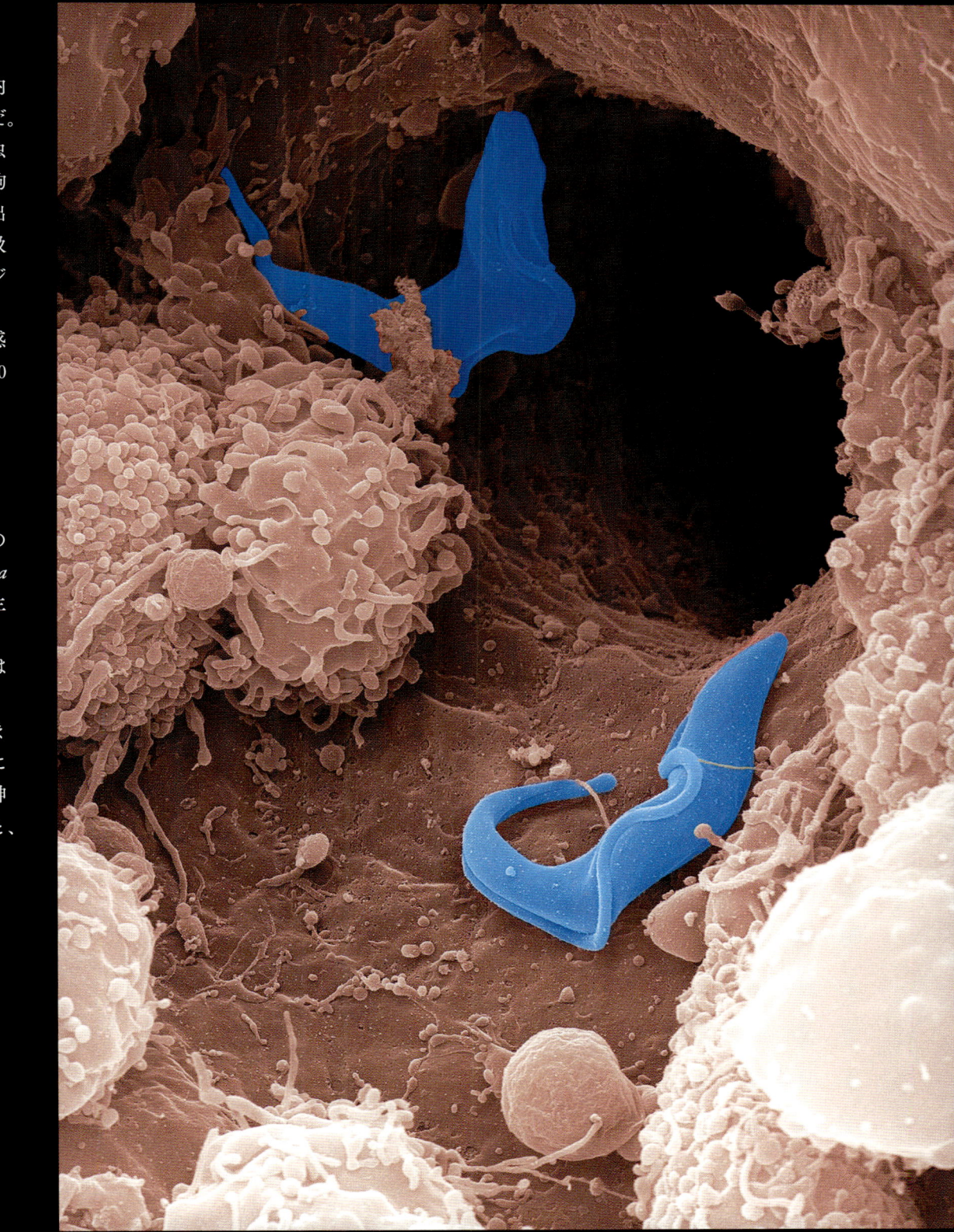

左 ジアルジア *Giardia*
（透過型電子顕微鏡写真）

　小さな緑色の円は微絨毛で、腸の内側で栄養を吸収する毛のような突起だ。青色の生物はジアルジアという寄生虫で、写真は横断面を撮影したもの。鉤のような手は鞭毛で、推進力を生み出す。大きな吸着盤で腸に付着する。吸着盤は同心円構造で、一部がジアルジアの体の下側の右寄りに写っている。ジアルジアが混入した食物や水から感染し、激しい胃の不調を起こす。（7300倍、表示画面幅10cm）

右 アフリカ睡眠病の原因寄生虫
（多光子励起顕微鏡写真）

　青色で示されているのが白血球中のブルーストリパノソーマ *Trypanosoma brucei* で、アフリカ睡眠病の原因寄生虫だ。ツェツェバエに吸血されると、原虫が血流に入る。アフリカ睡眠病はサハラ砂漠以南全域に広がっている。症状は3週間後に関節痛と発熱で始まる。数週間後に寄生虫は中枢神経系に移行し、睡眠障害と身体の不調、精神錯乱を生じる。治療せずに放置すると、死に至る。（3500倍、表示画面幅10cm）

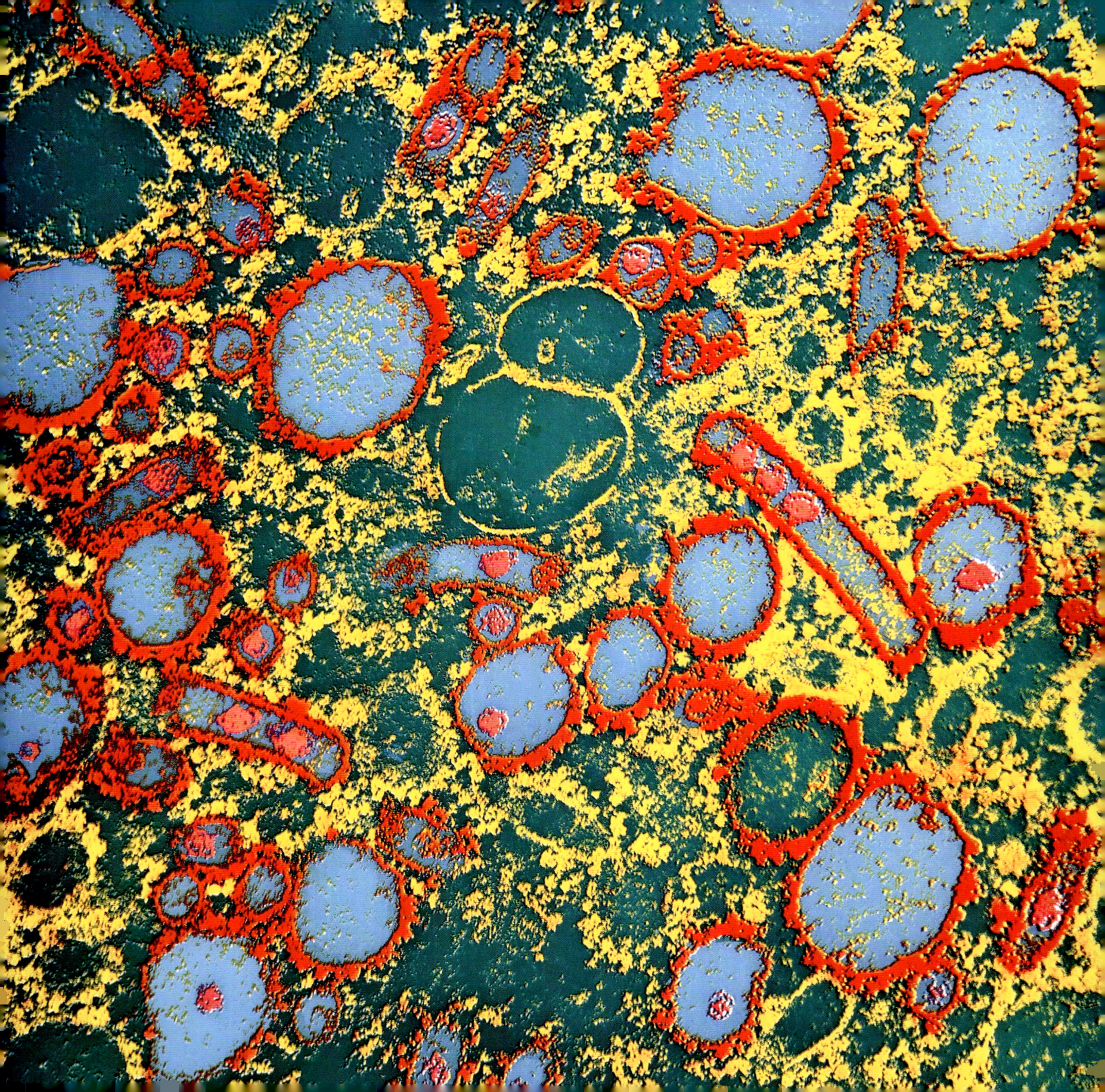

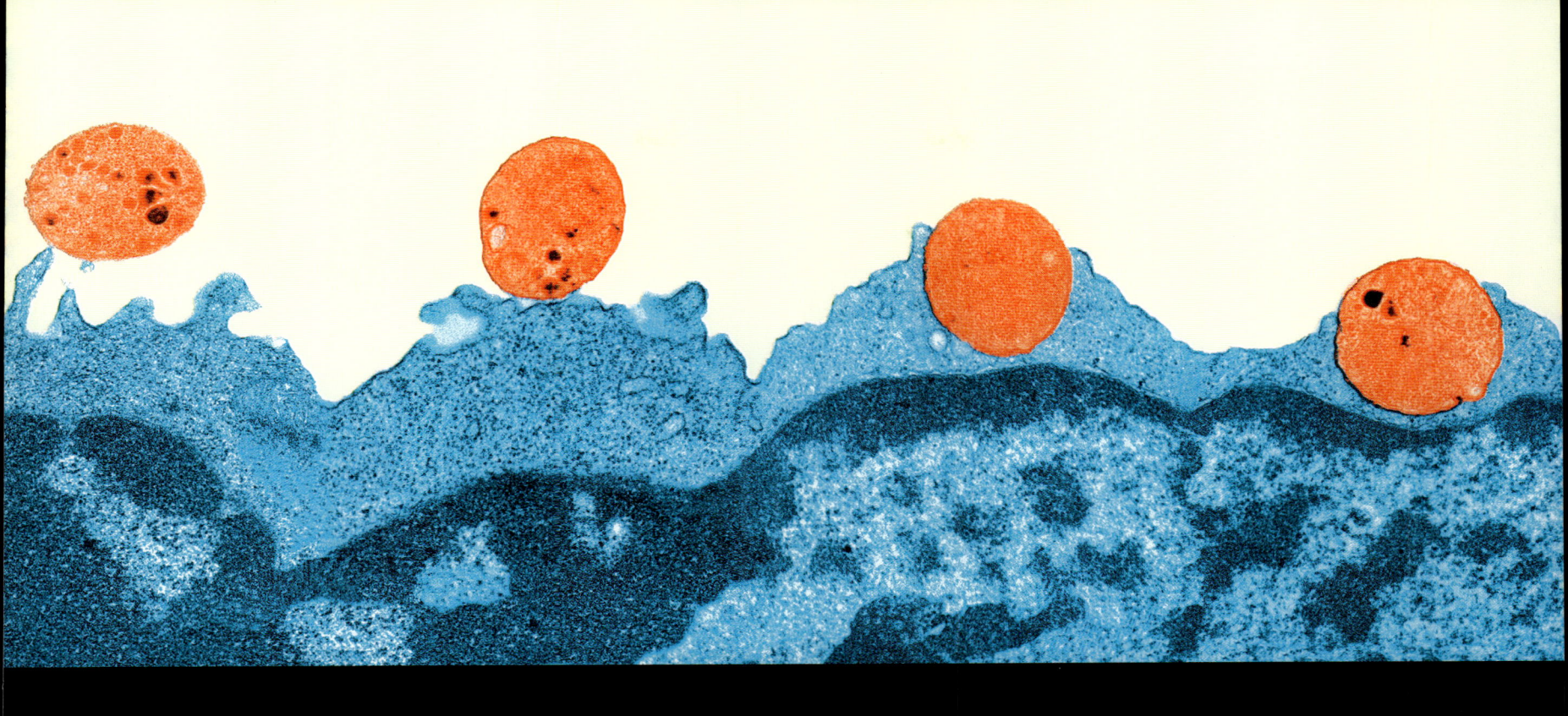

㊧ 細胞内の牛ウイルス性下痢ウイルス（透過型電子顕微鏡写真）

　牛ウイルス性下痢ウイルス（BVDV）に感染したウシの睾丸の細胞。牛ウイルス性下痢ウイルスは世界中で見られるウシの病気で、搾乳量の減少、受胎率の低下、病気への抵抗力の低下が起こる。数週間ほどで治癒するケースがほとんどだが、免疫系が完全に働いていない動物の場合、持続感染となり生涯感染が続く。持続感染したウシは一過性感染したウシの1000倍以上のウイルスをまき散らすこととなる。（2万倍、表示画面の高さ6cm）

㊤ ウシのリンパ球に感染した
**　東沿岸熱タイレリア *Theileria parva***
（透過型電子顕微鏡写真）

　タイレリア属に含まれる寄生虫のうち、2種はウシに深刻な病気をもたらす。この合成写真は東沿岸熱タイレリアに感染する過程を示しており、ウイルスが白血球に接近し、接触し、侵入する様子がよくわかる。東沿岸熱タイレリアは、アフリカ大陸で最も致死率の高いウシの感染症の1つである東海岸熱を引き起こす。タイレリア属の寄生虫はいずれもダニに刺されることによって伝播する。もう1つの種 *Theileria microti* がヒトに感染するとタイレリア症を起こし、マラリアに似た症状が現れる。（倍率不明）

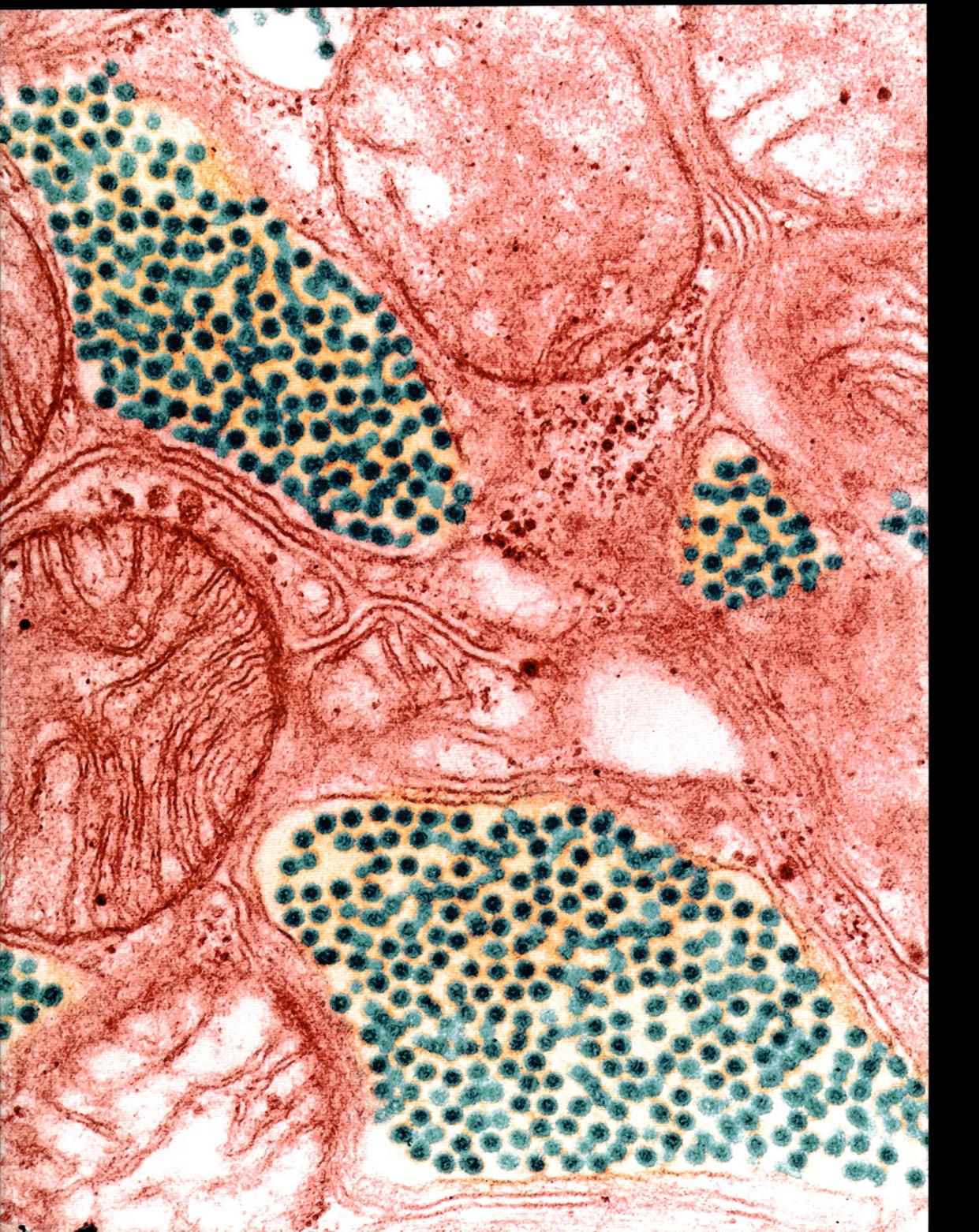

左 東部ウマ脳炎ウイルス
（透過型電子顕微鏡写真）

　緑色の斑点は、蚊の唾液腺中の東部ウマ
脳炎ウイルスの粒子だ。このウイルスは蚊
によってウマだけではなく鳥やヒトにも運
ばれ、北米、中米および南米の東部の州を
中心に広がっている。症状として、発作が
起きたり、音や光に過敏になることがあげ
られる。治療法は確立しておらず、致死率
はヒトで30パーセント、ウマでは80パーセ
ントに達するが、ウマに対しては予防でき
るワクチンがある。（倍率不明）

右 微胞子虫 *Enterocytozoon bieneusi*
の感染（多光子励起顕微鏡写真）

　微胞子虫は腸管内壁を攻撃する。免疫系
が弱っていると感染しやすい。微胞子虫は
1985年にAIDS患者から見つかった。この寄
生生物は腸管内壁に侵入して無性生殖し、
感染した細胞から飛び出す。写真は、成熟
した胞子が宿主細胞から飛び出したところ。
感染すると下痢を起こし、便から環境中へ
微胞子虫が戻る。（2222倍、表示画面幅6cm）

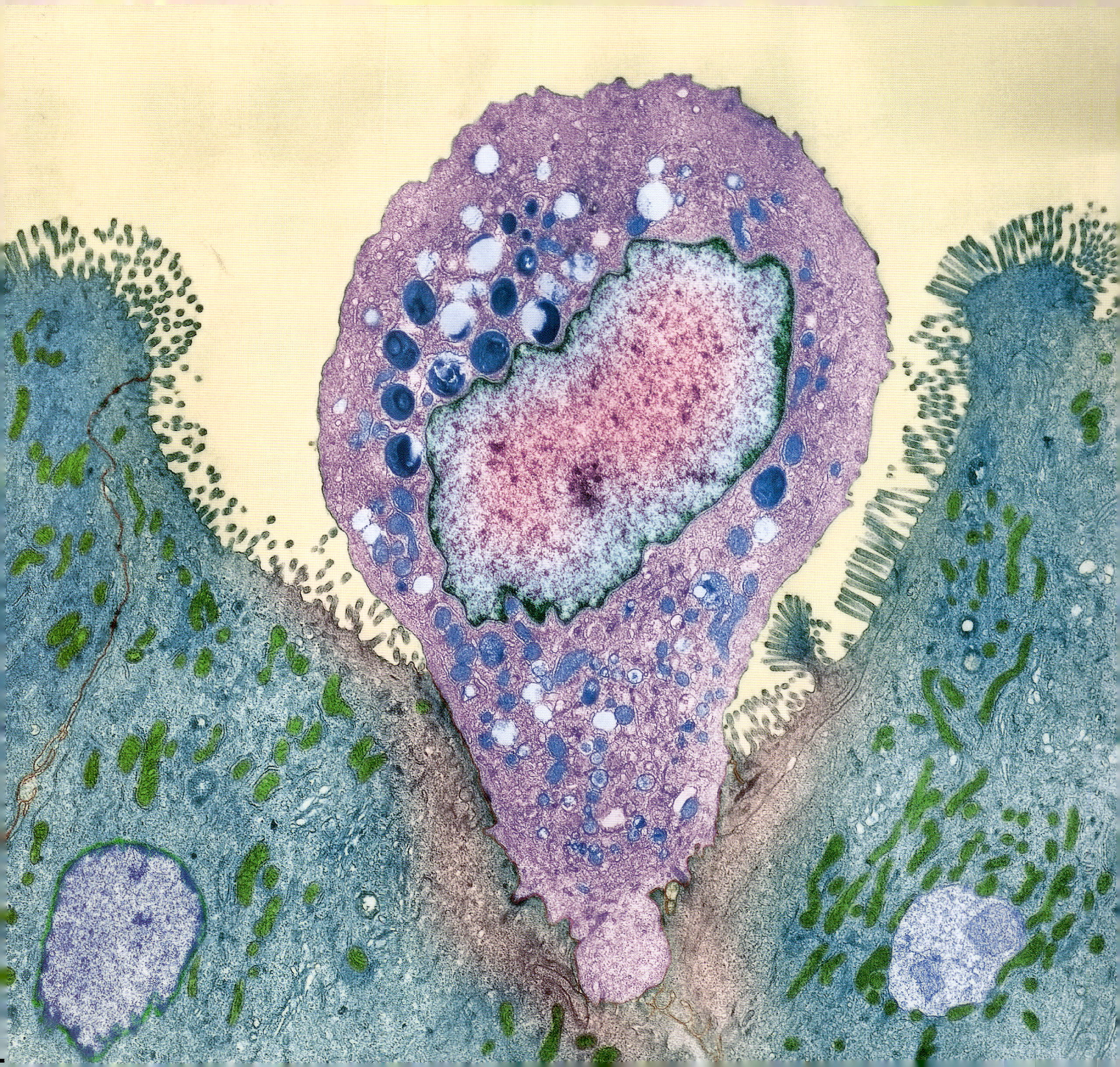

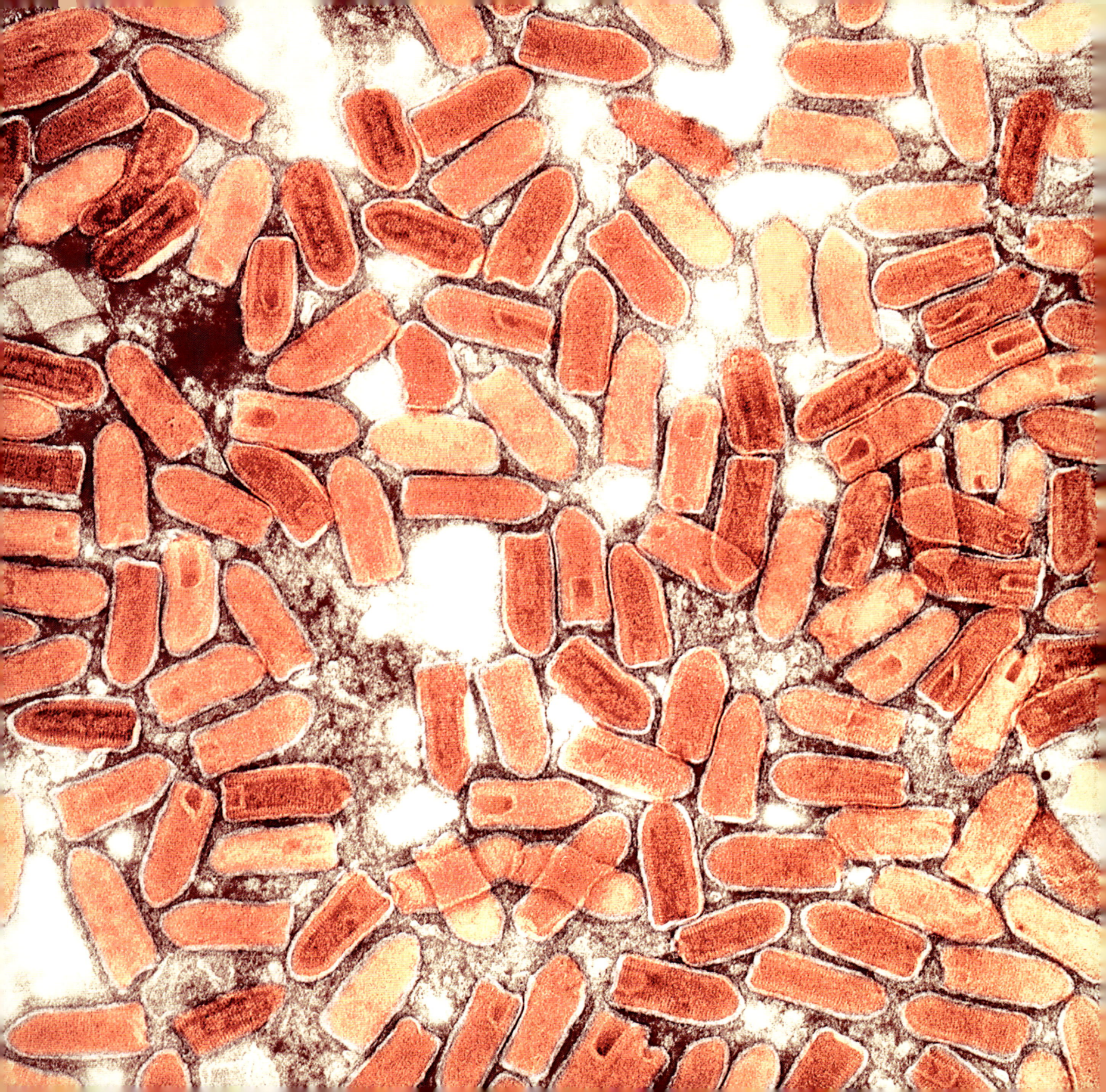

左 水疱性口炎ウイルス
（透過型電子顕微鏡写真）

水疱性口炎は家畜の病気で、ヒトにも感染する。発熱から口の水ぶくれまで、さまざまな症状が現れる。水疱性口炎は虫さされによって伝播し、特別な治療法はないが、通常は2週間ほどで自然治癒する。ウイルスは、ラブドウイルス科に典型的な弾丸形だ。ラブドウイルス科には狂犬病ウイルスも含まれる。水疱性口炎ウイルスの変異体は、がん細胞のほか、HIV、エボラウイルスに感染した細胞を破壊することが示されている。（倍率不明）

右 ラゴスコウモリウイルス
（多光子励起顕微鏡写真）

ラブドウイルス科に属すウイルスとしてラゴスコウモリウイルスがあげられる。ここでは、ビリオン（写真ではピンク）の形が典型的な弾丸形であることが見てとれる。ウイルスは、細胞質内部の封入体（写真では黄色）、すなわち感染した組織（写真では青色）の内部でウイルスが産出した多量のタンパク質に付着する。ラゴスコウモリウイルスによる発病はアフリカに局限されているが、例外としてフランスでのフルーツバットの感染例が1件ある。これはアフリカ大陸からもたらされたものだ。ヒトへの感染例は報告されていない。（倍率不明）

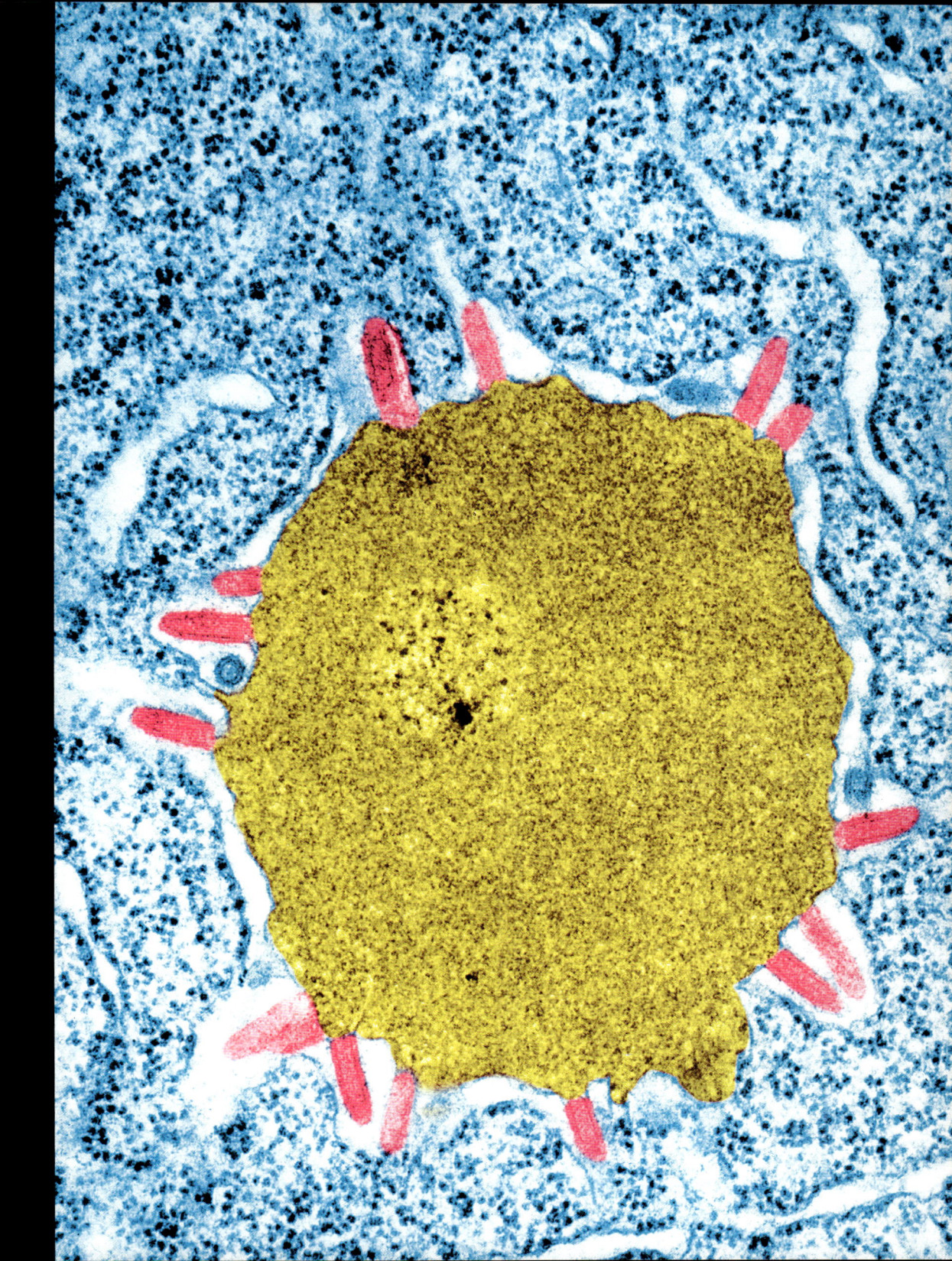

アフリカ豚コレラを起こすビリオン
（透過型電子顕微鏡写真）

　ピンクと赤色の幾何学的な形はウイルスの粒子だ。野生のブタのほとんどに症状は現れないが、家畜化されたブタでは致命的となる。このウイルスの増殖のしかたは特殊で、宿主細胞の核の内部ではなく、核を取り巻く細胞質内のウイルス工場と呼ばれるところで増殖する。20世紀後半に、イベリア半島を経由してアフリカからヨーロッパに広がった。（5800倍、幅3.5cm）

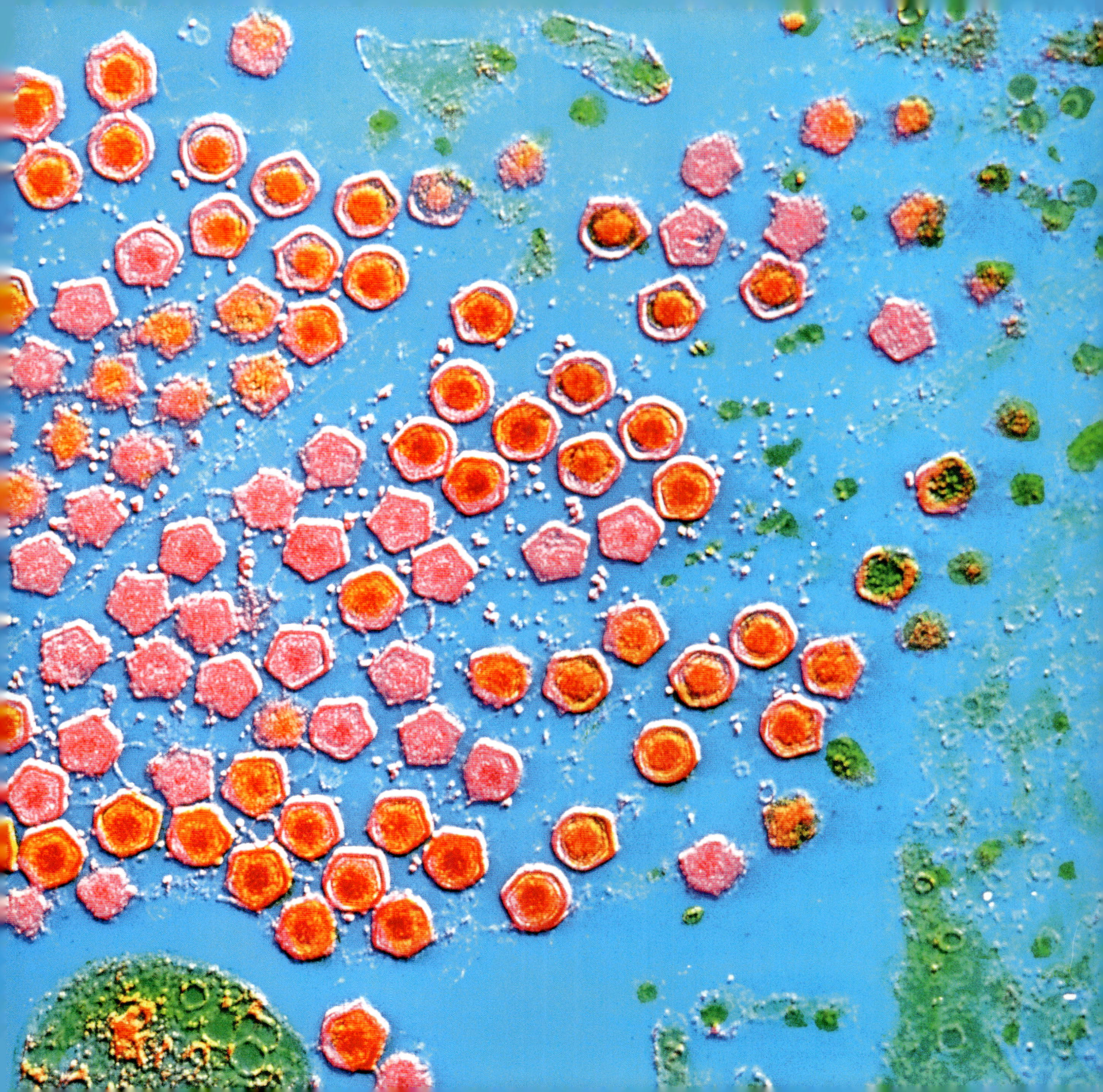

下 水疱性口炎ウイルス（透過型電子顕微鏡写真）

水疱性口炎は偶蹄類（訳注：ウシ、ヒツジ、シカなど、ひづめの割れている哺乳類）の家畜の病気で、口蹄疫と同じような症状が口と乳房と足に現れる。この病気が発生したら、近隣の農家に広がらないようにバイオセキュリティーの措置に従う。ほとんどの動物はどちらの病気にかかっても回復するが、ときとして危害防止のために最も理にかなった手段として大量の殺処分が検討される。この写真では、弾丸形のウイルス粒子（写真では緑色）が感染した細胞（写真では青色）の内部で増殖した後、そこから飛び出そうとしている。（倍率不明）

右 膀胱結石（走査型電子顕微鏡写真）

イヌの膀胱から回収した結石。尿中の過剰なシュウ酸カルシウムが結晶化してできたものだ。直径数cmに成長することもあり、そこまで大きくなるとひどい不快感を生じる。特に尿路を通過するときはそうだ。大きく成長した結石は超音波で砕くか、手術で取り除かねばならない。写真のものの大きさは約8mmだ。（10倍、表示画面幅10cm）

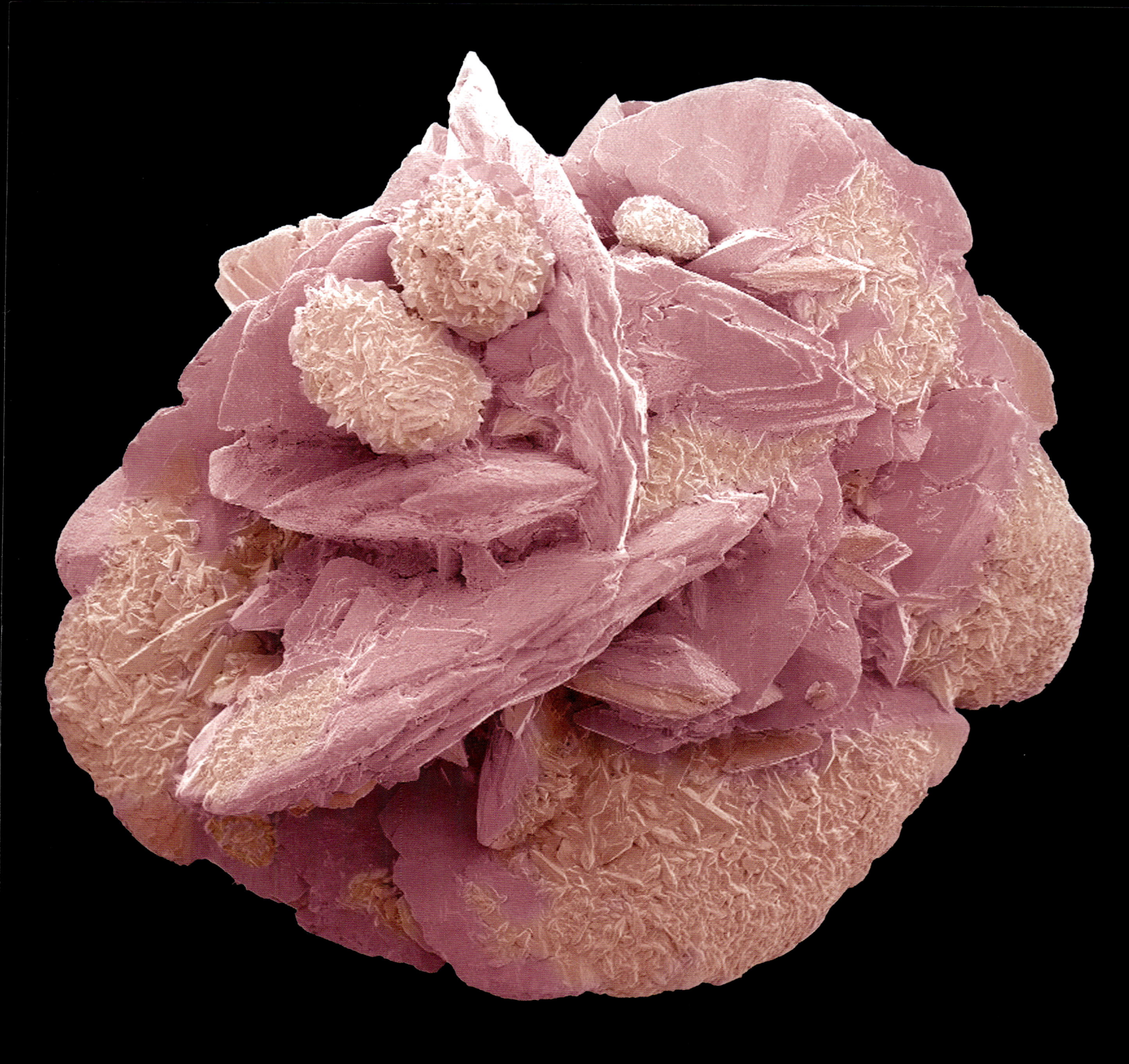

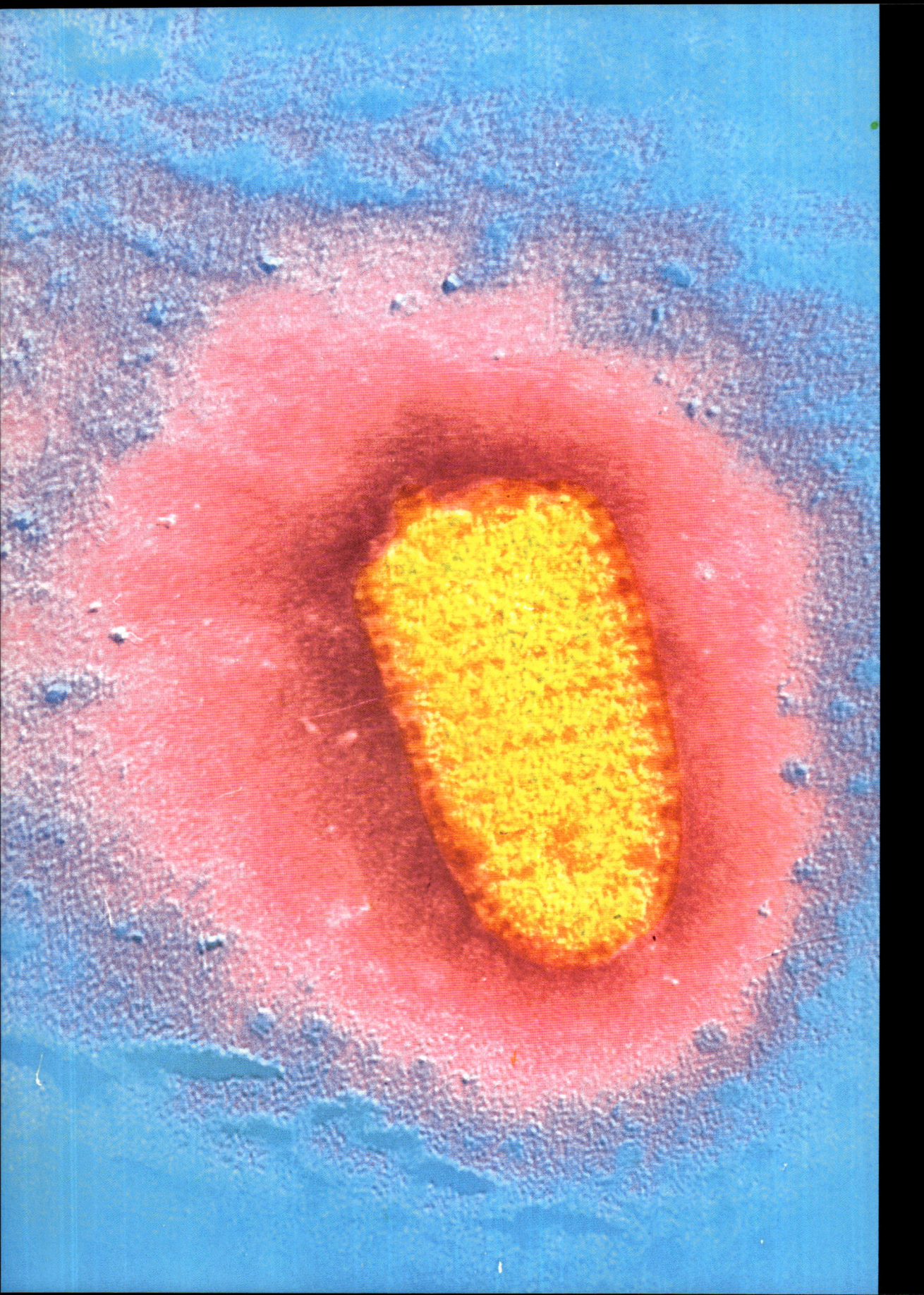

狂犬病ウイルス
（透過型電子顕微鏡写真）

　狂犬病ウイルスはリッサウイ
に含まれる。リッサウイルス属
ルスはいずれも特有の弾丸形を
る。ウイルスの遺伝物質であ
（リボ核酸）はカプシドと呼ば
殻（写真では黄色）に包まれる
を取り巻くのがウイルスのエン
プ（写真では赤色）で、タンパ
密集している。このタンパク質
てウイルスは宿主細胞に結合し
する。属名のリッサは、ギリシ
の凶暴な女神の名前からとった
（10万倍、表示画面幅10cm）

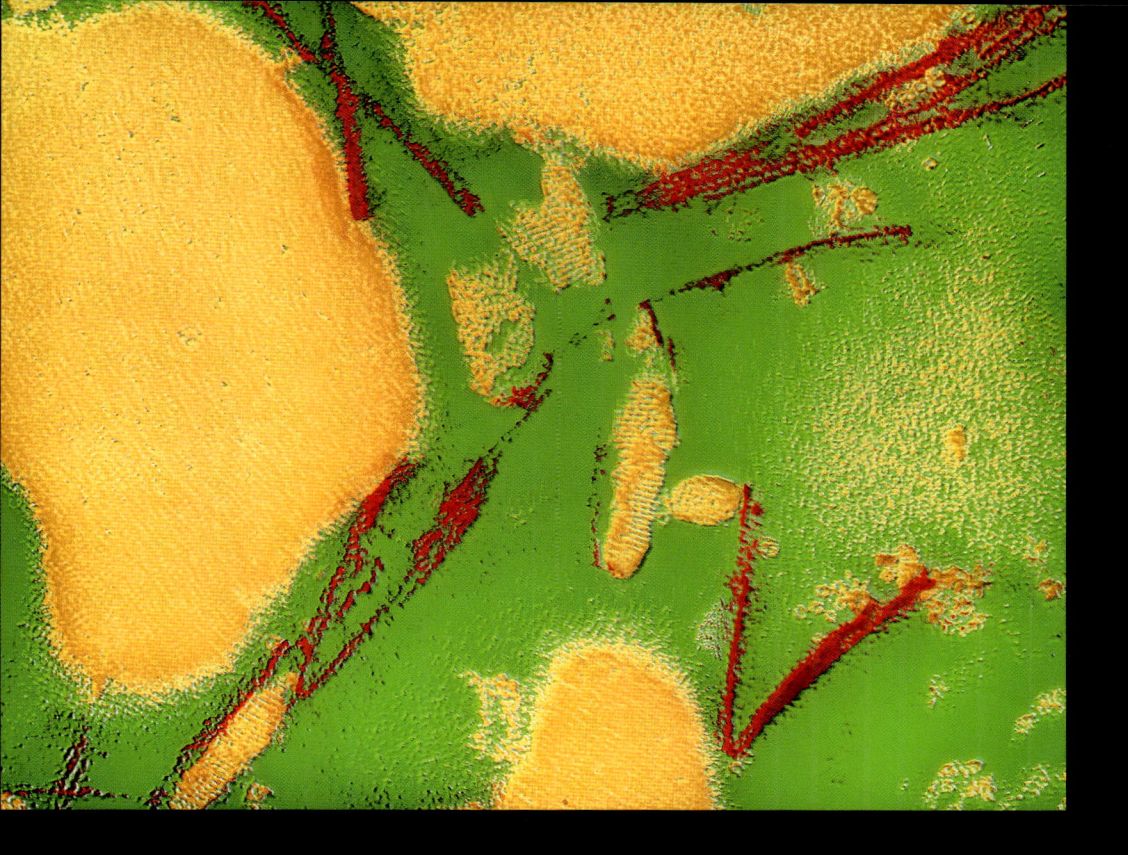

㊤㊦ スクレイピー病原体の繊維
（透過型電子顕微鏡写真）

　スクレイピーはヒツジやヤギに感染する不治の脳の病気だ。スクレイピー（scrapie）という病名は、感染した動物が抑えられない様子でかゆみや炎症を鎮めるために体をこすりつける（scrape）ところからきている。病原体は細菌でもウイルスでもなく、プリオンだ。プリオンは核をもたずに自己複製するタンパク質だ。スクレイピーの赤色の小繊維（繊維に似た集合体）はタンパク質の集合体と考えられている。プリオンによって伝染する病気に牛海綿状脳症（BSE）やクロイツフェルト・ヤコブ病がある。（5万8000倍、表示画面幅6cm）

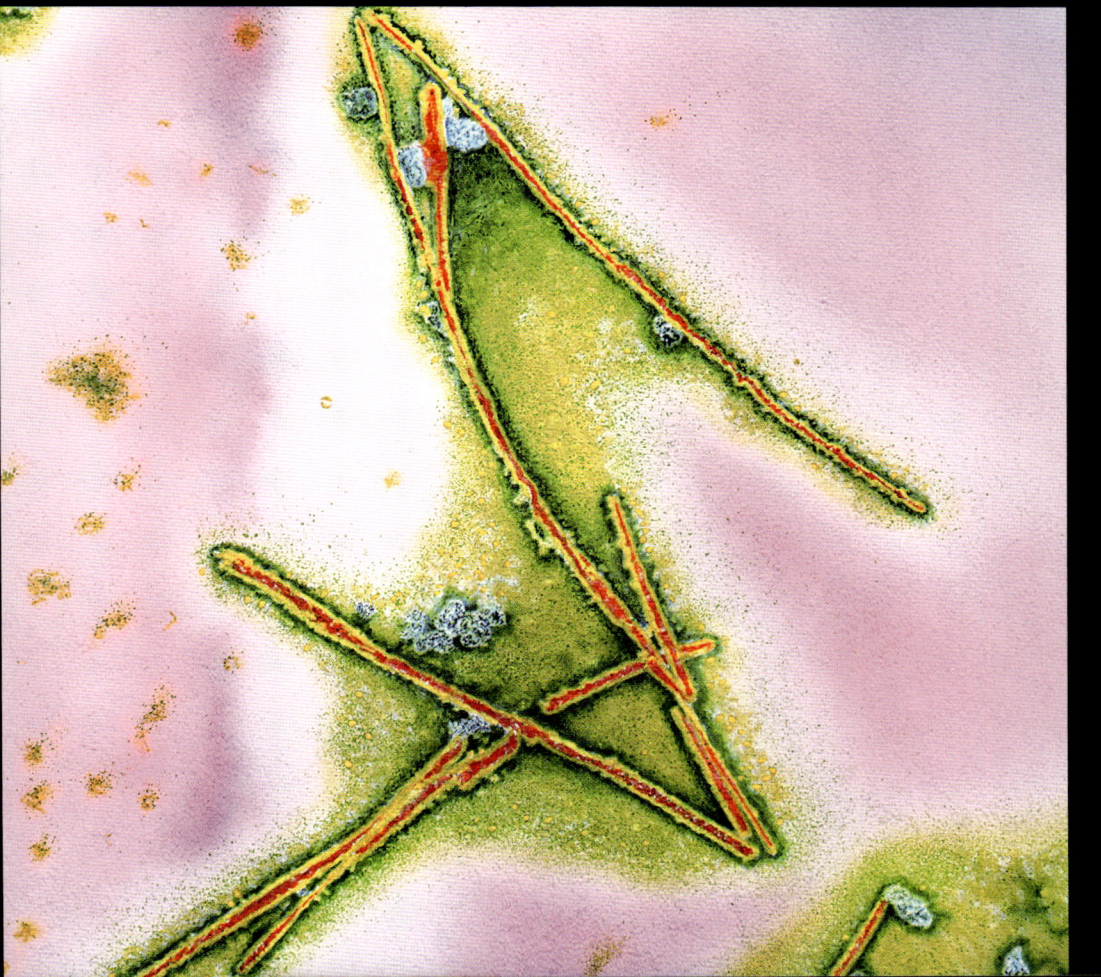

動物の病気

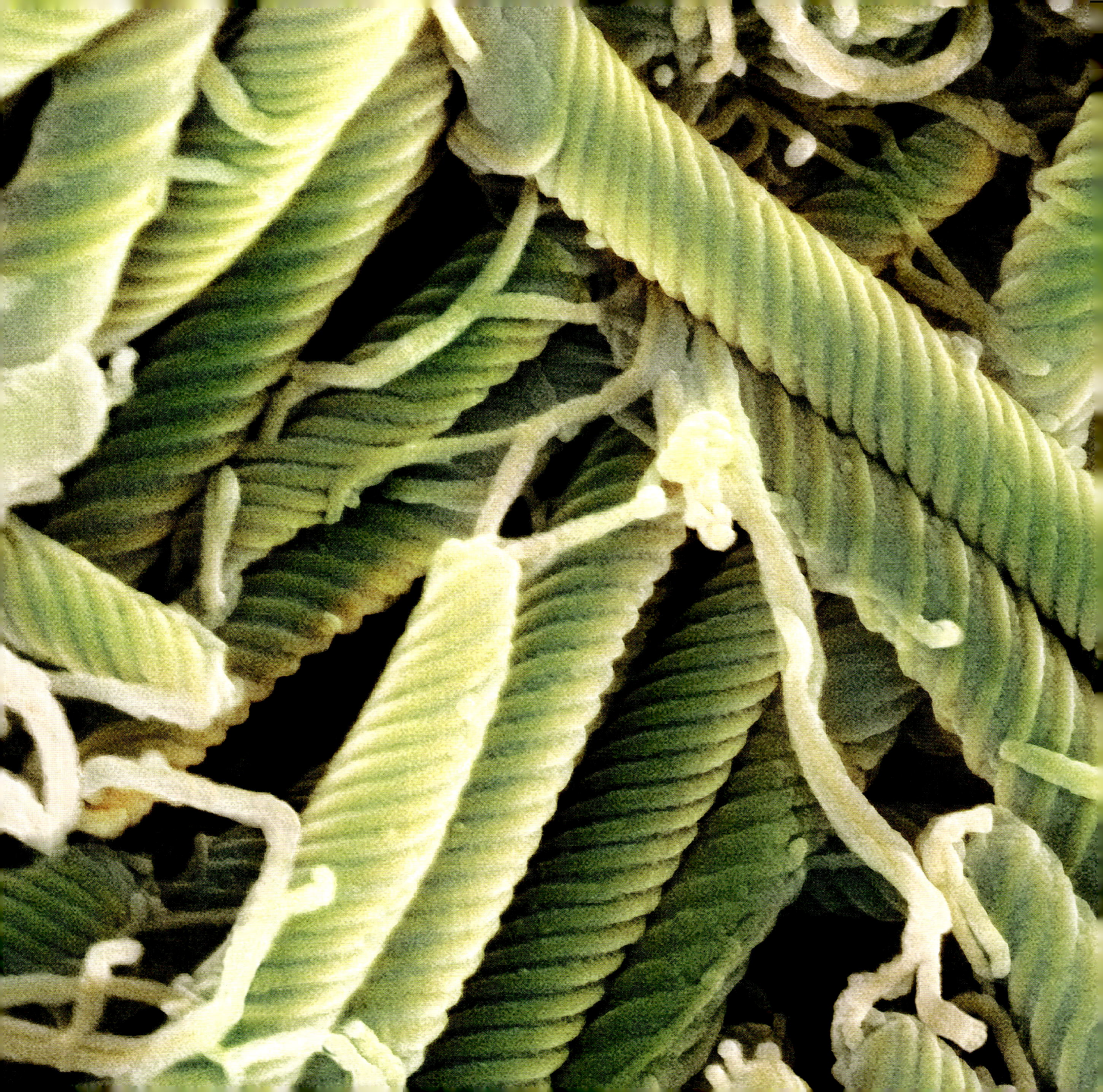

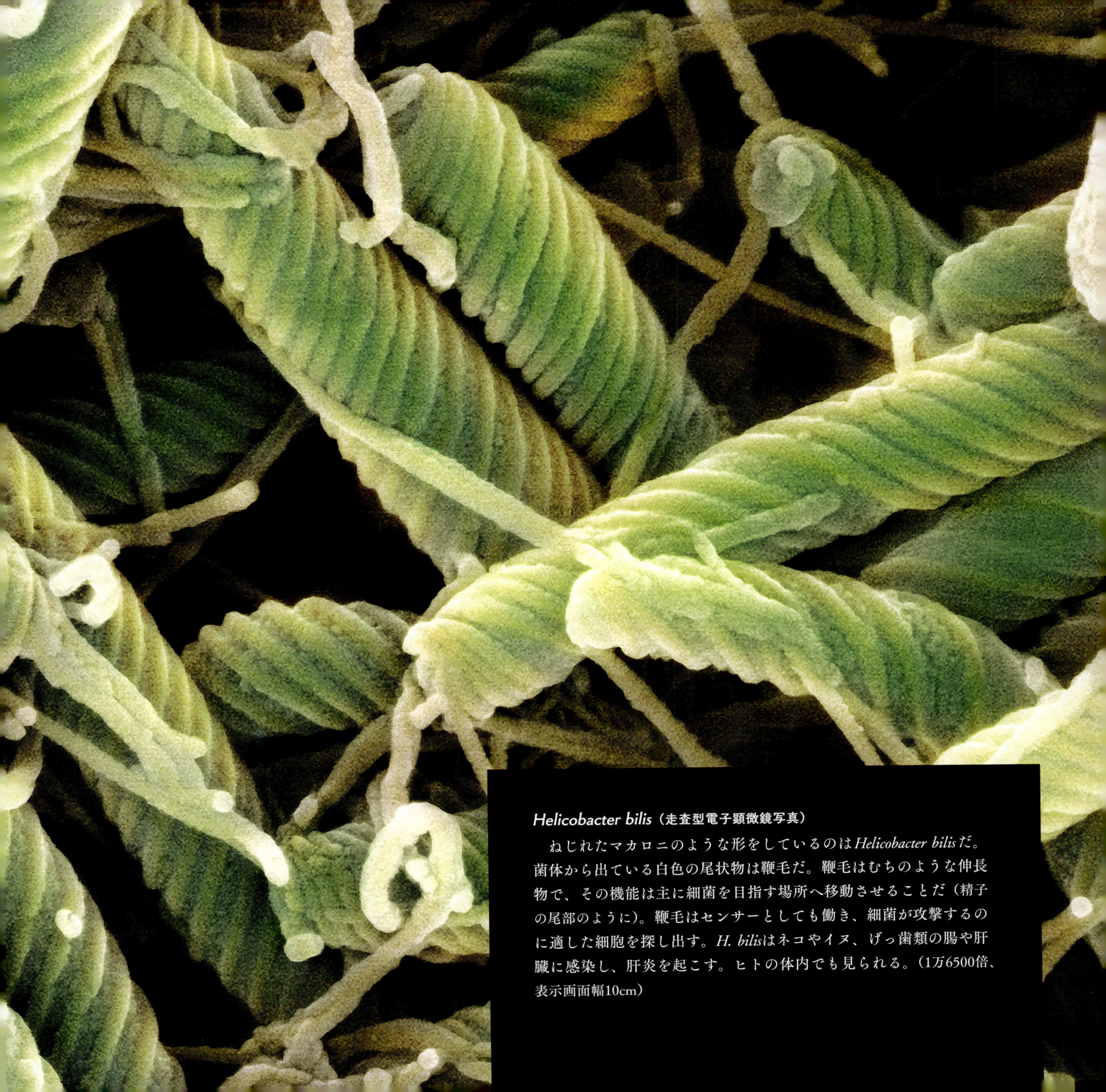

Helicobacter bilis（走査型電子顕微鏡写真）

　ねじれたマカロニのような形をしているのは *Helicobacter bilis* だ。菌体から出ている白色の尾状物は鞭毛だ。鞭毛はむちのような伸長物で、その機能は主に細菌を目指す場所へ移動させることだ（精子の尾部のように）。鞭毛はセンサーとしても働き、細菌が攻撃するのに適した細胞を探し出す。*H. bilis* はネコやイヌ、げっ歯類の腸や肝臓に感染し、肝炎を起こす。ヒトの体内でも見られる。（1万6500倍、表示画面幅10cm）

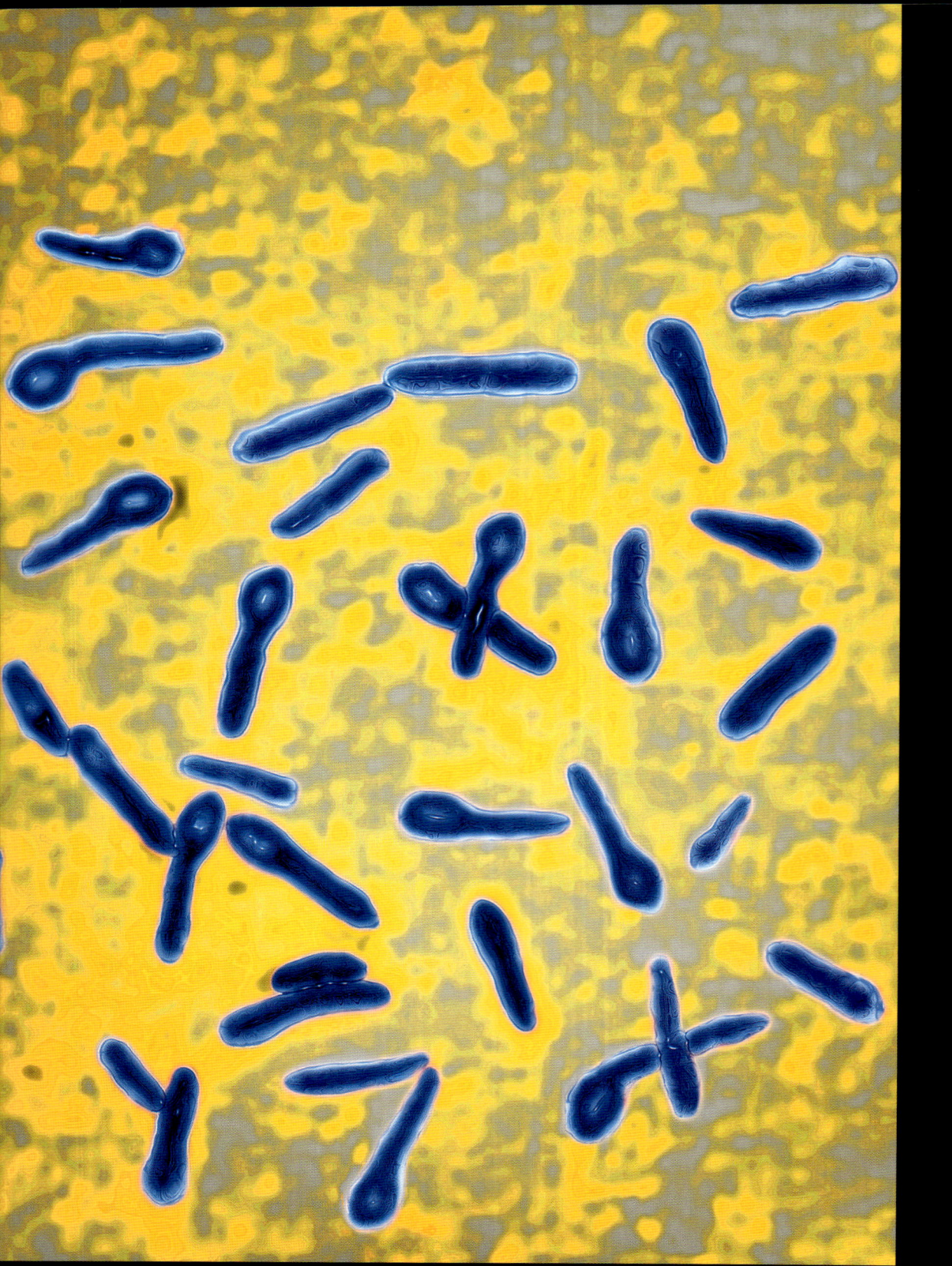

　開いた傷口に破傷風菌（写真では青色のテニスラケット形）が感染すると、破傷風を発症する。症状は、開口障害が昔から知られており、あごの筋肉から始まって最終的には全身に進行する頻繁なけいれんによっても特徴づけられる。けいれんの激しさは患者の骨を砕くほどだ。けいれんは、破傷風菌が産生した毒素が中枢神経系に入ることによって起こる。（倍率不明）

　パスツレラ症は、ペットに噛まれたときにできた傷からパスツレラ菌が侵入し、ヒトに感染して発症する。パスツレラ属の細菌は20種を超え、動物にもヒトにも感染する菌として *P. multocida* が有名だ。この菌は傷の周囲に炎症を起こし、関節痛をもたらすことがある。ときには菌が呼吸器系に入り込み、血液脳関門をくぐり抜けて髄膜炎を発症するケースもある。感染早期にはペニシリン系抗生物質が有効だ。（1万7000倍、表示画面幅10cm）

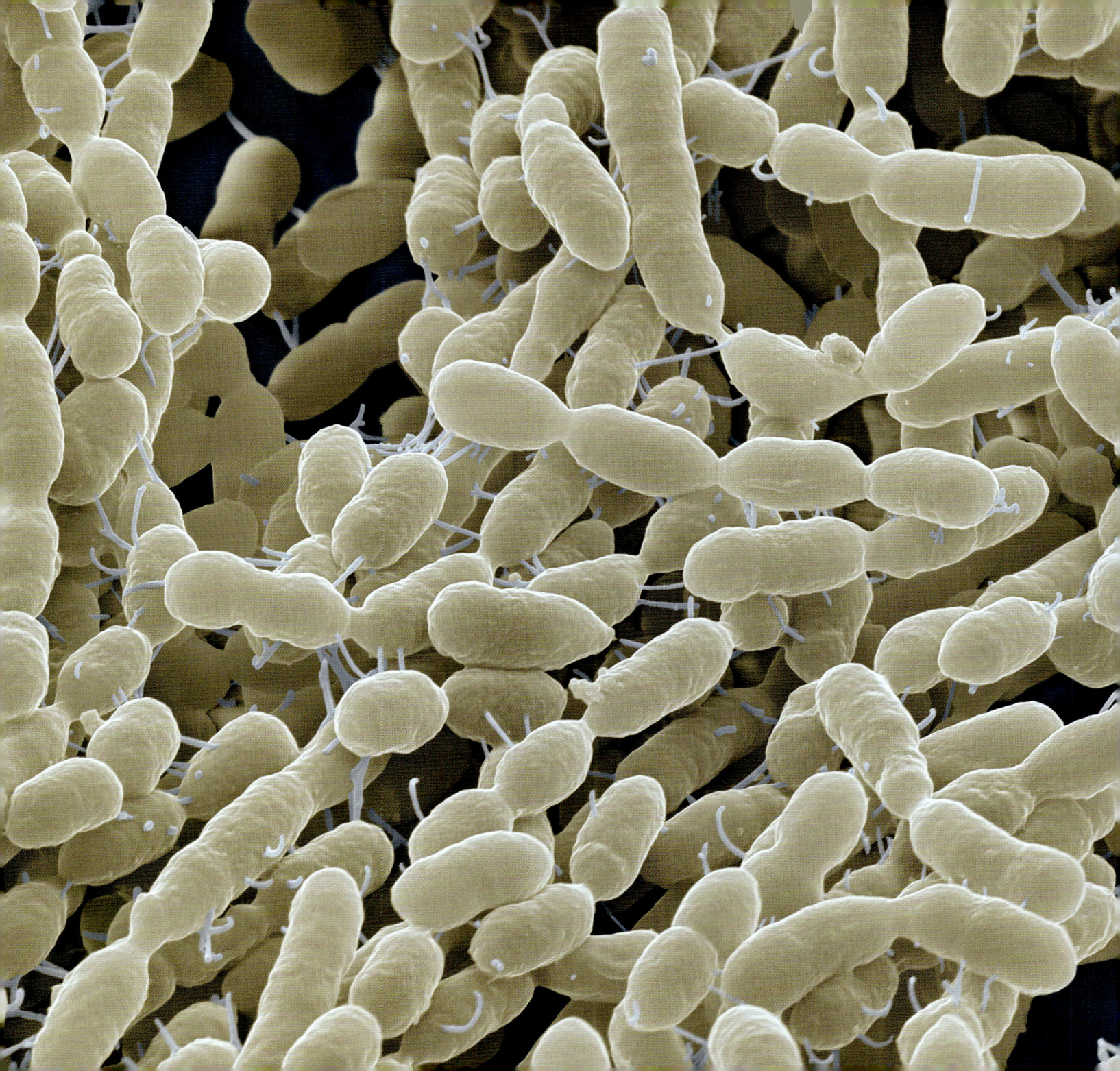

Index
索引

Picture Credits
写真クレジット

【著者】
コリン・ソルター
サイエンス・歴史ライター。本シリーズの第1作『Science is Beautiful: The Human Body Under the Microscope』をはじめ、著書多数。

世界で一番美しい 病原体と薬のミクロ図鑑

2018 年 12 月 31 日　初版第 1 刷発行

著者	コリン・ソルター
訳者	石黒千秋
発行者	澤井聖一
発行所	株式会社エクスナレッジ
	〒106-0032 東京都港区六本木7-2-26
	http://www.xknowledge.co.jp/
編集	Tel：03-3403-5898
	mail：info＠xknowledge.co.jp
販売	Tel：03-3403-1321／ Fax：03-3403-1829